COURS
D'ÉTUDE PHARMACEUTIQUE.

TOME TROISIEME.

EXPLICATION

DES NOMS ABRÉGÉS DES AUTEURS

ET DES OUVRAGES BOTANIQUES CITÉS DANS LA DÉMONSTRATION.

Act. Acad. Par.	MÉMOIRES *de l'Académie des Sciences de Paris.*
Ang.	*Louis Anguillara* (Botaniste Vénitien).
Amm. Ruth.	*Joannis Ammani stirpium rariorum in Imperio Rutheno sponte nascentium.* (Jean Amman, Russe.)
Barrel. Ic.	*Jac. Barrelierii plantæ per Galliam et Hispaniam observatæ.* (Le P. Barrelier, François.)
C. B. P.	*Caspari Bauhini Pinax.* (Gaspard Bauhin, Suisse.)
Camer. Hort.	*Hortus Medicus et Philosophicus, auctore Joanne Camerario.* (Camerarius, Allemand.)
Cast. Dur.	*Herbario nuovo di Castore Durante.* (Castor Durand, Italien.)
Catesb. Car.	*The Natural History of Carolina, etc.* (Catesby, Anglois.)
Cæsalp.	*De plantis Libri XVI. Andreæ Cæsalpini, etc.* (And. Cæsalpin, Italien.)
Chom.	*Abrégé de l'Histoire des Plantes*

	usuelles. (Jean-Bapt. Chomel, François.)
Clus. Hist.	*Caroli Clusii rariorum plantarum Historia.* (L'Ecluse, François.)
Col. pars. I.	*Fab. Columnæ Lyncæi, minùs cognitarum stirpium pars prima.* (Fab. Columna, Italien.)
Comm.	*Casp. Commelini Plantæ rariores et exoticæ.* (Commelin, Hollandois.)
Diosc.	(Dioscoride, Grec.)
Dod. Pempt.	*Remberti Dodonæi Pemptades sex.* (Dodoens, Allemand.)
Duh. Arbr.	*Traité des arbres et arbustes.* (Duhamel Dumonceau.)
Eyst.	*Hortus Eystettensis operâ Besleri, etc.* (Besler, Allemand.)
Fl. Gallop.	*Flora Gallo-Provincialis Lud. Gerardi* (Louis Gérard, François.)
Ger. Emac.	*Joannis Gerardi Herbarium à Thoma Johnsonio emaculatum.* (Jean Gérard, Anglois.)
Gesn.	*Gesnerus dè Hortis Germaniæ.* (Gesner, Allemand.)
Goüan H.	*Antonii Gouan Hortus Monspeliensis.* (Goüan, François.)
Goüan. Fl.	*Ejusdem Flora Monspeliensis.* (Idem.)
H. L. Bat.	*Hortus Academicus Lugduno-Batavus, auctore Paulo Hermann.* (Hermann, Hollandois.)
H. R. P.	*Hortus Parisiensis.* (Denis Jonquet, François.)
J. B.	*Johannis Bauhini Historia Plantarum universalis.* (Jean Bauhin, Suisse.)

J. R. H. / *T. Inst.*	*Josephi Pitton de Tournefort, Institutiones rei herbariæ.* (Pitton de Tournefort, François.)
T. Cor.	*Ejusdem Corollarium Institutionum rei herbariæ.* (Idem.)
Lob. Ic.	*Lobelii Icones plantarum.* (Lobel, Flamand.)
Lob. Adv.	*Ejusdem Adversaria nova stirpium, auctore* Lobel *cum* Pena. (Idem.)
Lob. Hist.	*Ejusdem Historia Stirpium.*
Lin. *ou* L.	*Caroli Linnæi Species plantarum.* (Linné, Suédois.)
Lin. Gen.	*Ejusdem Genera plantarum.* 1754.
Lin. Syst. nat.	*Ejusdem Systema naturæ.* Tom. 2. 1759.
Lug.	*Jacobi Dalechampii Historia generalis plantarum, Lugduni, etc.* (Jacques Dalechamp, François.)
Matth.	*Petri Andreæ Matthioli, in Dioscoridem Commentarii.* (Matthiole, Italien.)
Mor. Hist. Ox.	*Roberti Morisonii Plantarum Historia Oxoniensis.* (Morison, Anglois.)
Mor. Umb.	*Ejusdem Plantæ Umbelliferæ.* (Idem.)
Park.	*Joannis Parkinsonii Theatrum Botanicum.* (Parkinson, Anglois.)
Pluk.	*Leonardi Pluknetii Phytographia.* (Pluknet, Anglois.)
Prosp. Alp.	*Prosperi Alpini, de Plantis Ægypti.* (Prosper Alpin, Italien.)
Rivin.	*Aug. Quir. Rivini Introductio in rem herbariam, etc.* (Rivin, Saxon.)
Tab. Ic.	*Joan Theodori Tabernæmontani Icones Plantarum.* (Tabernamontanus, Allemand.)

Signes dont il est fait usage dans ce volume, pour distinguer la durée des plantes.

Pl. a. Veut dire plantes annuelles, qui ne durent qu'une année.

Pl. b. a. —— Plantes bis-annuelles, qui vivent deux années.

Pl. t. a. —— Plantes tris-annuelles, qui durent trois années.

Pl. v. —— Plantes vivaces, qui persistent plusieurs années.

INTRODUCTION

A LA BOTANIQUE.

La botanique est cette partie de l'histoire naturelle qui enseigne à connoitre les plantes : entre toutes les sciences qui ont été cultivées avec le plus de soin, elle tient sans contredit le premier rang. La nécessité où les hommes se sont trouvés de réparer chaque jour leurs forces, et de se guérir des infirmités auxquelles ils étoient naturellement sujets, étoit un motif bien puissant pour les animer à rechercher de quoi satisfaire à leurs besoins. La nature leur offroit d'une main si libérale le règne végétal, qu'ils y fixèrent leur attention ; et s'ils fouillèrent dans les entrailles de la terre, ce ne fut que dans le dessin d'en tirer des matériaux pour en former les instrumens nécessaires à la culture des plantes.

Personne n'ignore que s'appliquer à l'étude des plantes, c'est s'instruire dans la partie essentielle de l'art de guérir ; que c'est se mettre en état de ne pas manquer de remèdes appropriés aux diverses circonstances qui se rencontrent dans l'art de la médecine et de la chirurgie ; défaut dans lequel on tombe très-souvent, quand on n'a qu'une matière médicale bornée.

Pour apprendre à connoître les plantes, il est nécessaire de faire suivre un systême général qui les renferme toutes. Les premiers botanistes n'ont pas réussi, parce qu'ils n'avoient pas de méthode, ou parce que celles qu'ils s'étoient formées n'étoient appuyées que sur des caractères qui varient à l'infini. Ceux qui leur ont succédé s'étant apperçus que la nature étoit plus constante dans la partie de la fructification que dans les autres, ont pensé que les caractères des genres devoit être pris dans la forme des fruits, des fleurs ou des semences. Gemmer, Columna et Cœsalpin sont les premiers qui nous ayent indiqué cette méthode. Christophe Knaud, dans l'énumération des plantes qui croissent aux environs de Hall, donna, en 1687, une méthode établie en partie sur les fruits, qui diffère peu de celle de Ray.

Paul Hermand, professeur à Leyde; Magnol, professeur à Montpellier; Rivin, à Leipzig, enrichirent successivement la botanique de méthodes ingénieuses et d'observations nouvelles qui furent comme l'aurore du jour que l'illustre Piton de Tournefort alloit répandre sur toutes les branches de cette science.

Il proposa en 1694 sa métdode, fondée sur la corolle et sur le fruit. La clarté de cette méthode, sa précision, sa généralité lui méritèrent, dès son origine, la préférence sur toutes celles qui avoient déja paru. Plus de vingt auteurs l'adoptèrent successivement, en y faisant les changemens qu'exigèrent les nouvelles découvertes ou les imperfections échappées à ce grand homme.

Les principaux sectateurs de Tournefort sont, le père Plumier, dans ses fougères et ses plantes d'Amérique, Barrelier, Dillenius Pontéréda, Micheli, l'immortel Boerhaave, qui, voulant ramener sa méthode principalement à la considération du fruit, combina, en quelque sorte, les méthodes de Ray, d'Hermand et de Tournefort; et de nos jours Bernard Jussieu, célèbre Lyonnois, digne élève de Tournefort, qui se feroit gloire d'introduire dans sa méthode les changemens heureux que l'observation et l'analogie ont dictés à son successeur, et qui l'engageroit sans doute à les publier.

Enfin, parut en 1737 la méthode sexuelle du chevalier Linné, médecin et professeur de botanique à Upsal. Elle présente la botanique sous une face toute nouvelle, et eut en naissant le même sort que celle du restaurateur de cette science. Le botaniste françois la trouva encore incertaine et la fixa; le botaniste suédois s'ouvrit une route nouvelle et tendit au même but, éclairé des lumières de ses prédécesseurs, d'un immense travail et du génie de l'observation. Peut-être la science eut acquis un degré de perfection de plus, si le chevalier Linné se fut borné à réformer la méthode de Tournefort; mais elle n'eut pas acquis cette foule de faits, de vues, de rapports, auxquels la considération du sexe des plantes a donné lieu.

Sans vouloir comparer ici ces deux grands hommes, ni répéter ce qu'ils ont inspiré à leurs sectateurs et à leurs ennemis, et faire observer qu'un auteur n'a guère d'ennemis que pendant sa vie; admirons l'un et l'autre, et cherchons à tirer une instruction de la diversité même et de la comparaison de leurs principes et de leurs méthodes. L'ordre de la nature est lui seul sans imperfection; mais il est voilé à nos yeux qui sont à peine ouverts.

Toute méthode artificielle a nécessairement des défauts, des vuides, des lacunes, des points obscurs; mais des méthodes si bien conçues, si bien liées, fondées sur l'observation, s'élairent mutuellement; elles ne sauroient errer dans les mêmes parties : si l'une égare un instant, l'autre ramène bientôt au but.

On en peut dire autant de la comparaison de plusieurs autres méthodes savantes ou ingénieuses, telles entr'autres que celles de Haller, Van Royen, Sauvages, Adanson, et des observations répandues dans les ouvrages de Jussieu, Guettard, Dillenius, Allione, Gouan, Gérard, etc. La multiplicité des méthodes et des observations comparées, conduits à distinguer les plantes sous un plus grand nombre de rapports, et conséquemment à les mieux connoître.

Avant d'expliquer la méthode de Tournefort et de Linné, il est nécessaire d'établir les notions qu'elles supposent; de ce nombre sont les caractères généraux des classes, des ordres et des genres. On peut dire que, dans les deux systêmes, ils sont fondés sur les mêmes principes, puisqu'ils sont tirés, en général, des parties de la fructification.

Les parties essentielles de la fructification qui servent de caractères distinctifs pour les classes, les ordres et les genres, sont la fleur et le fruit, dont l'organisation interne comprend des fibres, des trachées, des vaisseaux, des utricules, une puple.

Les parties de la fructification sont ordinairement placées à l'extrémité d'une petite tige qu'on nomme péduncule; l'extrémité de la tige est appellé réceptacle.

Le péduncule est la tige qui supporte et la fleur et le fruit; on le distingue du pétiole, qui porte les feuilles.

Le réceptacle est l'extrémité du péduncule, sur laquelle repose immédiatement la fleur et le fruit, ou tous les deux ensemble. C'est ordinairement le centre de la cavité du calîce, qui est quelquefois convexe en cette partie. On le nomme placenta lorsqu'il reçoit les vaisseaux ombilicaux qui servent à transmettre la nourriture aux semences.

Tournefort le distingue en réceptacle propre, qui ne porte que les parties d'une seule fructification, c'est-à-dire, une fleur simple, unique; et en réceptacle commun, qui porte des fleurs composées de l'agrégation de plusieurs petites fleurs.

Il est quelquefois garni de poils ou soies (les chardons); quelquefois de lames interposées entre les graines (les marguerites):

Le chevalier Linné place l'ombelle parmi les espèces de réceptacles.

Les parties de la fleur sont le calice, la corolle, l'étamine et le pistile. On appelle calices les parties qui soutiennent ou enveloppent les autres parties de la fleur. Le calice est d'une seule pièce (*monophillus*), presque toujours découpé depuis deux parties jusqu'à douze; ou composé de plusieurs feuilles (*polyphillus*), posées les unes à côté des autres, égales ou inégales entre elles; et quand elles sont rangées en manière d'écailles, on appelle le calice écailleux, *squamosus*. Dans beaucoup de plantes le calice ne soutient qu'une fleur; mais dans d'autres il en soutient plusieurs, comme le souci; et alors on le nomme commun, *communis*. Le calice n'est pas d'une égale durée: quelquefois il tombe aussitôt que la fleur s'épanouit, comme dans le pavot; où il tombe avec la corolle, comme dans l'épinevinette; et souvent il dure jusqu'à ce que le fruit auquel il sert d'enveloppe soit mûr, comme dans l'alkekenge. Quelques plantes n'ont pas de calice, comme la lys, la tulippe, etc.

On appelle corolle la partie de la fleur qui environne immédiatement les étamines et le pistile : cette partie est d'une ou de plusieurs feuilles, auxquelles les botanistes ont donné le nom de pétales ; lorsqu'elle est d'une seule pièce, on lui donne le nom de monopétale, et celui de polypétale lorsqu'elle est composée de plusieurs feuilles. Ces feuilles sont ordinairement d'une couleur brillante, et ne servent jamais d'enveloppe à la semence. Ces feuilles ou pétales durent quelquefois jusqu'à ce que les fruits soient mûrs, comme dans le nénuphar ; dans d'autres, elles tombent aussitôt qu'elles sont épanouies, comme dans le talictrum : dans le plus grand nombre, elles disparoissent quand le fruit ou germe est fécondé ; dans les autres enfin, elles se flétrissent sans tomber comme dans la campanule. Dans l'ordre naturel, la corolle est simple ; mais il arrive souvent que, par la culture, elle devient double ou triple, comme dans la campanule, le stramonium. Les fleurs monopétales sont sujettes à doubler ou à tripler, ce qui les empêche de fructifier, parce que les étamines y sont rares. On en trouve d'autres qui sont pleines, et cette plénitude arrive lorsque les étamines deviennent elles-mêmes des pétales. Souvent il n'y a plus de pistile dans ces sortes de fleurs, parce que cette grande quantité de pétales les étouffe. Les fleurs solipétales deviennent souvent pleines, comme les roses, les mauves, les renoncules, la julienne, l'œillet, les fleurs en lis. Toutes les fleurs pleines sont donc eunuques par l'oblitération des parties de la génération ; par conséquent ce sont des monstres qui ne donnent aucun fruit, et qu'on ne peut multiplier que par boutures ou par leurs racines, comme l'œillet double, ou, pour mieux dire, plein.

Le calice et la corolle, dont nous venons de parler, ne sont que l'enveloppe des parties de la génération, qui sont le filet, l'anthère ou le sommet et la poussière prolifique. Le filet soutient le sommet. Le nombre de ces filets est plus ou moins grand ; on peut dire, en général, qu'il y a fort peu de plantes qui n'en ayent qu'un seul, comme le basilic. Leur figure varie beaucoup : tantôt ils sont applatis, comme dans la dame-douze-heures; tantôt ils sont échancrés, comme dans le poireau ; dans l'éphémère ils sont velus, dans la tulippe ils sont comme une alène.

Le sommet est la partie de la fleur dans laquelle la poussière prolifique se dépose pour y recevoir la dernière préparation ; les sommets sont attachés à l'extrémité des filets, et sont souvent partagés en plusieurs loges. Dans la mercuriale ils n'ont qu'une loge, deux dans l'hellébore, trois dans les orchis, quatre dans la fritillaire. Quelquefois ils sont portés immédiatement sur les stigmates, comme dans l'aristoloche.

La poussière prolifique (*pollen*) est cette poussière que nous appercevons sur le sommet des grandes fleurs, comme dans les lys. Chaque grain de cette poussière est une vessie qui renferme une matière impalpable, et qui est la vraie matière prolifique.

Le pistile renferme les organes femelles de la génération; il est composé de trois parties, qui sont le germe, le stile et le stigmate. Le germe renferme les embryons des semences auxquelles il sert de matrice; il est souvent divisé en plusieurs loges, et chaque loge contient un ou plusieurs embryons.

Le stile porte immédiatement sur le germe, et il doit être regardé comme un tuyau propre à lui communiquer la poussière prolifique des sommets. Le nombre des stiles varie beaucoup; ils sont très-courts dans quelques plantes, comme dans le pavot; très-longs dans d'autres, comme dans le bled de Turquie, la campanule. Le stigmate est l'organe femelle extérieur de la génération. Il est ordinairement placé à l extrémité du stile, et quand il n'y a point de stile, il porte communément sur le germe, comme dans la tulippe. Pour l'ordinaire, il n'y a qu'un stigmate. Cependant beaucoup de plantes en ont plusieurs, et on observe que ce nombre répond à la quantité des loges du fruit. Le lilas en a deux; on en trouve trois dans la campanule, quatre dans la parnassie, cinq dans la pirole. Ils sont de différentes figures, ronds, ovales, échancrés, concaves, etc.

On voit par ce que nous venons de dire, qu'on a observé les parties mâles et femelles des plantes comme celles des animaux. Le stigmate et le germe sont les organes essentiels femelles ; les sommets et la poussière sont les organes essentiels mâles. La génération s'exécute quand la fleur est dans sa vigueur. Dans ce tems la poussière prolifique des sommets tombe sur le stigmate qui la reçoit et en transporte la vapeur prolifique dans le germe. Le stigmate est placé de façon que les sommets peuvent toujours y laisser tomber leur poussière. En effet, les étamines entourent ordinairement le pistile, et s'il se porte vers la partie supérieure de la fleur, elle l'accompagne comme dans les labiées ; ou s'il est incliné, ils sont placés comme dans la pirole ordinaire. On remarque en outre que les sommets et les stigmates sont en même tems en vigueur, non-seulement lorsque ces parties se trouvent réunies dans la même fleur, mais losqu'elles sont séparées les unes des autres sur la même plante, comme dans le coudrier, le bouleau, ou sur des pieds différens, comme dans le chanvre.

Sans détailler ici les raisons qui prouvent évidemment l'existence des parties mâles et femelles dans les plantes, je me contenterai de rapporter une expérience que tout le monde peut faire. Si on ôte les sommets d'une tulippe aussitôt que la fleur est ouverte, le fruit ne portera pas de semence ; mais pour que l'expérience réussisse, il faut que la tulippe soit seule ; car si elle étoit avec d'autres, leur poussière prolifique pourroit tomber sur son stigmate, et la féconder, quoique châtrée. Cette tulippe deviendra de même stérile, si on ôte le stigmate avant qu'il ait reçu la poussière des sommets.

Si d'un pied de melon on ôte toutes les fleurs à étamines aussitôt qu'elles paroissent, on n'aura pas de melons, quoiqu'on ait laissé toutes les fleurs qui ont le pistile. Ces parties mâles et femelles sont le plus souvent réunies dans la même fleur ; qu'on appelle alors fleur hermaphrodite.

Quand la fleur ne contient pas les étamines, elle porte le nom de fleur mâle, et quand elle ne contient pas le pistile, elle s'appelle fleur femelle. Les fleurs mâles et les fleurs femelles sont séparées quelquefois les unes des autres sur le même pied, comme dans la larme-de-Job, le ricin. On observe que dans presque toutes les plantes qu'on appelle androgynes, les fleurs mâles sont plus hautes que les fleurs femelles, afin que la poussière prolifique tombe plus facilement sur le stigmate ; et s'il se trouve des individus, comme le sapin, dans lesquels la fleur femelle soit plus élevée que la fleur mâle, les sommets sont en si grande quantité, que le vent porte abondamment la poussière prolifique sur la fleur femelle. Quand la fleur mâle est sur un pied, et la fleur femelle sur un autre, la plante qui porte la première s'appelle plante mâle, et l'autre plante femelle : tels sont la mercuriale, le chanvre, le houblon, le peuplier. Pour avoir du fruit de ces individus, il faut que ceux de l'un et de l'autre sexe soient ensemble. La nature nous indique elle-même que rien ne doit les séparer, puisqu'elle a eu intention de ne faire les feuilles dans la plus grande partie des plantes androgynes, et dans celles qui ne portent que des fleurs mâles sur un pied et des fleurs femelles sur un autre, qu'après que la fleur est passée, dans la crainte que les feuilles ne fussent un obstacle à la fécondation, en empêchant la poussière prolifique de tomber sur le stigmate. Il y a encore des plantes qui, outre ces fleurs hermaphrodites, portent des fleurs mâles, comme l'hellébore blanc ; ou des fleurs femelles, comme l'arroche, la pariétaire. Lorsque des fleurs mâles se trouvent avec des hermaphrodites, on peut les regarder comme des aides qui sont propres à les secourir dans la fécondation ; quand, au contraire, des fleurs femelles se rencontrent avec des hermaphrodites, ce n'est que pour profiter de la surabondance de leur poussière prolifique. Il se trouve enfin d'autres combinaisons plus curieuses qu'utiles pour le systéme que nous développons.

Quand le germe est fécondé, il en résulte un fruit qui renferme les semences. Il y a cependant beaucoup de plantes dont les germes deviennent des semences sans enveloppes, comme dans les fleurs composées et les labiées.

Les fruits sont de plusieurs sortes, savoir, la capsule, la silique ou gousse, la baie, la pomme ou fruit à pepins et le fruit écailleux. La capsule est un fruit composé de plusieurs pannaux secs et élastiques, qui dans leur maturité s'ouvrent, le plus souvent par le haut, en plusieurs parties, comme dans l'œillet; quelquefois aussi cette capsule s'ouvre en travers, comme une boîte à savonette, ainsi qu'on le voit dans le plantin et le mouron. Dans plusieurs genres cette capsule n'a qu'une seule loge (*unilocularis*), comme dans la primevère; où elle en a deux (*bilocularis*), comme la jusquiame, le tabac; où trois (*trilocularis*), comme la tulippe; ou enfin plusieurs loges (*multilocularis*), comme le nénuphar, etc. Quelquefois ces capsules sont ramassées plusieurs ensemble, en manière de tête, comme le pied-d'alouette, l'ancolie. La partie qu'on trouve dans la capsule qui soutient la semence s'appelle le placenta, parce qu'elle y tient par des filets d'où elle tire sa nourriture. Lorsque la capsule à une seule loge est formée de pannaux plus moux et moins roides, on l'appelle coque.

Nous parlerons de la silique ou gousse dans la dixième classe. La baie (*bacca*) est un fruit mou et succulent qui renferme dans sa pulpe une ou plusieurs semences. Lorsque dans cette loge il n'y a qu'un noyau, comme dans l'olive, l'abricot, la prune, on l'appelle fruit à noyau.

La pomme (*pomma*) est un fruit composé d'une pulpe charnue et solide, au milieu de laquelle sont nichés les pepins ou semences défendues par des enveloppes membraneuses, comme on le voit dans la pomme, le melon, l'orange.

Le fruit écailleux est celui qui est composé de plusieurs écailles appliquées les unes sur les autres et attachées sur un même pédicule, comme dans le pin, l'aulne, le sapin.

Après avoir examiné chacune des parties qui entrent dans la composition des fleurs, passons à l'explication de la méthode de Tournefort.

Division et distribution des fleurs en différentes classes.

Les fleurs se divisent en fleurs à feuilles, ou pétales, et en fleurs à étamines. Les fleurs à feuilles sont celles qui, outre les étamines ou le pistile, sont encore ornées de feuilles brillantes de différentes formes et couleurs, et qui, comme nous l'avons remarqué, n'enveloppent jamais les semences. Ainsi le mufle-de-veau, la renoncule, le lys, la tulippe sont des fleurs à feuilles. Les fleurs à étamines sont celles qui étant privées de pétales, n'ont que des étamines et des pistiles soutenus sur un calice. Ces parties sont quelquefois si brillantes, comme dans la persicaire, qu'on pourroit les prendre pour des pétales ; mais ce qui les distingue, c'est qu'ils enveloppent la semence.

Les fleurs à feuilles ou pétales se divisent en simples et en composées. Les simples sont celles qui ne sont point composées de fleurons ou demi-fleurons. Les composées, au contraire, sont celles qui sont composées de fleurons, comme le bleuet, le chardon ; de demi-fleurons, comme la laitue, le pissenlit, ou des uns et des autres, comme l'aster. On les nomme ainsi, parce que toutes ces pièces sont soutenues par un calice commun.

Les fleurs simples sont formées d'une ou de plusieurs feuilles. Les fleurs à une seule feuille sont celles dont toute la fleur n'est que d'une seule pièce, qui peut facilement se séparer de son attache sans être divisée. Les fleurs à plusieurs feuilles sont celles qu'il est impossible de détacher sans les séparer en autant de pièces qu'elles ont de feuilles ou de pétales.

Nous parlerons 1°. des fleurs monopétales; 2°. des fleurs polypétales; 3°. des fleurs composées; 4°. des fleurs à étamines. Les fleurs monopétales renferment quatre classes, savoir : 1°. les fleurs en cloche; 2°. les fleurs en entonnoir; 3°. les fleurs en masque ou mufle; 4°. les fleurs en gueule. Dans les deux premières les fleurs sont régulières, c'est-à-dire, que leur circonférence paroît également éloignée de leur centre; dans les deux suivantes, elles paroissent irrégulières; c'est-à-dire, que la circonférence n'est pas également éloignée de leur centre.

Division des classes et genres.

Classe première.

Fleurs en cloche.

On a donné aux plantes de cette classe le nom de plantes à fleurs en cloche, parce que leurs fleurs ressemblent à la forme d'une cloche. Il faut examiner dans cette fleur le fond, les côtés et l'ouverture. Quand une fleur a un fond bien arrondi, des côtés assez amples et bien proportionnés, et une ouverture bien évasée, on l'appelle cloche, à cause de sa figure : telles sont les fleurs de la belladona, de la campanule. Si le fond et les côtés sont étroits, et s'ils ont, en quelque sorte, la forme d'un tuyau, on l'appelle cloche allongée : *flos campani formis patens* : telles sont

sont les fleurs de la mauve, de la brione. Lorsque les bassins sont petits, on les appelle godets, comme dans la garence, le grateron. Enfin, fleurs en grelots (*flos globulus campani formis*) : celles qui sont plus arrondies que les précédentes, et auxquelles une ouverture plus étroite donne à peu près la forme d'un grelot. Le muguet est une fleur en grelot; cependant nous avons retiré de cette classe le muguet et le sceau-de-Salomon, pour les mettre dans la neuvième, parce qu'ils en ont le caractère.

CLASSE II.

Fleurs en entonnoir.

Les fleurs en entonnoir s'appellent ainsi, parce qu'elles ressemblent assez bien à un entonnoir. Ces fleurs sont des tuyaux dont le haut est élevé en pavillon et ressemble à une corne renversée : telles sont les fleurs de l'oreille-d'ours, de la belle-de-nuit, de la buglose. Quand le pavillon de cet entonnoir est applati et renversé en forme de sous-coupe, on l'appelle fleur à sous-coupe (*flos hypocrateri formis*); telle que la primevère. Quand le le tuyau de la fleur est court, et que le pavillon est découpé en quatre ou cinq parties arrondies, on lui donne le nom de fleur à bossette (*flos bossatus*); telles sont les fleurs du mouron. Si les cinq découpures sont terminées en pointe, ce sont des fleurs en molettes d'éperon, à cause de leur figure; telle est la fleur de la bourache. Tournefort auroit pu de ces deux classes n'en faire qu'une, sous le nom de plante à fleurs régulières d'une seule pièce; il paroît qu'il n'a fait cette division que parce que cette classe auroit été trop longue, ce qui auroit pu y jetter de la confusion.

CLASSE III.

Fleurs monopétales régulières.

Les fleurs de cette classe ont des formes si singulières et si différentes les unes des autres, qu'on n'a pu leur donner un nom propre : les unes sont semblables à ces cornets de papier qu'on appelle coffins, comme dans l'ormin; les autres ressemblent à une truelle, comme l'aristoloche; quelques-unes ont la forme d'un dez à coudre, telle que la digitale; tantôt ce sont des grelots à deux lèvres, comme la scrophulaire; quelquefois ce sont des tuyaux fermés par devant par un mufle à deux machoires, comme dans la linaire, le mufle-de-veau. On appelle ces dernières, fleurs en masque ou en mufle, parce qu'elles ont une forme semblable aux figures par lesquelles on fait sortir l'eau des fontaines publiques.

CLASSE IV.

Fleurs en Gueule.

Les fleurs en gueule sont de petits tuyaux percés pour l'ordinaire dans le fond, terminés en devant par une espèce de masque qui ressemble assez à la gueule des monstres et des grotesques, des ossemens de sépulture. La plupart de ces fleurs ont deux lèvres, comme la sauge; d'autres n'en ont qu'une bien marquée, comme la bugle, la civette. Le calice de ces fleurs est un tuyau ou cornet le plus souvent dentelé inégalement, du fond duquel sort un pistile composé de quatre embryons ou germes, qui s'emboîtent dans un trou situé au bas de la fleur. Lorsque la fleur est passée, les embryons deviennent autant de semences auxquelles le calice sert de capsule et d'enveloppe. On distingue par ce dernier caractère les fleurs en mufle ou masque, des fleurs en gueule; car les fleurs en mufle laissent toujours après elle une capsule différente de leur calice; et cette capsule est ordinairement un fruit à deux loges. La plus grande de ces sortes de fleurs se distingue par la forme de la lèvre supérieure, qui ressemble à un casque, comme le phlomis; à une faucille (*falcatus*), comme la sclarea; ou est creusée en cuillère (*cochlearis instar excavatus*), comme dans le lamium. Dans les unes elle est plus en gouttière (*imbricatus*), comme dans l'agripaume, la gueule-de-lion; dans les autres elle est simplement roulée (*fornicatus*), comme dans la moldavique, le faux dictame; dans un assez grand nombre elle est retroussée, comme dans la marrube et la mélisse.

Après avoir parlé des fleurs, tant régulières qu'irrégulières, nous allons examiner celles qui ont plusieurs feuilles et qu'on appelle polypétales : nous commencerons par les régulières qu'on divise, par rapport à leur forme, en fleurs en croix, en roses en ombelles ou parasols, en œillets et en lys.

CLASSE V.

Fleurs polypétales régulières.

Fleurs en croix.

Les fleurs de cette classe sont celles qui ne sont composées que de quatre fuilles disposées en croix, comme dans la girofle, le choux. Les pétales sont toujours soutenues par un calice, qui n'est aussi composé que de quatre feuilles disposées dans le même ordre que les pétales. Les fruits qui naissent de ces fleurs ont ordinairement des silliques très-courtes, comme dans le talictrum, le cochlearia; ou longues, comme celles de la giroflée, de la julienne. Dans tous les genres de cette classe, c'est toujours le pistile qui devient le fruit ; c'est-à-dire, que le germe est toujours dans la fleur. Quand on dit, au contraire, que le calice devient le fruit, il ne faut pas entendre par-là que c'est cette partie qui fructifie, ce qui est impossible ; mais cela signifie que le germe est placé au-dessous de la partie sur laquelle est portée la fleur, comme dans le pommier, etc.

Le chevalier Linné ayant remarqué que les cruciformes n'avoient que six étamines, dont il y en a quatre longues et deux courtes, nous avons cru devoir retirer de cette classe quelques genres qui en avoient plus, comme l'éclaire, ou qui en avoient moins, comme l'herbe-à-Paris ; il faut donc ajouter aux caractères que nous avons donnés à cette classe, le nombre des étamines, comme nous venons de le démontrer.

CLASSE VI.

Fleurs en rose.

Les fleurs en rose sont celles qui sont composées de plusieurs feuilles disposées autour d'un centre commun, à-peu-près comme on le voit dans la rose simple et dans la pivoine.

Dans la disposition des classes on a eu

plus d'égard à la disposition des pétales qu'à leur nombre, parce qu'ils varient dans plusieurs espèces, comme dans la benoîte, dont certaines espèces ont huit pétales et d'autres seulement cinq. Il se rencontre des genres dans lesquels on ne trouve que quatre pétales, comme l'éclaire, qu'on ne peut pas ranger dans la classe des fleurs en croix, parce qu'elles n'ont pas quatre étamines longues et deux courtes, ou parce que l'embryon ou le germe est au-dessous de la fleur, ou enfin, parce que le calice aura plus ou moins de quatre feuilles. Il en est aussi qui n'ont que deux pétales, comme la circée. Si le nombre de ces plantes étoit plus grand, nous pensons qu'il seroit convenable d'en faire une classe sous le nom de bipétales, qu'on placeroit immédiatement après les monopétales. On peut dire la même chose de celles qui n'ont que trois pétales, tel que le plantin d'eau, qu'on rangeroit après les bipétales, sous le nom de tripétales.

Classe VII.

Fleurs en ombelles ou parasols.

Les fleurs à parasols sont presque toutes à cinq feuilles, disposées en rose, sur l'extrémité du calice ou plutôt de l'embryon; c'est-à-dire, comme nous l'avons déja expliqué, que le germe est sous la partie qui reçoit la fleur. Le plus grand nombre des plantes de cette classe a ses fleurs soutenues chacune par un pédicule plus long. Les longs pédicules partant du même point de division, forment une espèce de parasol, comme dans le cerfeuil, le persil, la cigue; quelques autres genres ont les fleurs ramassées en tête, comme la sanicle, le chardon-roland. Le caractère le plus essentiel de cette classe consiste à avoir des fleurs à cinq feuilles, qui laissent chacune après elles deux semences si bien unies, que quand elles sont vertes, elles semblent ne former qu'une graine, mais qui se séparent facilement quand elles sont mûres.

CLASSE VIII.

Fleurs en œillets.

On appelle fleurs en œillets, celles qui sont composées de plusieurs pétales longs et étroits dans leur naissance, et assez larges par le haut. Ces pétales sont disposés en rond, et sortent d'un calice, qui est une espèce de tuyau, comme dans l'œillet. Ces fleurs se distinguent de celles en roses par les pétales qui sortent d'un long tuyau. Cette classe contient peu de genres : on pourroit y en ajouter quelques uns, comme les myosotis.

CLASSE IX.

Fleurs en lys.

Les plantes à fleurs en lys sont celles dont la fleur et le fruit approchent le plus souvent de la fleur et du fruit du lys, et qu'on appelle communément plantes bulbeuses ou liliacées. Ces fleurs sont dans plusieurs genres d'une seule feuille coupée en six pièces, comme dans l'asphodèle, l'iris : dans quelques-unes elles ne sont que de trois feuilles, comme dans l'éphémère : dans d'autres, elles en ont six, comme dans la tulippe, le lys, la couronne impériale ; mais de quelle nature qu'elles soient, leur pistile ou leur calice forme un fruit qui est toujours divisé en trois loges, comme dans le lys. Nous ajouterons à ce caractère, que toutes les plantes en lys n'ont qu'un seul cotyledon. On appelle cotyledon, la feuille qui sort la première de la semence germée. Cette observation nous a déterminé à joindre à cette classe quelques plantes qui étoient rangées dans d'autres classes, et qui ne peuvent être rapportées ni aux chiendens, ni aux graminées, ni aux palmiers, qui n'ont aussi qu'un cotyledon.

Ces plantes sont les joncs, les orchis, dont les fruits n'ont qu'une seule loge. Tournefort ayant employé souvent les racines dans les caractères des genres de cette classe, nous croyons qu'il est à propos d'indiquer ici leur principale différence.

On les divise généralement en trois espèces, qui sont les bulbeuses, les tubereuses et les fibreuses.

La racine bulbeuse est ce qu'on appelle communément oignon; cette racine est composée de plusieurs tuniques charnues et succulentes, emboîtées les unes dans les autres, comme dans les oignons, l'hyacinthe, le narcisse, etc. Quand les oignons sont composés de plusieurs écailles attachées à un axe, comme dans le lys, on les appelle bulbes écailleuses. La racine tubereuse est celle qui est charnue et arrondie, comme dans le saffran, le glayeul: celles qui sont charnues et longues s'appellent racines en raves, *radix rapi-formis*; quand elles sont réunies plusieurs ensemble, comme dans la pivoine, l'asphodèle, on dit que ce sont des racines en bottes. On appelle racines charnues, celles qui ne sont pas composées de fibres menues; les fibreuses, au contraire, sont celles qui sont composées de plusieurs autres racines plus menues que le tronc dont elles partent.

Dans les cinq dernières classes dont nous venons de parler, nous avons renfermé les fleurs polypétales régulières: il ne nous reste plus pour terminer les fleurs simples, que d'examiner les fleurs polypétales irrégulières, c'est-à-dire, celles qui sont composées de plusieurs pétales distinctes les unes des autres ; mais comme dans ce nombre il y a beaucoup de plantes qu'on nomme légumineuses, comme les pois, les haricots, on les a réunies pour former une classe sous le nom de plantes à fleurs légumineuses. Celles à qui on n'a pu donner ce nom à cause de leurs différentes figures, on les a comprises sous celui de plantes à fleurs polypétales irrégulières.

CLASSE X.

Fleurs légumineuses ou papillonacées.

Les fleurs légumineuses sont composées de quatre ou cinq feuilles différentes, qui sortent du fond d'un calice en cornet évasé et dentelé, le plus souvent de cinq pointes. Ces fleurs ont, en quelque façon, la figure d'un papillon volant, d'où leur vient aussi le nom de papillonacées. La partie supérieure s'appelle l'étendart (*vexillum*), parce qu'il paroît développé comme un étendart. La feuille inférieure, qui est quelquefois formée de deux pièces, se nomme la nacelle (*carina*), parce qu'il représente la nacelle ou le fond d'un vaisseau, qu'on nomme carène : les deux autres feuilles, qui se trouvent entre la supérieure et l'inférieure, ont reçu le nom de latérales ou ailes (*ala*). Les ailes ont chacune une oreillette vers leur naissance ; et les parties qui composent la feuille inférieure en ont aussi une dans plusieurs fleurs, comme dans la galenga. Le pistile de la fleur légumineuse est enveloppé d'une graine membraneuse. Cette graine est formée par les deux filets qui soutiennent les sommités ; le filet inférieur, qui enveloppe presqu'en entier le pistile, est découpé, par son extrémité supérieure, en neuf parties, qui portent chacune un sommet. Le filet supérieur est beaucoup plus étroit que l'inférieur : il ne porte qu'un sommet, et achève de former la graine en recouvrant l'inférieur. Le fruit des plantes légumineuses est toujours une gousse : cette gousse est simple, double ou composée. La gousse simple est celle qui n'a qu'une cavité formée par deux lames convexes ou applaties, collées sur leurs bords l'une contre l'autre. Ces lames s'appellent cosses, telles sont les cosses des pois, de la lentille. La double est partagée dans sa longueur en deux cavités formées par les deux lames ou cosses, qui se replient en dedans ; telle est la gousse de l'astragale. La gousse composée, est celle qui est composée de plusieurs pièces attachées bout à bout, dans chacune desquelles est contenue une semence comme le fer-à-cheval.

Classe XI.

Fleurs polypétales irrégulières.

Cette classe renferme, comme nous l'avons

dit, les plantes à fleurs composées de plusieurs feuilles irrégulières, auxquelles on ne peut donner un nom particulier : telles sont la violette, la balzamine, le résida.

Toutes les classes dont nous venons de rendre compte, ont eu pour objet l'examen des fleurs simples, tant monopétales que polypétales régulières et irrégulières. Nous allons maintenant passer aux plantes à fleurs composées, qui sont divisées en trois classes : savoir, les fleurs à fleuron, les fleurs à demi-fleurons et les fleurs radiées.

CLASSE XII.

Fleurs à fleurons.

Les fleurs à fleurons sont composées de plusieurs petites fleurs d'une seule pièce, qu'on appelle des fleurons : telles sont les fleurs du bleuet. Ces fleurons sont des tuyaux évasés par le haut, et découpés en plusieurs pointes qui forment assez souvent une étoile. Tous ces tuyaux sont renfermés dans un même calice et ne forment qu'un même bouquet. Chaque fleuron est porté presque toujours sur un embryon de graine. Ces embryons sont placés sur le fond du calice, qu'on appelle la couche (*thalamus*). Cette couche est concave, applattie, convexe, pyramidale, ronde, unie ou velue sur sa surface, ou chargée de petites feuilles souvent pliées en gouttière, qui sépare les embryons les uns des autres. Du haut de chaque embryon ou germe s'élève le stile, terminé par son stigmate. Le stile passe à travers un autre tuyau plus grêle et plus délié que le fleuron. Ce cylindre est fermé par cinq filets déliés et très-courts, qui naissent du parois du fleuron. Chaque stile est chargé d'un sommet, et chaque sommet se réunit par la partie latérale. On voit que par cet arrangement le stigmate est immédiatement entouré des sommets, ce qui le rend très-à-portée de recevoir abondamment leur poussière prolifique; il n'est donc pas étonnant que la fécondation manque si rarement dans ces sortes de plantes. Lorsque ces fleurs sont flétries, les germes deviennent autant de semences, qui, dans quelques genres, comme la jacée, le bleuet, sont chargées d'une aigrette. On appelle ainsi une espèce de brosse ou de pinceau de soie délié qui se trouve au haut du chardon, du pissenlit. Ces sortes de semences ressemblent à des volens que le vent enlève facilement et transporte de côté et d'autre. Dans d'autres genres, ces semences sont terminées en pointe, comme le bident. Ces pointes ne sont autre chose qu'un petit calice qui reçoit les fleurons. Enfin, il s'en trouve qui sont nues, c'est-à-dire, sans aigrettes ni pointes, comme dans l'absinthe, l'aurone.

CLASSE XIII.

Fleurs à demi-fleurons.

Les fleurs de cette classe sont des demi-fleurons, fistuleux par le bas et applattis en feuilles dans la vesse. Ces demi-fleurons sont tous renfermés dans le même calice, et ne forment qu'un seul bouquet, comme dans la laitue, la chicorée. Nous n'entrerons pas ici dans des détails sur les autres parties de ces fleurs, parce qu'elles sont exactement les mêmes que celles des fleurs à fleurons. Les semences sont aussi les mêmes : on remarque cependant que les feuilles du calice se renversent, comme dans le pissenlit.

CLASSE XIV.

Fleurs radiées.

Les fleurs qui renferment dans le même calice des fleurons et des demi-fleurons, sont des fleurs composées, qu'on appelle radiées, à l'instar des anciens, qui donnèrent le nom de têtes radiées à celles qui portoient une couronne à rayons. Les fleurons sont ramassés au milieu de ces sortes de fleurs, et forment cette partie qu'on appelle le disque ou bassin : les demi-fleurons sont rangés autour de ce bassin en forme de couronne, comme dans l'aster, la jacobée. Les autres parties des fleurs radiées sont les mêmes que dans les classes précédentes. Dans cette quatorzième classe nous venons d'examiner les dernières fleurs qui ont des pétales; dans la suivante, nous allons parler de celles qui n'en ont pas.

Classe XV.

Fleurs à étamines.

Les fleurs à étamines, comme nous l'avons déja dit, sont celles qui, privées de pétales, n'ont que des étamines et des pistiles, soutenues par des calices qui sont quelquefois d'une couleur si brillante, comme dans la persicaire et le bistorte, qu'on pourroit les prendre pour des pétales; mais ce qui les en distingue, c'est qu'ils servent d'enveloppe aux semences : et c'est la vraie marque qui doit faire distinguer les pétales du calice; car il est des pétales verdâtres ainsi que des calices, et des calices aussi diversement colorés que des pétales. Pour terminer l'examen des herbes, il nous reste encore deux classes, dans lesquelles on a rangé les plantes dont on ne connoît pas les fleurs, mais dont les fruits sont connus : et celles dont on ne connoît ni les fruits ni les fleurs.

Classe XVI.

On renferme dans cette classe les plantes qui portent leur fruit sur le dos de leurs feuilles, comme les fougères, les capillaires, les scolopendres. Tournefort a pris pour caractère de chaque genre de cette classe la différence des feuilles. Linné les caractérise par la différente disposition des fruits.

Classe XVII.

Toutes les plantes qui sont annoncées dans cette classe de Tournefort, le sont, comme n'ayant ni fleurs, ni fruits, tels que les mousses, les champignons; mais depuis lui, quelques botanistes les ont démontrés dans plusieurs genres. En outre, on a découvert qu'un grand nombre de genres qu'il a renfermés dans cette classe, ne sont point des plantes, mais le travail d'insectes industrieux, à qui ces corps servent de loges et de retraites. Il faut donc retirer de cette classe les coraux, les madrepores, les éponges et les autres corps marins qu'on avoit coutume de regarder comme des plantes, mais qui appartiennent au règne animal.

DES ARBRES.

Classe XVIII.

Tournefort auroit pu joindre les arbres avec les herbes; mais il a cru devoir les séparer, afin d'éviter le mélange de certaines plantes dont la grandeur est si différente, tels que le frêne et la turquette. Il a donc établi cinq classes pour les arbres : dans la première, qui fait la dix-huitième ici, il range les arbres et les arbrisseaux à fleurs et à étamines, comme le frêne et le térébinthe.

Classe XIX.

Fleurs à châton.

On appelle fleurs à châton, les fleurs des arbres qui sont disposées sur une queue semblable, en quelque sorte, à celle d'un chat. Les châtons sont composés de fleurs à étamines, comme les chênes, ou de fleurs à feuilles, comme le noyer. Ces sortes de fleurs sont toujours stériles, c'est-à-dire, qu'elles ne portent sur aucun embryon; mais elles servent à féconder les embryons qui naissent sur le même pied, comme dans noyer, le coudrier, ou les fleurs femelles qui naissent sur des pieds différens, comme dans le saule et le peuplier, et qui ont aussi la forme d'un châton.

Classe XX.

Cette classe renferme les arbres à fleurs d'une seule pièce, tant régulières qu'irrégulières, comme le jasmin, le chevre-feuille.

Classe XXI.

Elle comprend les arbres à fleurs en rose, comme le pommier, le cerisier.

Classe XXII.

La vingt-deuxième et dernière classe contient les arbres à fleurs légumineuses, comme l'arbre de Judée, le cytise. Tel est l'ordre du systême de Tournefort; systême ingénieux, appuyé sur la connoissance des parties de la génération des plantes, et avec lequel on peut faire des progrès assez rapides dans cette partie de l'histoire naturelle.

Les classes se divisent en sections, qui sont des espèces de classes subalternes. Cette division, en réunissant plusieurs genres sous la considération d'un caractère quelconque, donne plus de clarté à la méthode, et plus de facilité à la distinction des genres entre eux.

Tournefort, après avoir tiré de la corolle les distinctions générales des classes, a établi celles des sections principalement sur le fruit.

On doit se rappeller les notions données plus haut sur cette partie essentielle de la fructification, sur le fruit en général, et en particulier sur les diverses espèces de péricarpes et de semences. Pour se faire une juste idée de la détermination des sections, il convient d'ajouter quelques observations particulières.

1°. Sur l'origine du fruit.

Quelquefois le pistile devient le fruit (les cruciformes); quelquefois c'est le calice (les ombellifères).

2°. Sur la situation du fruit et de la fleur.

Dans les fleurs dont le pistile devient le fruit, la fleur et le fruit portent sur le réceptacle (la nicotiane); dans celles, au contraire, dont le calice devient le fruit, le réceptacle de la fleur est sur le fruit, et l'extrémité du péduncule auquel le fruit est attaché devient son réceptacle (la garence).

3°. Sur la substance, la consistance et la grosseur du fruit.

Il est des fruits moux (le sceau-de-Salomon); il en est de secs (la gentiane); d'autres sont charnus (la pomme-de-merveille); d'autres pulpeux, renfermant des substances osseuses (le prunier).

Les uns sont gros (le melon); les autres petits (la morelle).

4°. Sur le nombre des cavités.

On a distingué précédemment les capsules uniloculaires (la primevère); les multicapsulaires (la nymphæa) ; les fruits bicapsulaires (l'asclepias) ; tricapsulaires (le pied-d'alouette).

5°. Sur le nombre, la forme, la disposition et l'usage des semences.

Le nombre des semences varie dans les fruits : il en est qui n'en ont qu'une (la statice) ; d'autres deux (les ombellifères) ; d'autres quatre (les labiées).

Quant à la forme, on en trouve de rondes, d'ovales, de plattes, en forme de rein, lisses, raboteuses, ridées, anguleuses, etc.

Les unes sont aigrettées, c'est-à-dire, ornées d'une aigrette (la conise) ; les autres sans aigrettes (la chicorée) ; d'autres ont un chapiteau de feuilles (le soleil) ; d'autres enfin sont disposées en épis, et quelques-unes sont propres à faire du pain.

6°. Sur la disposition des fruits et des fleurs.

Les fruits sont quelquefois séparés des fleurs, sur un même pied, c'est-à-dire, sur une même plante (le noyer) ; quelquefois les fleurs et les fruits sont placés sur des pieds différens (le saule et le chanvre).

7°. Sur la figure et la disposition de la corolle.

Lorsque les signes précédens, tirés des fruits, ne paroissent pas suffire à distinguer les sections, l'auteur y emploie la figure de la corolle, considérée par des caractères différens de ceux qui lui ont servi à distinguer les classes.

Parmi les fleurs infundibuliformes les unes sont en forme de rosette (la ményanthe) ; les autres en forme de sous-coupe (l'androsace) ; en forme de roue (la corneille).

Parmi les monopétales irrégulières, les unes ont un capuchon (le pied-de-veau) ; les autres se terminent en langue par le haut (l'aristoloche) ; les autres se terminent inférieurement en anneau (l'acanthe).

Parmi les labiées, quelquefois la lèvre supérieure ressemble à un casque ou une faux (l'ormin) ; quelquefois elle est creusée en cuiller (la menthe) ; quelquefois elle est droite (la mélisse) ; quelquefois il n'y en a qu'une (le teucrium).

Parmi les composées, les fleurons sont réguliers (le chardon) ; ou irréguliers (la scabieuse) ; ramassés en bouquet (la grande centaurée) ; en boule (l'échinops).

8°. Sur la disposition des feuilles.

L'auteur ne considère ici les feuilles que dans les herbes et dans les arbres papilionacés ; et il en est qui ont trois folioles sur une queue (le trefle ou triolet) ; d'autres ont leurs folioles opposées sur une côte commune (le bagnaudier) : d'autres les ont alternatives ou verticillées, c'est-à-dire, rangées circulairement autour de leur tige (le genêt).

Ces huit observations, ajoutées aux principes généraux établis sur le fruit, ont fourni à Tournefort, cent vingt-deux divisions, qui subdivisent ses vingt-deux classes; mais les mêmes observations sont souvent admises à la division de plusieurs classes.

Exemple.

La première classe (les campaniformes) est subdivisée en neuf sections.

Six dans lesquelles le pistile se change en fruit.

La première comprend les plantes campaniformes, dont le pistile devient un fruit mou et assez gros (la mandragore).

La seconde, celles dont le pistile devient un fruit mou et assez petit (le muguet).

La troisième, celles dont le pistile se change en un fruit sec à plusieurs loges (la salse-pareille).

La quatrième, celles dont le pistile se change en un fruit qui ne porte qu'une semence (la rhubarbe).

La cinquième, celles dont le pistile devient un fruit en gaîne (le dompte-venin).

La sixième, celles dont le pistile devient un fruit sec, composé de plusieurs loges (la mauve).

La septième, celles dont le calice devient un fruit charnu (les cucurbitacées).

La huitième, celles dont le calice devient un fruit sec (la campanule).

La neuvième, celles dont le calice devient un fruit à deux pièces adhérentes par leur base (le caille-lait).

La deuxième classe (les infundibuliformes) se divise en huit sections : les premières, comme dans la classe précédente, se distinguent par le pistile qui se change en fruit, de la dernière où le fruit est formé par le calice. Elles sont chacune caractérisées, ou par le nombre des semences, ou par la substance du fruit, ou par la forme de la corolle, etc.

C'en est assez pour faire connoître la manière dont Tournefort emploie ses principes à l'établissement des sections.

On les trouvera énoncées, chacune en particulier, dans le cours des démonstrations, avec le caractère précis qui les distingue, et qui rapproche les genres compris dans chaque section.

GENRES.

Les sections sont composées de la réunion de plusieurs genres.

Le genre est lui-même l'assemblage de plusieurs espèces, c'est-à-dire, de plusieurs plantes qui ont des rapports communs dans leurs parties les plus essentielles.

On peut donc comparer le genre à une famille dont tous les individus portent le même nom, quoiqu'ils soient distingués, chacun en particulier, par un nom spécifique.

Ainsi, l'établissement des genres simplifie la botanique, en restreignant le nombre des noms, et en rangeant sous une même dénomination, qu'on nomme générique, plusieurs plantes qui, quoique différentes, ont entr'elles des rapports constans dans leurs parties essentielles : on les appelle plantes congénères.

Tournefort, comme on l'a vu, a travaillé l'un des premiers à la véritable distinction des genres, qu'on a perfectionnée dans la suite.

Après avoir déterminé celle des classes et des sections par une des parties de la fructification, il établit pour principe que la comparaison et la structure particulière de toutes ces mêmes parties, doivent constituer les genres; mais il ajoute, que lorsque cette considération paroît insuffisante, on peut y employer aussi celles des autres parties des plantes.

Les règles établies à ce sujet, par le restaurateur de la botanique, se réduisent à cinq principales.

1°. Lorsque les plantes ont des fleurs et des fruits, on doit toujours les considérer pour la distinction des genres, et se borner à ces signes, s'ils sont suffisans.

2°. Si ces signes sont insuffisans, on aura recours aux autres parties moins essentielles, telles que les racines, les tiges, l'écorce, le nombre des feuilles; aux qualités des plantes, comme leur couleur, leur goût; à leur port en général.

3°. À l'égard des plantes dans lesquelles les fleurs et les fruits manquent, ou sont invisibles sans le secours de la loupe, le genre doit être assigné sur ceux de ces derniers caractères qui sont les plus remarquables.

4°. Il importe de rejetter de la distinction des genres tous les signes superflus; et avant d'admettre un caractère, d'observer si le genre changeroit dans le cas où ce caractère viendroit à manquer.

5°. Il faut enfin considérer l'habitude générale des plantes plus que les variétés particulières, qu'une observation minutieuse y découvre. Ainsi, quoique le grand trefle des prés, et quelques fleurs du même genre, portent une corolle réellement monopétale, on ne doit pas les séparer des autres espèces qui sont polypétales, comme toutes les papilionacées : les autres caractères doivent décider.

Ces règles, mieux développées dans la préface des *Élémens de Botanique*, ont conduit l'auteur à distinguer deux sortes de genres : les uns, qu'il appelle *genres du premier ordre*, les autres, *genres du second ordre*.

Les genres du premier ordre sont ceux que la nature semble avoir institués et distingués déterminément par les fleurs et par les fruits : telles sont les violettes, les renoncules, les roses, etc. Ce sont les seuls qu'admette le chevalier Linné.

Les genres du second ordre sont ceux pour la distinction desquels, il faut recourir à des parties différentes des fleurs et des fruits.

Ainsi, suivant l'auteur, la germandrée forme un genre tout différent du polium, du teucrium et de l'ivette, en considérant son calice tubulé, et la disposition de ses fleurs dans les aisselles des feuilles. Il distingue le polium du teucrium, de l'ivette et de la germandrée, par ses fleurs ramassées en bouquet; le teucrium des trois autres par son calice campanulé; et l'ivette par la disposition de ses fleurs, qui ne sont pas verticillées, et qui naissent séparées sous les ailes des feuilles.

C'est sur ces principes qu'il caractérisa les genres de toutes les plantes qui lui furent connues, et qu'après lui, les botanistes sectateurs de sa méthode, y introduisirent les genres nouvellement découverts, ou reformèrent ceux qu'il avoit lui-même invité à perfectionner par de nouvelles observations.

Il décrivit, dans ses *Elémens de Botanique*, près de sept cents genres, dont il fit graver les caractères déterminés, avec une précision et une vérité inconnues jusqu'à lui.

Bornons-nous à un exemple de chaucun des genres.

Genre du premier ordre.

L'Aconit.

Cl. xj. Fleurs anomales, polypétales,

Sect. ij, dont le pistile devient un fruit multicapsulaire.

Genre de plantes à fleurs composées de cinq pétales de différentes formes, dont l'ensemble représente, en quelque sorte, une tête avec un casque ou un capuchon : le pétale supérieur forme le casque ou capuchon; les deux inférieurs, la partie du casque qui couvre la mâchoire inférieure; et les latéraux les tempes.

Du milieu de la fleur s'élèvent deux stiles en forme de pieds (les nectars), renfermés dans le pétale supérieur; ainsi que le pistile qui devient un fruit formé de gaînes membraneuses, rassemblées en chapiteau et remplies de semences ridées, ordinairement à quatre angles.

Genres du second ordre.

La Tulippe.

Cl. ix. Liliacées.

Sect. vj. Fleurs à six pétales, dont le pistile devient le fruit.

Genre de plantes à fleurs composées de six pétales, ressemblant, en quelque sorte, à un petit vase.

Le pistile, qui occupe le milieu des pétales, devient un fruit oblong, s'ouvrant en trois parties, intérieurement divisé en trois loges qui sont remplies de semences plattes, rangées en deux rangs qui se touchent.

Nota. Ces caractères appartiennent au genre du premier ordre; mais ne paroissant pas suffisans à l'auteur, pour distinguer assez la fleur de la tulippe de celle de la couronne impériale, de la fritillaire et des autres qui lui ressemblent, il a cru devoir indiquer un autre caractère, qui appartient au genre du second ordre.

« Ajoutez, dit-il, à ces caractères, la racine « bulbeuse, formée de plusieurs tuniques ou « couches, qu'on nomme oignon ».

La briéveté qu'on a voulu introduire, dans les démonstrations, la découverte de plusieurs caractères dûs aux modernes, ont obligé de s'écarter de cette manière de décrire les genres; mais la botanique lui doit peut-être tous ses progrès.

USAGE

DE

LA MÉTHODE DE TOURNEFORT.

Après avoir développé la théorie de cette méthode et les principes sur lesquels sont établis ses classes, ses sections et ses genres, il reste à montrer l'usage qu'on en fait dans la pratique, et comment, ainsi qu'on l'a annoncé, elle devient une espèce de dictionnaire qui conduit degré par degré à la plante qu'on veut connoître.

Il se présente à moi une plante que je n'ai jamais vue; par exemple, la queue-de-lion. Pour la connoître je dois chercher à déterminer son genre; et pour cela je dois commencer par découvrir la classe et la section dans lesquelles elle est comprise.

J'ai soin de cueillir un brin où se trouvent les parties de la fructification bien distinctes, c'est-à-dire, la fleur et le fruit: je suppose la plante du nombre de celles qui en portent.

Je considère d'abord la consistance de la

tige et des racines, sa hauteur et les autres signes qui peuvent m'apprendre que la plante est herbe ou arbre : j'y reconnois les caractères qui désignent les herbes, et je vois qu'elle n'est pas comprise dans les cinq dernières classes : il en reste dix-sept sur lesquelles je dois me déterminer. Je jette mes regards sur les parties de la fructification ; je reconnnois que la fleur a des pétales ; je conclus que la plante n'est ni de la dix-septième, ni de la seizième, ni de la quinzième, qui ne renferment que des apétales.

Il en reste quatorze : j'examine si la fleur pétale est simple ou composée; je ne trouve ni fleurons ni demi-fleurons rassemblés dans un calice : je dis qu'elle n'appartient ni à la quatorzième, ni à la treizième, ni à la douzième classe. Je n'en ai plus que onze à distinguer.

Je passe à un examen particulier de la corolle : je la dissèque, je l'observe jusqu'à sa base ; je découvre si elle est à plusieurs pétales, ou si le pétale seulement divisé par les bords se termine inférieurement par un tuyau ; je lui reconnois ce dernier caractère : donc la plante est monopétale ; donc elle n'est placée ni dans la onzième, dixième, neuvième, huitième, septième, sixième, cinquième classes, qui comprennent les polypétales.

Je ne reste indécis que sur quatre ; mais la corolle ne me paroît ni en forme de cloche, ni en forme d'entonnoir; ses parties ne sont pas symétriquement arrangées, à égale distance du centre : elle est donc irrégulière et n'entre pas dans les deux premières classes ; elle appartient donc à l'une des deux qui suivent. Ressemble-t-elle à un masque ou à un mufle à deux lèvres : sa forme me décide ; et comme les graines ne sont point renfermées dans une capsule, j'achève de me persuader que la plante que je cherche à reconnoître est labiée, de la quatrième classe.

Mais cette classe en renferme un grand nombre : pour la réduire, il faut déterminer la section. Le caratère de la section se tire, en général, de la considération du fruit : je sais néanmoins que plusieurs classes ont été subdivisées par d'autres signes, lorsque cette partie de la fructification n'en a pas fourni d'assez distincts : je me rappelle que la classe des labiées est de ce nombre, et qu'elle se divise en sections, selon la figure des corolles, et principalement des lèvres qui la caractérisent. Si leurs diverses figures ne sont pas assez présentes à mon esprit, j'ai recours aux descriptions qu'en donne la méthode : je reconnois que la corolle de ma plante a deux lèvres; elle n'est donc pas de la dernière section. La lèvre supérieure n'est pas en forme de casque ou de faucille ; elle n'appartient donc pas non plus dans la première, ni dans la troisième classe ; puisque la lèvre supérieure n'est pas retroussée : cette lèvre supérieure, creusée en manière de cuiller, me fixe bientôt à la deuxième section.

Il reste à découvrir quel est son genre ; mais de six cents quatre-vingt-dix-huit genres contenus dans la méthode générale, je n'ai plus à examiner que les douze qui composent la section deuxième de la quatrième classe.

J'ai présent à mon esprit les caractères qui constituent les genres des plantes dont les fleurs sont visibles : ils sont tirés, en général, de la comparaison et de la structure particulière des diverses parties des fleurs et des fruits ; je les examine de nouveau : je compare ce que je vois aux descriptions de mes douze genres : je compare ces descriptions entr'elles : je reconnois quels sont les caractères communs à plusieurs genres, et ceux qui distinguent chacun d'eux en particulier ; je suis aidé dans cette recherche par les planches gravées. Je vois une fleur monopétale labiée, dont la lèvre supérieure est creusée en cuiller, et l'inférieure divisée en trois parties : le pistile est fixé au fond de la fleur, comme un clou, posé sur quatre embryons qui, dans les fruits mûrs, sont changés en semences renfermées dans une espèce de capsule formée par le calice.

Mais ces signes sont communs à presque tous les genres de la section. Je compare de nouveau,

nouveau, et je remarque que la lèvre supérieure n'est pas taillée précisément en forme de cuiller, mais plutôt en forme de tuile. Or, je crois que ce caractère n'appartient qu'à deux genres, l'agripaume ou la queue-de-lion. Leurs lèvres inférieures sont également divisées en trois; mais j'observe que les semences de ma plante ne sont pas anguleuses, et ne remplissent pas toute la cavité de la capsule formée par le calice, ce qui est annoncé dans la description de l'agripaume. Les semences oblongues, et la forme du calice devenue une capsule longue et tubulée, m'apprennent enfin que ma plante est certainement un léonorus ou queue-de-lion.

C'est ainsi que la méthode conduit pas à pas, au moyen de la cause connue, à celle qui ne l'est pas. La plante qu'on est parvenu à déterminer de cette manière, reste profondément gravée dans la mémoire, comme l'énigme qu'on a devinée, comme le probléme qu'on a résolu; et tel est l'objet de la botanique.

Si l'opération qu'on vient d'indiquer paroît longue, c'est qu'on a voulu en suivre tous les degrés, dans la vue de guider l'élève qui commence; mais l'usage la simplifie, et l'habitude réduit ces dégrés à un petit nombre : elle supplée à la progression des raisonnemens qu'on a supposés. L'observateur s'accoutume bientôt à reconnoître d'un coup d'œil, qu'une plante est pétalée, monopétale, irrégulière; la saveur aromatique lui indique encore la classe des labiées; mais l'étude de la section, et plus encore celle du genre, exigent toujours un plus long examen; elles présentent plus de rapports à comparer.

Passons enfin à la méthode du chevalier Linné, qui mérite le nom de systême, parce que, fondé à-peu-près sur les mêmes principes, elle les embrasse d'une manière plus déterminée, plus précise, plus absolue.

SYSTÊME SEXUEL DU CHEVALIER LINNÉ.

On peut voir par le plan général du systême sexuel, qu'il porte essentiellement sur les parties de la fructification, considérées comme parties de la génération, et en particulier sur les étamines qui sont les parties mâles, et sur les pistiles qui sont les parties femelles.

Principe du systême sexuel.

Cette méthode divise les plantes, comme celle de Tournefort, en classes, en ordres, qui répondent aux sections; et en genres.

Les classes se divisent en considérant les étamines seules, ainsi qu'il suit :

1°. *Leur apparence ou occultation.*	Les organes de la fécondation ou génération des plantes, sont visibles ou peu apparens à nos yeux.

2°. *Leur union ou séparation.* Parmi les plantes où ces organes sont apparens, les unes contiennent, dans une même fleur, les deux sexes, c'est-à-dire, des étamines et des pistiles, et sont nommées hermaphrodites; les autres n'ont qu'un sexe, et sont nommées mâles quand elles n'ont que des étamines; femelles quand elles n'ont que des pistiles.

3°. *Leur situation.* Les plantes qui n'ont que les organes d'un sexe, portent leurs fleurs mâles ou femelles, ou sur le même pied, ou sur des pieds différens; ou indifféremment, tantôt les mâles sur des pieds différens des femelles, tantôt sur le même.

4°. *Leur insertion.* Les étamines sont ordinairement attachées au réceptacle; quelquefois cependant elles s'insèrent dans le calice.

5°. *Leur réunion.* Quelquefois les étamines sont totalement séparées les unes des autres; d'autrefois elles sont liées par quelques-unes de leurs parties, et réunies de cinq manières: ou en un seul corps, ou en deux, ou en plusieurs; ou en forme de cylindre, ou liées au pistile.

6°. Leur proportion. Les étamines sont toutes de même hauteur, sans avoir entr'elles aucune proportion de grandeur respective : ou bien elles sont d'une inégale grandeur déterminée ; de sorte qu'alors il s'en trouve deux toujours plus petites ; les plus grandes étant quelquefois au nombre de deux, quelquefois au nombre de quatre.

7°. Leur nombre. Le nombre des étamines varie dans les fleurs, soit mâles, soit hermaphrodites.

Ces sept observations fournissent les caractères de vingt-quatre classes.

Les treize premières sont divisées par le nombre des étamines uniquement, à l'exception de la douzième et de la treizième, qui le sont aussi par leur insertion.

La quatorzième et la quinzième, par leurs proportions respectives.

La seizième, dix-septième, dix-huitième, dix-neuviéme et vingtième, par leur réunion en quelques parties.

La vingt-unième, vingt-deuxième et vingt-troisième, par leur réunion avec le pistile, ou leur séparation d'avec lui.

La vingt-quatrième, par l'absence ou le peu d'apparence des étamines.

Chaque classe porte un nom tiré du mot grec qui renferme son principal caractère.

CLASSES.

Les treize premières classes contiennent les fleurs visibles, hermaphrodites, dont les étamines ne sont réunies par aucune de leurs parties, et n'observent entre elles aucune proportion de grandeur : on les divise par le nombre des étamines.

		NOMS DES CLASSES.
Caractères des Classes tirées du nombre des étamines.	Cl. I. Une étamine, (*Balisier*).	*Monandrie* (1). I.
	Cl. II. Deux étamines, (*Jasmin*).	*Diandrie.* II.
	Cl. III. Trois étamines, (*Graminées*).	*Triandrie.* III.
	Cl. IV. Quatre étamines, (*Rubiacées*).	*Tétrandrie.* IV.
	Cl. V. Cinq étamines, (*Ombellifères*).	*Pentandrie.* V.
	Cl. VI. Six étamines, (*Liliacées*).	*Hexandrie.* VI.
	Cl. VII. Sept étamines, (*Marron d'Inde*).	*Heptandrie.* VII.
	Cl. VIII. Huit étamines, (*Persicaire*).	*Octandrie.* VIII.
	Cl. IX. Neuf étamines, (*Capucine*).	*Ennéandrie.* IX.
	Cl. X. Dix étamines, (*Caryophillées*).	*Décandrie.* X.
	Cl. XI. Douze étamines, (*Aigremoine*).	*Dodécandrie.* XII.

(1) *Monandrie* veut dire *un mari* ; *diandrie*, *deux maris*, et ainsi de suite ; et *polyandrie* signifie *plusieurs maris*.

La douzième et la treizième classes, indépendamment du nombre, considèrent l'insertion des étamines ; elles tiennent au calice, ou n'y tiennent pas.

De leur nombre et de leur insertion.	Cl. XII. Une vingtaine d'étamines attachées au calice, (*Rose*).	*Icosandrie.* x.x.
	Cl. XIII. Depuis vingt jusqu'à cent étamines, qui ne tiennent pas au calice, (*Pavot*).	*Polyandrie.* plusieurs.

La quatorzième et la quinzième classes renferment les fleurs visibles, hermaphrodites, dont les étamines ne sont réunies par aucunes de leurs parties, mais dont la longueur est inégale ; de sorte qu'il y en a deux plus petites que les autres.

De leurs proportions.	Cl. XIV. Quatre étamines, deux petites, deux plus grandes, (*Labiées, Personnées*).	*Didynamie*, ou onze puissances.
	Cl. XV. Six étamines, deux petites opposées l'une à l'autre, quatre plus grandes, (*Cruciformes*).	*Tétradynamie*, ou quatre puissances.

Depuis la seizième jusqu'à la vingtième inclusivement, sont comprises les fleurs visibles, hermaphrodites, dont les étamines, à-peu-près égales en hauteur, sont réunies par quelques-unes de leurs parties.

De la réunion de quelques parties.	Cl. XVI. Plusieurs étamines réunies par leurs filets en un corps, (*Mauves*).	*Monadelphie*, ou un frère.
	Cl. XVII. Plusieurs étamines réunies par leurs filets en deux corps, (*Légumineuses*).	*Diadelphie*, ou deux frères.
	Cl. XVIII. Plusieurs étamines réunies par leurs filets en trois ou plusieurs corps, (*Mille-pertuis*).	*Polyadelphie*, ou plusieurs frères.
	Cl. XIX. Plusieurs étamines réunies, en forme de cylindre, par les anthères ou sommets, rarement par les filets, (*Fleurs composées*).	*Syngénésie*, ou ensemble, génération.
	Cl. XX. Plusieurs étamines réunies et attachées au pistile, sans adhérer au réceptacle, (*Les Orchidées*).	*Gynandrie*, ou femme-mari.

La vingt-unième, vingt-deuxième, vingt-troisième classes renferment les plantes dont les fleurs visibles ne sont point hermaphrodites, et n'ont qu'un sexe mâle ou femelle, c'est-à-dire, des étamines ou des pistiles séparés dans différentes fleurs.

De la situation des étamines, séparées des pistiles.	Cl. XXI. Les fleurs mâles ou femelles séparées, sur un même individu, (*Masse-d'eau*).	*Monœcie*, ou une maison.
	Cl. XXII. Fleurs mâles et femelles séparées, sur différens individus, (*Chanvre*).	*Diœcie*, ou deux maisons.
	Cl. XXIII. Fleurs mâles et femelles, sur un ou sur plusieurs individus, qui portent aussi des fleurs hermaphrodites, (*Pariétaire*).	*Polygamie*, ou plusieurs nôces.

La vingt-quatrième classe comprend les plantes dans lesquelles on ne distingue que difficilement, ou point du tout, les étamines, celles dont la fructification est occulte, difficile à appercevoir, ou peu connue.

De leur occultation ou peu d'apparence.	Cl. XXIV. Fleurs renfermées dans le fruit, ou presqu'invisibles, (*Fougères, Mousses*).	*Cryptogamie*, ou nôces cachées.

Enfin, l'auteur range à la suite de sa méthode, en forme d'appendix, les palmiers et les autres plantes dont les caractères essentiels ne sont pas encore suffisamment déterminés.

Pour résumer et rassembler, sous un point de vue, les caractères classiques du systême sexuel, nous nous contenterons de présenter le tableau que l'auteur en a formé, *Classès plantarum*, pag. 443.

CLEF DU SYSTÊME SEXUEL.

NOCES DES PLANTES.

FLEURS

- VISIBLES :
  - HERMAPHRODITES ;
    - LES ÉTAMINES N'ÉTANT UNIES PAR AUCUNE DE LEURS PARTIES ;
      - TOUJOURS ÉGALES, OU SANS PROPORTIONS RESPECTIVES ;

AU NOMBRE.		CLASSES.
d'une	1.	*Monandrie.*
de deux	2.	*Diandrie.*
de trois	3.	*Triandrie.*
de quatre	4.	*Tétrandrie.*
de cinq	5.	*Pentandrie.*
de six	6.	*Hexandrie.*
de sept	7.	*Heptandrie.*
de huit	8.	*Octandrie.*
de neuf	9.	*Ennéandrie.*
de dix	10.	*Décandrie.*
de douze	11.	*Dodécandrie.*
plusieurs souvent 20, adhérentes au calice	12.	*Icosandrie.*
plusieurs, jusq. 100, n'adhér. pas au calice.	13.	*Polyandrie.*

      - INÉGALES, DEUX TOUJOURS PLUS COURTES,

de 4.	Tantôt deux filets plus longs	14.	*Dydinamie.*
de 6.	Tantôt quatre plus longs	15.	*Tétradinam.*

    - UNIES PAR QUELQUES-UNES DE LEURS PARTIES ;

Par les filets unis en un corps,	16.	*Monadelphie*
unis en deux corps,	17.	*Diadelphie.*
unis en plusieurs,	18.	*Polyadelphie*
Par les anthères, en forme de cylindre,	19.	*Syngénésie.*
Étamines unies et attachées au pistile	20.	*Gynandrie.*

  - LES ÉTAMINES ET LES PISTILES DANS DES FLEURS DIFFÉRENTES,

Sur un même pied,	21.	*Monœcie.*
Sur des pieds différens,	22.	*Diœcie.*
Sur différens pieds, ou sur le même, avec des fleurs hermaphrodites,	23.	*Polygamie.*

- À PEINE VISIBLES, ET QU'ON NE PEUT DÉCRIRE DISTINCTEMENT, 24. *Cryptogamie.*

ORDRES.

Les ordres sont, dans le système sexuel, la première subdivision des classes, comme les sections dans la méthode de Tournefort.

Principes sur lesquels sont fondés les ordres.

1°. Le système sexuel, portant, en général, sur la considération des parties de la génération des plantes, les ordres sont établis sur les parties femelles qui sont les pistiles, comme les classes sur les parties mâles qui sont les étamines.

Cette règle reçoit cependant quelques exceptions, comme on va le voir.

2°. Ainsi que les étamines, les pistiles varient en nombre, dans les fleurs qui en sont pourvues; c'est à-dire, dans les fleurs hermaphrodites et dans les femelles.

3°. Le nombre des pistiles se prend à la base du style, et non à son extrémité supérieure, nommée stigmate, qui se trouve quelquefois divisée, sans qu'on puisse compter plusieurs pistiles. Lorsqu'ils sont dénués de style, comme dans les gentianes, leur nombre se compte par celui des stigmates, qui, en ce cas, sont adhérens au germe. Voyez au surplus ce qui a été dit sur le pistile et sur le fruit.

C'est sur ces principes que sont fondées les distinctions des ordres. L'auteur emprunte leur nom du grec, comme ceux des classes: et ce nom est toujours l'expression du caractère de l'ordre auquel il est donné.

Il est inutile d'observer que le même caractère peut être employé à déterminer les ordres de plusieurs classes; le système seroit parfait en ce point, si l'on pouvoit y employer un caractère unique.

Le caractère le plus général des ordres se tire du nombre des pistiles; ainsi le premier ordre d'une classe comprend les fleurs qui n'ont qu'un pistile;

Il se nomme.	*Monogynie.* une femelle.
Le second ordre, comprend les fleurs qui ont deux pistiles, ...	*Digynie.* II.
Le troisième, les fleurs qui ont trois pistiles, ...	*Trigynie.* III.
Le quatrième, les fleurs qui ont quatre pistiles, ...	*Tétragynie.* IV.
Le cinquième, les fleurs qui ont cinq pistiles, ...	*Pentagynie.* V.
Le sixième, les fleurs qui ont six pistiles, ...	*Hexagynie.* VI.
Enfin, l'ordre des fleurs qui ont un nombre indéterminé de pistiles, se nomme.	*Polygynie.* plusieurs.

C'est ainsi que sont subdivisées les treize

premières classes. Une plante dont la fleur n'a qu'une étamine et un pistile, est de la monandrie-monogynie ; si elle a deux pistiles, de la monandrie-digynie ; trois, trigynie, etc.

On dit de même pentandrie-monogynie, pour exprimer la classe et l'ordre des fleurs hermaphrodites qui ont cinq étamines et un pistile ; pentandrie-digynie, trigynie, tétragynie, lorsqu'elles ont deux, trois, quatre pistiles, etc.

Mais la quatorzième classe, la didynamie, se subdivise en deux ordres, dont la distinction est tirée de la disposition des graines :

1o. Quatre graines nues, à découvert, au fond du calice, (les *Labiées*) :
Cet ordre est nommé. . . . . *Gymnospermie*. nue-semencé.

2o. Graines renfermées dans un péricarpe. . . . . *Angiospermie*. (les *Personnées*). vase-semence.

La quinzième clase (tétradynamie) se divise en deux ordres ; leur caractère est tiré de la figure du péricarpe, qui, dans les plantes de cette classe, se nomme silique.

1o. Le péricarpe presque arrondi, garni d'un style à-peu-près de sa longueur, constitue le premier ordre, . *Les siliculeuses*, (le *Cresson*). *à petites siliques*.

2o. Le péricarpe très-alongé, avec un style court, constitue le second ordre . . . . *Les siliqueuses*, (la *Dentaire*). *à siliques*.

Les classes suivantes, depuis la seizième jusqu'à la vingt-troisième inclusivement, à l'exception de la dix-neuvième (la syngénésie), tirent la distinction de leurs ordres, des caractères classiques de toutes les classes qui les précèdent.

Par exemple : la monadelphie, seizième classe, qui comprend les fleurs dont les étamines sont réunies, par leurs filets, en un seul corps, se subdivise en trois ordres, qui prennent le nom de pentandrie, décandrie, polyandrie. Les fleurs de la monadelphie-pentandrie, sont celles qui ont cinq étamines réunies par leurs filets en un seul corps; les fleurs de la monadelphie-décandrie, sont celles qui ont dix étamines ainsi réunies; celles de la monadelphie-polyandrie, en ont plusieurs.

De même, la vingt-unième classe (la monœcie) est divisée en monœcie-monandrie, diandrie, monadelphie, syngénésie, gynandrie; parce que la donœcie, dont le caractère est d'avoir les fleurs mâles, séparées des femelles, sur un même pied, comprend des fleurs qui ont quelquefois une étamine, quelquefois deux, etc., ce qui les range dans la monœcie-monandrie ou diandrie, etc. : ou leurs étamines sont réunies, par leurs filets, en un seul corps, ce qui constitue la monœcie-monadelphie; ou bien en forme de cylindre par leurs anthères, ce qui fait la monœcie-syngénésie; ou bien, encore les étamines s'insèrent dans l'endroit qu'occuperoit le pistile, si la fleur étoit hermaphrodite, ce qui établit la gynandrie, et forme la monœcie-gynandrie : il en est de même dans la diœcie.

Suivant les mêmes principes, la polygamie, vingt-troisième classe, se distingue en polygamie-monœcie, et polygamie-diœcie.

Les ordres de la syngénésie, dix-neuvième classe, sont plus composés, et leurs caractères plus difficiles à saisir. Cette classe rassemble les fleurs formées de l'agrégation de plusieurs petites fleurs; caractère général, nommé polygamie (*polygamia*) de πολυς, plusieurs et de γαμος noces. Elle se subdivise de cinq manières, ainsi qu'il suit :

1°. En polygamie égale (*æqualis*). Cet ordre comprend les fleurons qui sont hermaphrodites, tant dans le disque que dans la circonférence de la fleur (la laitue).

2°. En polygamie superflue (*superflua*). Cet ordre comprend les fleurs dont les fleurons du disque sont hermaphrodites, et ceux de la circonférence femelles (les radiées et plusieurs flosculeuses).

3°. En polygamie fausse (*frustranea*) : fleurons hermaphrodites dans le disque, et neutres ou stériles dans la circonférence (la centaurée),

4°. En polygamie nécessaire (*necessaria*) : les fleurons du disque mâles, ceux de la circonférence femelles (le souci).

5°. En monogamie (*monogamia*) : fleurs qui, sans être composées de fleurons, ont leurs étamines réunies en cylindre, par leurs anthères (la violette).

Enfin, la vingt-quatrième classe, ou cryptogamie, ne pouvant fournir des divisions tirées des parties de la fructification, qui y sont trop peu apparentes, a été partagée en quatre ordres ou familles, faciles à discerner :

1°. Les fougères ;
2°. Les mousses ;
3°. Les algues ;
4°. Les champignons.

GENRES.

Les ordres, après avoir divisé les classes, sont eux-mêmes subdivisés en genres, que nous avons comparés à des familles composées de tous les individus du même nom, et qui doivent être distingués par des caractères plus multipliés, plus rapprochés, et aussi essentiels que ceux des classes et des ordres.

Tournefort, en établissant ce principe, s'en est lui-même écarté, dans la détermination des genres du second ordre.

Le chevalier Linné n'admet que ceux du premier, et se restreint à la considération des parties de la fructification ; mais il les observe chacune en particulier, dans tous leurs rapports, et dans l'ordre suivant :

1°. Le

1o. Le calice.	Et toutes leurs espèces différentes.
2o. La corolle et sur-tout le nectar.	
3o. Les étamines.	
4o. Les pistiles.	
5o. Le péricarpe.	
6o. Les semences.	
7o. Le réceptacle.	

Il considère ces sept parties, relativement à quatre attributs : le nombre, la figure, la situation et la proportion.

De sorte que toutes les espèces de calices, de corolles, de nectars, d'étamines, de pistiles, de péricarpes, de semences et de réceptacles, observées suivant leur nombre, suivant la figure particulière qu'ils affectent, la situation dans laquelle ils sont, et la proportion qu'ils gardent entre eux, fournissent à l'observateur autant de caractères sensibles et essentiels.

L'auteur appelle ces caractères les lettres ou bien l'alphabet de la botanique. En étudiant ces lettres, en les comparant, en les épelant, pour ainsi dire, on parvient à lire et à reconnoître les caractères génériques que le créateur a empreints originairement dans les plantes; « car, les genres, suivant « Linné, sont uniquement l'ouvrage de la « nature; quoique les classes et les ordres « soient, tout ensemble, l'ouvrage de la na- « ture et celui de l'art ».

Sur ces principes, l'auteur, dans son ouvrage, intitulé : *Genera plantarum*, détermine tous les caractères génériques des plantes qui lui étoient connues ; bornons-nous à un seul exemple, pris au hazard.

Genre du Narcisse.

Classe hexandrie, ordre monogynie.

Calice. Spathe oblong, obtus, comprimé, qui éclate du côté applati, et qui se dessèche.

Corolle. Nectar d'une seule pièce, en entonnoir cylindrique, dont l'ouverture est évasée, six pétales ovales, terminées en pointe, planes, insérées extérieurement dans la base du tube du nectar.

Etamines. Six filets, en forme d'alêne, attachés au tube du nectar, plus courts que lui; les sommets oblongs.

Pistile. Germe arrondi, à trois côtés obtus, placés sous le réceptacle; style en forme de fil, plus long que les étamines, le stigmate divisé en trois, concave, obtus.

Péricarpe. Capsule obronde, à trois côtés obtus, triloculaire, à trois valvules.

Semences. Plusieurs, globuleuses, avec un appendice; leur *réceptacle* en forme de colonne.

On voit par cette manière de décrire les fleurs combien les lettres de la botanique, c'est-à-dire, les caractères génériques, se multiplient, et fournissent d'objets à comparer.

Quelques caractères sont communs à plusieurs genres, indépendamment des signes qui constituent l'ordre et la classe; ainsi le leucoium, Linn. Le galantus, L., le pancratium, L., ont pour calice, un spathe semblable à celui du narcisse; mais en rapprochant les autres caractères, on reconnoît aisément ceux qui sont distincts. Tels sont, dans le leucoium, la corolle campaniforme; dans le galantus, le nectar à trois pétales; dans le pancratium, le nectar divisé en douze parties.

Linné, dans son *Systema naturæ* (1759), n'énonce que les caractères distinctifs, pour éviter l'inutile comparaison des autres, qu'il suppose admis, et connus précédemment.

Il a décrit, suivant cette méthode, plus de onze cent soixante-quatorze genres, c'est-à-dire, environ cinq cents plus que Tournefort, qui n'en a guère établi que six cents. On doit observer néanmoins, que le premier réunit souvent plusieurs genres divisés par le second : tels sont la germandrée, le teucrium, le polium et l'ivette, que le botaniste français avoit distingués, comme on l'a vu, en autant de genres du second ordre, par des caractères indépendans de la fructification; mais le botaniste suédois, n'employant ces caractères que pour la distinction des espèces, et trouvant ici des rapports essentiels dans les autres parties de la fructification, rassemble toutes ces plantes, qui deviennent les espèces d'un même genre.

Cette réforme l'a conduit à changer plusieurs noms génériques, comme on le verra dans les démonstrations ; on lui a reproché, ainsi qu'à quelques auteurs modernes, d'avoir multiplié ces changemens, et surchargé par-là la nomenclature d'une science, dans laquelle les mots devroient être, s'il étoit possible, la définition des choses. Ce n'est pas ici le lieu de discuter les raisons de l'auteur ; on peut consulter sa savante justification, dans sa *Philosophia botanica*, page 158 et suivantes.

USAGE DU SYSTÊME SEXUEL.

Le systême sexuel conduit à la connoissance des plantes, par une marche semblable à celle que nous avons indiquée d'après la méthode de Tournefort, mais par des routes différentes.

Je suppose que je veuille connoître le lin qui se présente à moi pour la première fois: instruit de tous les principes qui précèdent, je cueille plusieurs pieds de la plante, ayant garde qu'ils soient fournis de fleurs et de fruits. L'apparence de ces parties de la fructification, sur lequelles le systême est fondé, m'annonce d'abord que la plante n'appartient pas à la vingt-quatrième classe.

Je distingue dans toutes les fleurs que j'examine, des étamines et des pistiles ; elles sont donc hermaphrodites, et par conséquent ne doivent être comprises ni dans la vingt-unième, ni dans la vingt-deuxième, ni dans la vingt-troisième classe.

J'examine les étamines en particulier : j'observe qu'elles ne sont point attachées au pistile, et qu'elles occupent la place du réceptacle qui leur est destinée ; les fleurs ne sont donc pas de la vingtième classe.

Je vois que ces étamines ne sont réunies dans aucune de leurs parties, ni par les filets, ni par les anthères ; je conclus que la plante n'est pas de la dix-neuvième classe, ni des dix-huitième, dix-septième et seizième classes.

Je compare leurs grandeurs respectives : je n'y découvre aucune proportion déterminée ; elles sont à peu près égales entre elles : la plante ne doit donc entrer ni dans la quinzième, ni dans la quatorzième classe.

Ainsi je dois me décider par le nombre des étamines, caractère des treize premières divisions : j'en compte cinq ; la plante est par conséquent de la cinquième classe de la pentandrie ; donc, au lieu de chercher à la reconnoître sur onze cents genres, le nombre en est réduit à moins de deux cents.

Il s'agit de déterminer l'ordre. Je porte

mes regards sur le pistile, parce que je sais que dans la pentandrie, le nombre des pistiles fixe les ordres ; j'observe le style jusqu'à sa base, pour m'assurer du nombre des pistiles ; j'en trouve cinq ; ainsi ma plante est de la pentandrie-pentagynie. Me voilà réduit à la comparaison de dix genres, pour découvrir celui que je cherche à connoître.

Je parcours le caractère de ces dix genres décrits par l'auteur, *Genera plantarum* : je les compare à ceux de ma plante. Bientôt le périanthe à cinq découpures, la corolle à cinq pétales, la capsule pentagone, divisée en cinq valvules, qui forment dix cavités, dix semences solitaires ; tous ces signes, constans dans les individus que j'observe, m'apprennent avec certitude que ma plante est du genre du lin ; mais quelle est son espèce ?

L'espèce, comme on l'a annoncé, subdivise le genre par la considération des parties qui distinguent les plantes constamment, sans être aussi essentielles que celles qui établissent les genres, les ordres et les classes.

Il nous reste à faire connoître ces parties, pour déterminer les principes sur lesquels Tournefort et Linné ont fondé la distinction des espèces ; nous désignerons sur-tout les objets et les termes qui sont entrés dans les démonstrations. Dans cette vue, nous adopterons ici, comme dans la description des parties de la fructification, les notions données par Linné, qui lui-même a fait usage d'un grand nombre de celles qui lui furent transmises par le botaniste français.

DES PARTIES DES PLANTES.

Il y a trois parties principales à considérer dans les plantes, savoir :

La racine, la tige et la fleur.

Les racines se divisent en collets, corps de racines et radicules.

Le collet est la ligne de démarcation qui sépare la tige de la racine.

Le corps de la racine est la partie d'où sortent les radicules.

Les radicules sont de petits filamens ; ce sont autant de petits vaisseaux qui fournissent à la plante le suc nutritif.

Les racines, considérées par rapport à leur durée, sont annuelles, bisannuelles ou variées ;

Par rapport à leur position, elles sont perpendiculaires, obliques ou horizontales ;

Par rapport à leurs formes, elles sont :

Capilaires (*capilares*), comme le fraisier ;

Fusiformes (*fusiformis*), comme la rave ;

Tubéreuses (*tuberosus*), comme la pomme de terre ;

Grumeleuses (*grumosus*), comme la saxefrage-grenue ;

Palmées (*palmatus*), comme l'orchis maculata ;

Contournées (*contortus*), comme la bistorte ;

Articulées (*articulatus*), comme le sceau-de-Salomon ;

Ecailleuses (*squamosus*), comme le lys ;

En tunique (*tunicatus*), comme l'oignon.

LA TIGE (*caulis*).

La tige est une partie de la plante qui soutient les feuilles et les parties de la fructification.

Considérée par rapport à la position, elle est perpendiculaire, inclinée, courbée vers la terre (*procumbens*), rampante, etc.

Par rapport à la structure, on l'appelle hampe (*scapus*), lorsque la tige n'a pas de feuilles, comme l'oignon, la tulippe, l'hyacinthe.

On l'appelle chaume (*culmus*), lorsqu'elle est creuse ; exemple, les tiges de tous les gramens.

On la nomme frons, lorsqu'elle est formée par les feuilles ; comme, par exemple, les tiges de tous les palmiers, des fougères, en arbre, etc.

Considérée par rapport à la forme, elle est généralement cylindrique ; mais elle peut avoir deux angles (*caulis anceps*) ; exemple, toutes les tiges applaties, telles que l'ail (*allium*) : il y en a de triangulaires, de quadrangulaires, et d'autres ont cinq, six, sept, et jusqu'à huit angles. Les tiges qui ont des sillons superficiels, s'appellent striées; et lorsque ces sillons sont profonds, on les appelle sillonnées (*sulcatæ*).

Les tiges qui présentent des courbures en sens contraire, se nomment *caulis flexuosis*, comme le solidago flexuosa, espèce de verge d'or.

Lorsque le long de la tige il se trouve de petites feuilles, on l'appelle ailée (*alata*); exemple, la consoude. Si elle est garnie de poils courts et doux au toucher, elle se nomme tige véloutée; et tige velue, lorsqu'elle est garnie de poils longs; ce que l'on exprime en latin par les mots de *caulis tomentosus*, *villosus*, *pilosus*, etc.

Considérée par rapport à la division, on l'appelle hampe, lorsque la tige est nue; simple, lorsqu'elle n'a qu'un seul rameau, et composée, lorsqu'elle en a plusieurs.

On l'appelle fourchue (*furcatus*), lorsqu'elle se divise en deux rameaux; et si chaque rameau se divise encore en deux, elle est dichotome (*dichotomus*); exemple, la mache.

Le rameau qui soutient les fleurs s'appelle péduncule; le petit rameau qui soutient chaque fleur s'appelle pédicule.

Lorsque les soutiens des fleurs, partant d'un centre commun, se divergent et s'élèvent à peu près à la même hauteur, on les appelle ombelles ou parasols; exemple, le panais, etc.

Quand, partant éloignés les uns des autres, ils sont nombreux, l'assemblage se nomme panicule (*panicula*); lorsqu'ils ne partent pas d'un même centre, et qu'ils s'élèvent de la manière précédente, on les appelle corymbe (*corymbosa*); lorsque les pédicules sont implantés sur une espèce de tête, on les appelle fleurs en tête (*capitata*): exemple, l'oignon; s'ils sont disposés de sorte que, par leur rapprochement, ils forment un ovale, on nomme cette disposition thyrsoïde, (*thyrsa*); exemple, le lilac.

Si les péduncules qui soutiennent les fleurs sont très-serrés autour de leur tige commune, on les nomme en épis (*spicata*); exemple, les gramens, la filipendule : on les appelle grappés, quand les fleurs ne sont pas fort rapprochées, quoiqu'adhérentes à la même tige; exemple, le mérisier à grappes.

Quand les petits péduncules sont disposés circulairement, on les appelle fleurs verticiles (*verticillati*); exemple, les sauges et autres labiées.

Souvent les tiges sont armées d'épines, dont les unes adhèrent à la tige en corps ligneux, d'autres à l'écorce : celles qui tiennent à la tige sont celles que l'on nomme proprement épines; par exemple, l'aubepin (*spina alba*); les autres, c'est-à-dire, celles qui n'adhèrent qu'à l'écorce, sont appellées aiguillons (*aculens*).

DE LA STRUCTURE DES TIGES.

On appelle tiges fistuleuses, celles qui sont creuses à l'intérieur.

La tige des arbres est composée, 1°. de l'épiderme, enveloppe fine, semblable à celle qui recouvre le corps humain; 2°. de l'écorce; 3°. d'une substance réticulaire qui est le livre. Ces trois parties composent ce qu'on entend vulgairement par l'écorce : au-dessous du livre, on trouve une quatrième substance, dont les couches extérieures, plus lâches, sont appellées aubier; et les intérieures, d'un tissu plus serré, se nomment le corps ligneux. Enfin, on voit au centre une dernière substance spongieuse élastique qui s'étend par des rayons divergens du centre à la circonférence, qui est ce qu'on appelle la moëlle. On trouve aussi dans la tige des vaisseaux seveux, des vaisseaux proprement dits, qui contiennent des sucs particuliers. Ces derniers occupent l'écorce dans le corps ligneux : l'on y trouve aussi des trachées qui sont tournées en spirale, faites pour recevoir l'air, comme les poumons; exemple, les groseillers.

Dans les tiges creuses la moëlle est placée sur les parrois de l'intérieur.

De la manière dont les arbres prennent leur accroissement, le livre se sépare de l'écorce, les étamines se transforment bientôt en aubier, et l'aubier lui-même se change la seconde année en corps ligneux; et une fois que le corps ligneux et farineux est formé, il n'y a plus d'accroissement en grosseur, comme Duhamel l'a prouvé, par le cercle dont il a entouré le corps ligneux d'un arbre, qui, dix ans après, n'avoit pas augmenté. L'accroissement en longueur, se fait par jet, ce qui est prouvé par des clous qui, enfouis dans le corps ligneux, après un laps de tems considérable, n'avoit pas encore souffert un plus grand écartement.

DES FEUILLES.

On peut considérer les feuilles comme autant de racines aériennes, qui sans cesse enlèvent et rendent à ce fluide. Hales a prouvé que le soleil (plante connue) transpire dix-sept fois plus que l'homme; et Bonet a trouvé que les feuilles pompent une grande abondance d'humidité dans l'air. Une feuille exposée sur un vase rempli d'eau, par sa surface inférieure, communique ce fluide à toutes celles qui tiennent à elle ; et il n'est pas étonnant que les feuilles conservent plus long-tems leur fraicheur en recevant l'humidité par leur surface inférieure, laquelle, étant ordinairement recouverte d'une couche de duvet plus ou moins sensible, se laisse plus aisément pénétrer par le fluide aqueux que la surface supérieure, qui est recouverte d'un enduit résineux.

On peut considérer les feuilles sous quatre rapports différens, savoir :

1°. Sous leur position ; 2°. leur forme ; 3°. leur division ; et 4°. leur substance.

La position des feuilles se réduit à deux choses : elle est toujours alterne ou opposée. Quand les feuilles partent de deux points opposés, on les nomme feuilles opposées (*folia opposita*) ; pour lors il y a toujours un petit nœud ou bourlet : exemple, toutes les feuilles des labiées, sauges, raves, marroniers d'Inde. Ordinairement, quand les feuilles sont opposées les rameaux le sont aussi, mais en sens contraire, c'est-à-dire, qu'ils forment la croix : exemple, les labiées, le sureau, le marronier d'Inde.

On appelle feuilles alternes celles qui ne naissent pas de deux points directement opposés à la même hauteur, mais opposés en spiriale, de manière qu'elles laissent un cours plus libre à l'air en lui présentant une plus grande surface.

On en trouve d'alternes et à-peu-près d'égale distance, mais nombreuses : on les nomme feuilles éparses (*folia sparsa*). Quand les feuilles opposées sont plus que deux, on les appelle verticillées : elles sont trois à trois, quatre à quatre, cinq à cinq, etc.

On appelle feuilles en faisceau (*folia fascicula*) celles qui partent d'une autre commune ; exemple, le mélèze. Les feuilles qui ne sont point portées sur un prolongement appellé pétiole, se nomment sessiles, comme qui diroit assises sur la tige.

Il y en a qui embrassent la tige pour leur base, on les nomme feuilles amplexicaules (*folia amplexicaula*) ; exemple, le pavot ; d'autres, enfilées par la tige, sont appellées perfeuillées (*folium perfoliatum*) : exemple, le bupleurum perfoliatum.

Quand les feuilles se reçoivent les unes les autres et s'engrainent, telles que celles de l'iris, du glayeul, des gramens, etc. on les nomme feuilles en gaîne (*folium vaginans*).

DE LA FORME DES FEUILLES.

Les feuilles varient infiniment par leurs formes ; celle qui a la forme d'un œuf, échancrée à la base, et dont le plus grand diamètre est vers la base, se nomme feuille en cœur (*folium cordatum*) : exemple, la feuille du tilleul, du lilac, etc. Si elle n'a pas d'échancrure à la base, on la nomme feuille ovoïde (*folium ovatum*) ; et celle dont le plus grand diamètre se trouve au centre, porte le nom d'elliptique (*folium ellipticum*). Si la feuille est ronde elle prend le nom d'orbiculaire (*folium orbiculatum*). Si, étant ronde, elle a une échancrure à la base, elle prend la forme d'un rein, et se nomme feuille réniforme (*reniforma*); exemple, l'arbre de Judée.

Lorsque la pétiole s'insère sur la surface de la feuille, soit au centre ou dans une partie, entre ce dernier point et la circonférence, on l'appelle en bouclier (*folium peltatum*); exemple, la capucine.

On nomme feuille en lance (*folium lanceolatum*), celle dont le diamètre longitudinal est trente-quatre fois plus grand que le transversal; exemple, la verge d'or, le laurier-de-saint-Antoine, etc.

On nomme feuille hastée (*folium hastatum*), celle qui a des appendices, et à sa base une pointe, avec des sinuosités sur les bords: exemple, l'arum; et on appelle feuille sagitée (*folium sagittatum*), celle qui a trois angles sans sinuosités.

Il y a des feuilles cylindriques, triangulaires, quadrangulaires, etc.; on appelle *folium tubulatum*, celle qui est étroite et qui se termine en pointe en forme d'alêne.

Si elle est étroite d'une ligne à peu près égale dans toute sa longueur, elle a reçu le nom de linéaire (*folium linearium*).

Lorsqu'elle est étroite et qu'elle ne tombe pas en hiver, on la nomme acérée (*folium acerratum*): exemple, le sapin.

DIVISION DES FEUILLES.

On appelle feuille simple, lorsqu'il n'y a qu'une seule foliole sur le même pétiole; et composée, lorsqu'il y a plusieurs folioles; elles ont reçu le nom de dentées en scie (*folium serratum*), lorsque les extrémités des dents regardent une des extrémités de la feuille; on les appelle simplement dentées (*dentatum*), lorsque les bords ont des pointes horizontales distinctes, égales; si la dent est arrondie à son son sommet, on l'appelle crénelée (*crenatum*).

Lorsque les divisions sont plus ou moins profondes, et que les lobes sont arrondies sur les côtés, on les nomme feuilles lobées, exemple, la vigne, la rose trémière.

On nomme feuilles palmées celles dont les divisions sont sensiblement égales et non arrondies sur les lobes : exemple, le palmier et le latanier. On nomme ninières celles dont les lobes sont découpées inégalement et profondement.

On appelle feuilles composées celles qui, sur un même pétiole ont plusieurs folioles, ou plusieurs épanouissemens. Celles qui passent aux sommets, s'appellent digitées : exemple, le maronnier, etc. Et quand il n'y en a que deux, on les a nommé conjugées (*folia conjugata*). Celles qui sortent le long du pétiole, comme les barbes d'une plume, sont appellées feuilles plumées (*folia pennata*) : exemple, le bagnaudier. Elles se terminent les unes avec feuilles paires, les autres avec impaires. Les stipules sont des petites folioles qui accompagnent les feuilles et qui se placent à la base d'un pétiole.

Les feuilles ont diverses consistances, les unes sont dures, coriasses, cartilagineuses, comme le houx : d'autres sont charnues, comme les joubarbes, qui sont remplies de suc ; il y en a de membraneuses.

DES PARTIES DE LA FRUCTIFICATION.

LES parties de la fructification sont le calice (*calix*), la corolle (*corolla*), les étamines (*stamina*) et le pistile (*pistillum*).

DU CALICE.

Le calice, qui est un prolongement de l'écorce, est cette partie verte qui couvre extérieurement les parties de la fructification : quelques fleurs n'en ont pas ; mais il manque moins souvent que la corolle.

Le calice, fait d'une seule pièce, s'appelle monophille : celui qui est fait de plusieurs, se nomme polyphille. Le monophille, de même que le polyphille, est quelquefois découpé en deux, trois, quatre parties ou davantage.

Le calice qui vient à tomber aussitôt que la fleur vient à s'épanouir, s'appelle caduc (*caducus*) : exemple, celui du pavot. Celui qui, au contraire, dure toujours et qui sert après d'enveloppe à la graine, s'appelle persistant (*persistens*).

Les calices varient relativement à leur forme : on appelle spathe (*spatha*) le calice qui se déchire longitudinalement : exemple, celui du caille-lait, des iris.

Dans les mousses on appelle coiffe (*calyptra*), le calice membraneux, ou cette espèce de capuchon qui recouvre les fleurs ; et celui des champignons, se nomme bourse (*volva*).

On nomme glume (*gluma*) le calice membraneux des gramens. Le calice, ou l'ombelle universelle, se nomme enveloppe (*involucrum*) ; et le calice, ou l'ombelle partielle, se nomme *involucelle*.

DE LA COROLLE.

La corolle, qui est un prolongement du liber, est cette partie de la fleur qui est colorée et qui recouvre les étamines et les pistiles. On distingue dans la corolle le limbe, qui est la partie supérieure, et l'onglet, qui est la partie inférieure, par où elle adhère au réceptacle.

On nomme pétale, les pièces qui forment la corolle : ainsi, lorsque la corolle est d'une seule pièce ; elle se nomme monopétale : exemple, la campanule ; et lorsqu'elle est de plusieurs pièces bien distinctes, elle se nomme polypétale : exemple, le pavot.

Les monopétales ont différentes dénominations, suivant leurs diverses formes.

Celles qui ressemblent à une cloche, s'appellent campaniformes : exemple, la belladone.

Celles dont l'entrée est évasée et qui sont terminées par un tube, se nomment pétales en entonnoir ou infundibuliformes : exemple, le jasmin.

Si l'entrée est applatie au lieu d'être évasée; mais avec un tube, comme les précédentes, elles se nomment hypocratériformes : exemple, la salome aquatique.

Lorsque le limbe est applati, et qu'il n'y a point de tube, on les appelle pétales en roue : exemple, la bourrache.

Lorsque les divisions sont inégales on les appelle corolles monopétales-irrégulières; si la corolle est irrégulière, de manière qu'elle représente deux lèvres ouvertes, on les appelle labiées (*labiata*) : exemple, la sauge. Si les deux lèvres, au lieu d'être ouvertes, sont rapprochées, on les appelle personnées (*personnata*) : exemple, le mufle-de-veau.

On appelle fleurs composées l'assemblage de plusieurs fleurs dans un même calice.

Il y a trois sortes de fleurs composées, savoir, les radiées, les flosculeuses et les demi-flosculeuses.

Les radiées sont celles qui ont des demi-fleurons à leur circonférence et des fleurons dans leur centre : exemple, la paquerette. (On appelle demi-fleurons de petites fleurs monopétales irrégulières, qui ont intérieurement une avance taillée en lanière et échancrée supérieurement, terminée par un tube court et qui renferme des pistiles et des étamines : les fleurons sont ces mêmes petites fleurs, mais régulières.

Les flosculeuses ne sont composées que de fleurons : exemple, l'artichaut.

Les demi-flosculeuses ne sont composées que de demi-fleurons : exemple, la laitue.

De la corolle polypétale.

On appelle corolle polypétale celle dont les pétales se séparent d'eux-mêmes.

Il y a des corolles polypétales régulières et irrégulières : il y en a de labiées et de personnées, etc.

On appelle fleurs en rose, fleurs rosacées, toutes les polypétales régulières, et sur-tout celles qui sont disposées circulairement : exemple, la rose, la renoncule, le geranium, etc.

Il y a différentes espèces de rosacées : exemple, les ombelliferes, qui sont véritablement des rosacées, puisqu'elles ont cinq petites pétales disposées circulairement. Tournefort les appelle rosacées-ombelliferes ; mais elles sont généralement connues sous le nom d'ombelliferes.

Les rosacées caryophilles ne diffèrent des ordinaires qu'en ce qu'elles ont le calice plus allongé : exemple, le compagnon blanc, l'œillet, etc.

On appelle rosacées cruciformes celles dont les pétales sont disposées en rose et dont le fruit devient une silique ; mais comme les pétales forment une croix, elles se nomment simplement cruciformes : exemple, la moutarde, le chou, etc.

On appelle corolles polypétales irrégulières, celles dont les pétales sont de diverses formes et de diverses grandeurs : exemple, le pied-d'alouette, la pensée, la violette, la capucine.

On appelle polypétales irrégulières papilionacées, celles dont les fleurs imitent un peu le papillon : exemple, le genêt, les fèves, les pois.

Il y a plusieurs choses à observer dans la corolle papilionacée. La fleur papilionacée est composée d'un pétale supérieur, appellé étendart (*vexillum*), de deux latéraux, appellés ses aîles, et d'un inférieur, appellé la carenne ou nacelle : cette dernière partie est tantôt composée de deux pétales, souvent elle n'en a qu'un, qui est quelquefois étendu jusqu'à sa base.

DE LA POSITION DE LA COROLLE.

Dans un grand nombre de plantes, la corolle tient au calice : exemple, la rose ; dans d'autres, elle est située sous le pistile (organe femelle) : exemple, le mufle-de-veau, le pavot, etc. ; et dans beaucoup d'autres, elle est sur le pistile : exemple, le glayeul, l'iris.

Il y a des corolles qui, pendant la fécondation, penchent vers la tige : exemple, la campanule.

Il y a des corolles qui s'ouvrent à des heures différentes : exemple, le pissenlit, qui s'ouvre vers les neuf heures du matin, et la belle de nuit, le soir ; de sorte qu'on pourroit en faire une horloge.

Il y en a qui annoncent la pluie lorsqu'elles s'ouvrent : exemple, la *calendula pluvia*.

L'usage de la corolle paroît être d'empêcher que la pluie ou le vent n'emportent la poussière fécondante.

Quelquefois il est difficile de distinguer la corolle du calice : exemple, la dame de onze heures.

On appelle plante apétale ou incomplette, celle qui n'a point de corolle : amentacée ou à châton celle qui ressemble à la queue d'un chat : exemple, le noisettier, dont le calice est composé d'écailles attachées à un axe commun.

DÉMONSTRATION DE BOTANIQUE.

CLASSE PREMIÈRE.

FLEURS MONOPÉTALES, CAMPANIFORMES.

Herbes ou sous arbrisseaux dont la fleur est d'une seule pétale régulière, semblable en quelque sorte à une cloche, un bassin, un godet.

SECTION PREMIÈRE.

Des herbes à fleur campaniforme, dont le pistile devient un fruit mou et assez gros.

LA MANDRAGORE.

Mandragora fructu rotundo C. B. P.
Mandragora officin. L. *5-dria, 1-gyn.*

Fleur. MONOPÉTALE, campaniforme, découpée en cinq parties.

Fruit. Mou, rond, succulent, renfermant plusieurs semences, blanches, arrondies, applaties, de la forme d'un rein.

Feuilles. Grandes, ovales; radicales.

Racine. Grosse, pivotante, divisée en deux, souvent en trois, quelquefois en quatre, presque point fibreuse.

Port. Tige nue, radicale, ne portant qu'une fleur.

Lieu. L'Italie, la Suisse, l'Espagne, la Russie. On la cultive dans nos jardins. Pl. v.

LA BELLADONE.

Belladona majoribus foliis et floribus. I. R. H.
Atropa belladona. L. 5-*dria*, 1-*gynia*.

Fleur. Monopétale, campaniforme, découpée en cinq parties souvent inégales.

Fruit. Mou, divisé, intérieurement en deux loges qui contiennent les semences, et qui sont remplies d'un suc vineux.

Feuilles. Géminées, ovales, entières, molles, velues.

Racine. Grosse, longue et branchue.

Port. Les tiges droites, cylindriques, hautes de deux ou trois pieds, un peu molles et velues, feuillées, rameuses. Les fleurs axillaires. Une fleur à chaque péduncule. La corolle d'un verd pourpré; la baie noire, lisse.

Lieu. Les montagnes des Alpes, de Bugey, des Cévennes. Lyonnoise. Pl. v.

SECTION II.

Des herbes à fleur, en cloche ou en grelot, dont le pistile devient un fruit mou et assez petit.

LE MUGUET.

Lilium convallium album I. R. H.
Convallaria majalis L. 6-*drya*, 1-*gyn.*

Fleur. Monopétale, campaniforme, en grelot, découpée en six segmens repliés.

Fruit. Sphérique, mou, rouge, rempli de pulpe, à trois semences dures.

Feuilles. Elles sont pour l'ordinaire au nombre de deux, ovales, lancéolées, radicales, et s'embrassent par leur base.

Racine. Horizontale, noueuse, traçante, ligneuse.

Port. La tige est nue ; elle s'élève à un demi-pied, porte plusieurs fleurs disposées en grappes, et rangées d'un seul côté.

Lieu. Dans les bois. Lyonnoise. Pl. v.

LE SCEAU-DE-SALOMON.

Polygonatum latifolium vulgare. C. B. P.
Convallaria polygonatum. L. 6-*dria*, 1-*gynia.*

Fleur. Monopétale, campaniforme, en tuyau évasé par le bout et découpée en six crenelures.

Fruit. Mou, noir, arrondi, contenant des semences ovales, dures, blanches.

Feuilles. Ovales, oblongues, alternes, amplexicaules.

Racine. Longue, fibreuse, articulée, située traversalement à fleur de terre.

Port. La tige est anguleuse, courbée ; elle s'élève à la hauteur d'un pied et demi tout au plus. Les fleurs blanches et à segmens verds, sont solitaires, ou deux à deux et axillaires.

Lieu. Dans les bois. Lyonnoise. Pl. v.

LE HOUX FRELON.

Buis piquant. Petit Houx.

Ruscus myrti-folius aculeatus. C. B. P.
Ruscus aculeatus. L. *dioec. syngen.*

Fleur. Monopétale, en grelot, découpée en six segmens ; le calice découpé et attaché aux feuilles en dessus.

Fruit. Rond, mou, contenant une, deux ou trois graines dures et ressemblantes à de la corne.

Feuilles. Alternes, sessiles, ovales, lancéolées, terminées par une pointe piquante.

Racine. Grosse, noueuse, traçante, blanche.

Port. Les rameaux s'élèvent à la hauteur de deux pieds ; ils sont souvent verticillés deux à deux, trois à trois, ou quatre à quatre ; les fleurs sont solitaires.

Lieu. Les haies, les bois. Lyonnoise. Pl. v.

LE LAURIER ALEXANDRIN

à feuilles étroites.

Ruscus angustifolius fructu folio innascente. I. R. H.
Ruscus hypophyllum. L. *diœc. syngen.*

Fleur. Monopétale, en grelot, très-petite, attachée aux feuilles en-dessous.

Fruit. Rond, menu, rouge, contenant deux semences semblables à celles du précédent.

Feuilles. Plus larges que celles du houx frelon, arrondies, nerveuses, pliantes, sans épines.

Racine. Longue, blanche, fibreuse, dure, noueuse.

Port. Les tiges s'élèvent à la hauteur de deux pieds, et sont flexibles, rondes, vertes, menues.

Lieu. L'Italie. Il se cultive aisément dans nos jardins. Pl. v.

SECTION III.

Des herbes à fleur monopétale, campaniforme, dont le pistile se change en un fruit sec, à une ou plusieurs capsules.

LA GRANDE GENTIANE.

Gentiana major lutea. C. B. P.
Gentiana lutea. L. *5-dria*, *2-gyn.*

Fleur. Monopétale en roue, évasée et découpée de cinq à huit segmens.

Fruit. Membraneux, ovale, à quatre faces, pointu, à une seule loge remplie de semences plates, orbiculaires et comme feuilletées.

Feuilles. De la tige sessiles, embrassant la tige par le bas, unies et luisantes. On y voit des nervures qui partent de la base et vont aboutir aux extémités, comme dans les plantains. Les radicales ont des pétioles.

Racine. Grosse, charnue, spongieuse, traçante, jaune intérieurement, à écorce d'un brun-noirâtre. Le trono principal est perpendiculaire, ridé, à anneaux.

Port. Les tiges s'élèvent à la hauteur de deux coudées ; elles sont simples, lisses, et les fleurs sont verticillées, sessiles, jaunes.

Lieu. Les hautes montagnes de l'Europe, dans le ci-devant Lyonnois à Tarare. Pl. V.

LE GRAND LISERON.

Convolvulus major albus. C. B. P.
Convolvulus sepium. L. *5-dria*, *1-gyn.*

Fleur. Monopétale, très-grande, campaniforme, évasée et blanche, à cinq plis. Le calice campaniforme à cinq feuillets.

Fruit. Presque rond, membraneux, à trois loges, enveloppé d'un calice, contenant deux ou trois semences anguleuses et pointues.

Feuilles. Simples, entières, en forme de fer, de flèche, tronquées par derrière.

Racine. Longue, menue, blanche, fibreuse.

Port. Les tiges longues, grêles, sarmenteuses, cannelées, grimpantes, s'entortillant aux plantes voisines. Les péduncules à quatre faces sont de la longueur des pétioles, et naissent à côté des pétioles. Les deux feuilles florales sont très-grandes, en forme de cœur, et plus longues que le calice qu'elles embrassent.

Lieu. Les haies, les buissons. Lyonnoise. Pl. v.

LA SOLDANELLE OU CHOUX MARIN.

Convolvulus maritimus nostras, rotondifolius. Moris.
Convolvulus soldanella. L. *5-dria, 1-gynia.*

Fleur. Monopétale, campaniforme, à bords renversés.

Fruit. Presque rond, membraneux, contenant des semences anguleuses et noires.

Feuilles. En forme de rein, lisses, luisantes, soutenues par de longs pétioles.

Racine. Menue, fibreuse.

Port. Les tiges sont grêles, pliantes, sarmenteuses, rampantes, rougeâtres.

Lieu. Les bords de la mer. Pl. v.

L'ÉPURGE.

Tithymalus latifolius cataputia dictus. C. B. P.
Euphorbia lathyrus. L. *12-dria, 3-gyn.*

Fleur. Monopétale, campaniforme, divisée en quatre ou cinq pièces égales et épaisses. Les nectaires lunulés; étamines jusqu'à trente.

Fruit. Lisse, triangulaire, divisé en trois loges. Les semences sont presque rondes, remplies d'une moëlle blanche.

Feuilles. Elliptiques, d'un verd de mer, très-entières, placées deux à deux, ou trois à trois, longues et lisses.

Racine. Garnie de quelques fibres capillaires.

Port. La tige s'élève ordinairement à la hauteur de deux ou trois pieds. Elle est ronde, solide, d'un verd rougeâtre, rameuse dans le haut. L'ombelle est divisée en quatre; elle se divise deux à deux. Les fleurs naissent au sommet des tiges.

Lieu. Les bords des chemins. Lyonnoise. Pl. b. a.

LA GRANDE ÉSULE.

Tithymalus palustris fruticosus. C. B. P.
Esula major. Dod. Pempt.
Euphorbia palustris. L. *12-dria, 3-gyn.*

Fleur. Monopétale, campaniforme, découpée en quatre parties; les nectaires entiers.

Fruit. Relevé de trois coins, tout chargé de verrues, divisé en trois cellules qui renferment chacune une semence presque ronde.

Feuilles. Alternes, lancéolées, unies, à dents de scie.

Racine. Très-grosse, blanche, ligneuse, rempante.

Port. Les tiges s'élèvent à la hauteur de deux ou trois pieds; les rameaux plus longs que l'ombelle. L'ombelle est divisée en deux, trois ou plusieurs parties.

Lieu. Les terrains marécageux, les bords des rivières. Pl. v.

LA PETITE ÉSULE.

Tithymalus cyparissias. C. P. B.
Euphorbia cyparissius. L. *12-dria*, *3-gyn.*

Fleur. Nectaires lunulés, douze étamines.
Fruit. Capsule, lisse.
Feuilles. Celles de la tige étroites, sétacées, lancéolées, semblables à celles du cyprès, dont elle a pris son nom.
Racine. Grosse, très-fibreuse.
Port. Ses tiges s'élèvent depuis un jusqu'à deux pieds; il y a des rameaux stériles. L'ombelle est très-divisée; elle se subdivise deux à deux; les bractées en cœur.
Lieu. Les terrains humides, incultes, les bords des chemins. Lyonnoise. Pl. v.

LE PETIT TITHYMALE.

Tithymalus exiguus glaber, nummulariæ folio. C. B. P.
Euphrobia chamæcyse. L. *12-dria*, *3-gyn.*

Fleur. } Comme dans la précédente. La capsule hé-
Fruit. } rissée de poils.
Feuilles. Crenelées, arrondies.
Racine. Tortueuse, fibreuse.
Port. Les tiges sont lisses, presque couchées; les fleurs solitaires et axillaires. Les dentelures des feuilles sont égales, les rameaux alternes et bifurqués.
Lieu. Les terrains sablonneux des départemens méridionaux de France. Lyonnoise. Pl. a.

L'ALLELUIA

L'ALLELUIA A FLEUR JAUNE.

Oxis luttex. J. B.
Oxalis corniculata. L. 10-*dria*, 5-*gyn*.

Fleur. Monopétale, campaniforme, composée de cinq pétales, réunis un peu au-dessus des onglets.

Fruit. Divisé en cinq loges élastiques; les semences sont sous-orbiculaires.

Feuilles. Alternes, pétiolées, ternées; les folioles entières, en forme de cœur, sessiles.

Port. La tige herbacée, diffuse, très-branchue; les fleurs jaunes ovales, pédunculées, axillaires, presqu'en ombelle, composée de deux, trois ou cinq fleurs. On y remarque des feuilles florales linéaires.

Racine. Fibreuse, horizontale, stolonifère.

Lieu. Communément l'Italie; dans les terres sablonneuses, aux bords du Rhône; spontanée dans les jardins. Pl. a.

SECTION IV.

Des herbes à fleur monopétale, campaniforme à une seule semence.

LA RHUBARBE.

Rhabarbarum folio oblongo crispo, undulato, flagellis sparsis. Gerb.
Rheum rhabarbarum. L. 9-*dria*, 3-*gyn*.

Fleur. Monopétale, campaniforme, divisée en plusieurs parties, le plus souvent en six.

Fruit. Une semence triangulaire, bordée d'un feuillet membraneux.

Feuilles. Légerement velues, radicales, couchées par terre, très-grandes, entières, taillées en forme de cœur, et presqu'en fer de flèche, plissées sur leurs bords, portées sur de longs pétioles charnus, convexes en-dessus.

Racine. Grosse, arrondie, longue au moins d'une coudée et partagée en plusieurs branches. Intérieurement jaune avec des veines rouges.

Port. La tige s'élève du milieu des feuilles; elle est anguleuse, cannelée, comprimée, haute d'environ une coudée, garnie, un peu au-dessus de son milieu, de quelques enveloppes particulières, membraneuses, placées à des distances inégales jusqu'à son extrémité; les fleurs sont en thyrse.

Lieu. La Chine, la Moscovie, et vient aisément dans nos jardins. Pl. v.

LE RAPONTIC.

Rhabarbarum forte Dioscoridis et antiquorum. T. I. R. H.

Rheum rhaponticum. L. 9-*dria*, 3-*gynia.*

Fleur. Monopétale, campaniforme, divisée en cinq ou six.

Fruit. Triangulaire, attaché fortement dans une capsule de même forme.

Feuilles. Larges, lisses, nerveuses, assez rondes, couchées par terre, portées par un pétiole sillonné en-dessous.

Racine. Ample, branchue, rameuse.

Port. Du milieu des feuilles s'élève une tige d'une coudée de haut, d'un pouce de grosseur, creuse, cannelée; à ses nœuds naissent des feuilles alternes, presque rondes par la base; se terminant en pointe. Les fleurs sont une fois plus grosses que celles de la rhubarbe; elles sont disposées en grosses grappes rameuses.

Lieu. La Scythie. On la cultive dans nos jardins. Pl. v.

SECTION V.

Des herbes à fleurs monopétales, campaniformes; dont le fruit est fait en forme de gaîne.

LE NOMBRIL DE VENUS.

Cotyledon majus. C. B. P.
Cotyledon umbilic. L. 10-*dria*, 5-*gyn*.

Fleur. Monopétale, campaniforme, tubulée, découpée à l'extrémité, à cinq segmens renversés; un nectar à la base de chaque germe en forme d'écaille concave.

Fruit. Cinq gaînes membraneuses, univalves, s'ouvrant depuis la base jusqu'à la pointe, pour laisser sortir des semences petites et menues.

Feuilles. Epaisses, charnues, grasses, rondes, tendres, creusées en bassin, pleines de suc, sans nervures par dessus, soutenues par un long pétiole qui est attaché au côté inférieur de la feuille, un peu au delà du centre ou près du bord.

Racine. Bulbeuse, charnue, blanche; garnie endessous de petits fibres.

Port. Du milieu des feuilles s'élève une tige simple, menue, haute environ d'un demi-pied, quelquefois divisée en plusieurs rameaux, qui portent des fleurs disposées en grappe.

Lieu. Sur les rochers humides, sur les vieux murs. Lyononise. Pl. v.

L'APOCIN
qui porte la ouette.

Apocynum majus Syriacum rectum, caule viridi, flore ex albido. H. R. Par.
Asclepias Syriaca. L. *5-dria, 2-gynia.*

Fleur. Monopétale, campaniforme, découpée et applatie; cinq nectars entourent les parties de la fructification.

Fruit. Gaîne oblongue, pointue, plus large dans le milieu, renflée; semences aigretées, rangées en manière de tuiles.

Feuilles. Ovales, lancéolées, cotonneuses en-dessous, opposées.

Racine. Rameuse, fibreuse.

Port. La tige s'élève à la hauteur de deux coudées; elle est simple, herbacée. Les ombelles naissent presqu'au sommet; elles sont flottantes.

Lieu. La Syrie, les pays chauds, les jardins. Pl. v.

LA SCAMMONÉE DE MONTPELLIER.

Periploca Monspeliaca foliis rotundioribus. I. R. H.
Cynanchum Monspel. L. *5-dria, 2-gyn.*

Fleur. Monopétale, campaniforme, découpée en manière d'étoile; un nectar dans le centre de la fleur, de la longueur de la corolle, droit, cylindrique, sa bouche divisée en cinq parties.

Fruit. Deux bourses membraneuses, oblongues, pointues, uniloculaires, s'ouvrant dans leur longueur, contenant des semences oblongues, aigretées, rangées en recouvrement les unes sur les autres.

Feuilles. Opposées, larges, arrondies, lisses,

blanchâtres, taillées en croissant vers le pétiole qui est très-long.

Racine. Napiforme, longue, blanche, très-fibreuse, rampante, traçante.

Port. Les tiges s'élèvent à la hauteur de deux coudées, et sont longues, sarmenteuses, grêles, rondes, rameuses, pliantes. La tige et les racines donnent un lait.

Lieu. Auprès de la mer; à Montpellier, à Narbonne. Pl. v.

LE DOMPTE-VENIN.

Asclepias flore albo. C. B. P.
Asclepias vincetoxic. L. *5-dria, 2-gynia.*

Fleur. Caractères de l'apocin; la fleur plus petite, la corolle blanche.

Fruit. Caractères de l'apocin; la gaîne très-étroite, un peu renflée dans le milieu, allongée et pointue.

Feuilles. Pétiolées, fermes, opposées deux à deux, ovales, lancéolées, barbues à leur base, velues à leurs bords et sur les côtés.

Racine. Très-fibreuse, grosse, longue, blanche.

Port. Les tiges s'élèvent, sans rameaux, à la hauteur d'une coudée; elles sont pliantes, velues, noueuses. Les fleurs axillaires, rassemblées en un bouquet, une fausse ombelle terminant la tige.

Lieu. Les bois, les haies. Lyonnoise, Lithuanienne. Pl. v.

SECTION VI.

Des herbes à fleur monopétale, campaniforme, dans laquelle les filets des étamines, réunis par le bas en forme de cylindre, forment un tuyau au travers duquel s'élève le pistile, qui devient un fruit à plusieurs capsules.

LA GRANDE MAUVE.

Malva vulgaris, flore majore, folio sinuato. J. B.
Malva silvestris. L. *monad. polyand.*

Fleur. Monopétale, campaniforme, évasée, partagée jusqu'en bas en cinq parties, en forme de cœur; le calice double; l'extérieur divisé en trois feuillets; l'intérieur campaniforme à cinq segmens.

Fruit. Plusieurs capsules orbiculaires, réunies par articulations, semblables à un bouton, enveloppé du calice intérieur de la fleur, renfermant des graines réniformes; les capsules membraneuses, placées autour du même axe sur un plan horizontal, les unes à côté des autres.

Feuilles. Arrondies, velues, découpées par leur bord en cinq ou sept lobes triangulaires, dentelées. Elles sont portées par de longs pétioles velues.

Racine. Simple, blanche, peu fibreuse, pivotante.

Port. De la racine s'élèvent plusieurs tiges droites, hautes d'une coudée et plus; elles sont cylindriques, velues, remplies de moëlle de la grosseur d'un petit doigt. Les feuilles du bas sont moins crenelées que celles du haut. Les fleurs pourpres sont axillaires, au nombre de six ou sept, plus ou moins, ayant chacune leur péduncule.

Lieu. Les haies, les chemins. Lyonnoise, Lithuanienne. Pl. v.

LA MAUVE-ROSE D'OUTRE-MER ou DE TREMIER.

Passe-rose.

Malva rosea folio subrotundo, flore candido. C. B. P.
Alcea rosea. L. *monadelp. polyand.*

Fleur. Fruit. Caractères de la précédente ; le calice extérieur divisé en six segmens ; la corolle, souvent double, varie par la couleur ; le fruit plus grand, plus aplati, formé par plusieurs capsules, à une semence.

Feuilles. Sinueuses, cordiformes, anguleuses, alternes, larges, couvertes d'un duvet fin, portées par des pétioles de médiocre grandeur.

Racine. Longue, blanche, pivotante.

Port. La tige s'élève depuis quatre jusqu'à six pieds ; elle est épaisse, solide, velue. Les feuilles du bas sont arrondies ; les autres anguleuses à cinq ou six découpures, crenelées en leurs bords. Les fleurs axillaires, tantôt seules, quelquefois deux à deux ou trois à trois.

Lieu. Exotique. On la cultive dans les jardins. Elle varie à l'infini par la beauté de ses couleurs et de leurs nuances. Pl. b. a.

LA MAUVE FRISEE.

Malva foliis crispis. C. B. P.
Malva verticillata crispa. L. *monad. polyand.*

Fleur. Caractères des précédentes, la corolle très-petite.

Fruit. Semblable à celui des précédentes.

Feuille. Anguleuses, crepues, frisées, plissées.

Racine. Peu fibreuse, pivotante.

Port. La tige droite s'élève depuis un pied jusqu'à deux. Les fleurs sont axillaires, verticillées, conglomerées.

Lieu. La Chine, la Syrie. Pl. a.

LA MAUVE EN ARBRE.

Althæa maritima arbora veneta. I. R. H.
Lavatera arborea. L. *monad. polyand.*

Fleur. Monopétale, campaniforme, semblable aux précédentes ; mais elle diffère des autres malvacées par son calice extérieur, découpé en trois pièces ; celui des mauves étant de trois feuilles distinctes.

Fruit. Comme dans les précédentes ; couvert d'une membrane obtuse.

Feuilles. A sept angles ; veloutées et plissées. La pétiole de la longueur des feuilles.

Racine. Droite, pivotante, fibreuse.

Port. La tige s'élève en arbre ; elle est branchue, ferme, solide, blanchâtre. La fleur est axillaire. Les péduncules rassemblés ne portent qu'une fleur et sont deux fois plus courtes que les pétioles.

Lieu. L'Italie. On la cultive dans nos jardins. Pl. ♄. a.

LA GUIMAUVE ORDINAIRE.

Althæa Dioscoridis et Plinii. C. B. P.
Althæa officinalis. L. *monad. polyand.*

Fleur. Monopétale, campaniforme, partagée en cinq parties jusque vers la base ; le calice extérieur découpé en neuf parties.

Fruit. A capsules hérissées, applaties, arrondies. Les semences en forme de rein.

Feuilles. Elles diffèrent des précédentes malvacées, en ce qu'elles sont moins découpées, alternes, arrondies, en forme de cœur ovale, pointues, blanchâtres, cotonneuses, ondées, portées sur des longs pétioles.

Racine. Très-grande, blanche, divisée, fibreuse, remplie d'un mucillage gluant.

Port. La tige droite, herbacée, grêle, cylindrique, velue, peu branchue. Les fleurs axillaires, presque sessiles, grandes, blanches. Les pétioles et les péduncules couverts de poils.

Lieu. Dans les endroits humides, en plusieurs départemens de France, en Hollande, en Angleterre, etc. Lyonnoise. Pl. v.

L'ALCÉE.

Alcea vulgaris major, flore ex rubro roseo. C. B. P.
Malva alcea. L. *monad. polyand.*

Fleur. Monopétale, campaniforme, découpée profondément en cinq parties. Caractères des mauves.

Fruit. Semblable à celui des autres mauves; les capsules hérissées de poils très-courts, et noires dans leur maturité.

Feuilles. Les caulinaires ont des pétioles plus courts à mesure qu'elles approchent du sommet, et sont découpées très-profondément, le plus souvent en cinq parties; elles sont rudes, velues, surtout sur leur revers.

Racine. Ligneuse, oblongue, blanchâtre.

Port. Les tiges s'élèvent à la hauteur d'une coudée, nombreuses, cylindriques, moëlleuses, velues, garnies de quelques poils longs. Les fleurs sont grandes et forment de fausses ombelles qui ornent les sommités des tiges.

Lieu. Toute l'Europe. Pl. v.

LA MAUVE DES INDES,

Fausse Guimauve.

Abutilon. Dod. Pempt.
Sida abutilon. L. *monad. polyand.*

Fleur. Monopétale jaune, campaniforme, découpée en cinq parties, distingué par son calice simple, anguleux.

Fruit. Composé de plusieurs gaînes arrangées autour d'un axe commun, de manière que chacun de ses stries reçoit une gaîne ou capsule bivalve, repliée en corne, remplie de semences brunes, ordinairement réniformes.

Feuilles. Pétiolées, arrondies, faites en cœur, crenelées, terminées par une pointe, cotonneuses.

Racine. Fusiforme, fibreuse, blanchâtre.

Port. La tige droite, lisse, unie, cylindrique, s'élève à la hauteur d'un pied. Les péduncules sont la moitié plus courts que les pétioles.

Lieu. Les Indes. Pl. v. Mais Pl. a. dans nos climats.

LA KETMIE.

Ketmia vesicaria vulgaris. I. R. H.
Hibiscus trionum. L. *monad. polyand.*

Fleur. Monopétale, campaniforme, découpée en cinq parties; son calice extérieur à plusieurs feuilles linaires.

Fruit. Le calice devient une membrane, rousse et nerveuse, semblable par sa forme à une vessie enflée, qui renferme une capsule à cinq loges, remplies de plusieurs semences.

Feuilles. Alternes, pétiolées, découpées en trois ou cinq pièces.

Racine. Presque fusiforme, rameuse.

Port. La tige s'élève à la hauteur d'un demi-pied, velue, diffuse. Les pétioles sont de la longueur des feuilles, ainsi que les péduncules. La corolle est extérieurement violette, d'un blanc jaune en dedans. Les fleurs sont axillaires.

Lieu. L'Italie, l'Afrique. Elle vient aisément dans nos jardins. Pl. a.

LE COTON.

Xilon sive gossipium herbaceum. J. B.
Gossipium herbaceum. L. *monad. polyand.*

Fleur. Monopétale, campaniforme, ouverte, divisée en cinq lobes; le calice double, l'extérieur plus grand, d'une seule pièce; à trois segmens.

Fruit. Pointu, capsule obronde, à quatre loges, à quatre battans, renfermant plusieurs semences ovales, enveloppé d'un duvet, qu'on nomme coton.

Feuilles. Alternes, découpées en cinq lobes, soutenues par de longs pétioles.

Racine. Rameuse.

Port. La tige est herbacée, cylindrique, rameuse; la fleur axillaire, enveloppée de deux calices.

Lieu. Cultivé dans l'Orient, l'Amérique; le fruit mûrit difficilement dans nos climats. Pl. a.

SECTION VII.

Des herbes à fleurs monopétales, campaniformes, dont le calice devient un fruit charnu.

LA COULEUVRÉE, BRIONE ou VIGNE BLANCHE.

Bryonia aspera, sive alba, baccis rubris. C. B. P.
Bryonia alba. L. *monœc. syng.*

Fleur. Monopétale, campaniforme, adhérente au calice, profondément découpée en cinq segmens en forme d'alêne. On trouve des fleurs mâles et des fleurs femelles sur le même pied ; la corolle est d'un blanc sale, avec des lignes vertes ou rouges.

Fruit. Les fleurs femelles reposent sur un germe qui se change en une baie lisse, ovale, grosse comme un pois, rouge, molle, pleine de suc. Les semences arrondies, sont couvertes d'un mucilage.

Feuilles. Alternes, pétiolées, anguleuses, palmées, en forme de cœur, calleuses, rudes au toucher.

Racine. Fusiforme ou branchue, farineuse, blanche, grosse comme le bras et plus, selon l'âge de la plante.

Port. Tiges longues, grêles, grimpantes, cannelées, légèrement velues, armées de vrilles spirales qui naissent à l'origine des pétioles. Les fleurs sont plusieurs ensemble, axillaires : les fleurs mâles sont plus grandes que les femelles.

Lieu. Les haies de l'Europe. Pl. v.

LE SCEAU DE NOTRE-DAME ou RACINE VIERGE.

Tamnus racemosa, flore minore, luteopallescente. I. R. H.

Tamus communis. L. *diœc. 6-and.*

Fleur Mâle ou femelle sur des pieds différens. La fleur mâle a un calice divisé en six segmens, renfermant six étamines. La fleur femelle monopétale, campaniforme, évasée et partagée en six segmens, qui reposent sur le germe ; on trouve à la base de la face interne de chaque segment, un pore oblong.

Fruit. Baies rouges, ovales, à trois loges, qui renferment deux graines rondes.

Feuilles. Alternes, molles, simples, entières, cordiformes, pétiolées, quelquefois pointues.

Racine. Grosse, fusiforme, assez simple, remplie d'un suc puant et visqueux.

Port. Tiges rameuses, grêles, longues, ligneuses, grimpantes, sans vrilles. Les feuilles sont soutenues par de longs pétioles, séparées les unes des autres. Les fleurs sont axillaires, verdâtres; les mâles solitaires, les femelles assez nombreuses sur le même péduncule.

Lieu. Le ci-devant Lyonnois, les départemens méridionaux de la France. Pl. v.

LA POMME DE MERVEILLE.

Momordica vulgaris. T. R. H.
Momordica balsamina. L. *monœc. syng.*

Fleur. Mâle ou femelle sur le même pied. Dans l'une et dans l'autre la corolle est adhérente au calice, monopétale, campaniforme, très-évasée, et profondément découpée en cinq parties.

Fruit. La fleur femelle repose sur un germe qui devient une pomme jaunâtre, charnue, mais sèche, oblongue, anguleuse, avec des tubercules à sa surface, intérieurement divisées en trois loges membraneuses, molles, séparées, remplies de plusieurs semences applaties.

Feuilles. Sans aucuns poils, palmées, larges.

Racine. Petite, fibreuse.

Port Les tiges s'élèvent à la hauteur de deux ou trois pieds; menues, sarmenteuses, anguleuses, crénelées. Les feuilles ont de longs pétioles simples, quelquefois accompagnés de vrilles. Les fleurs axillaires, une bractée en cœur, embrassante au milieu du péduncule.

Lieu. Les Indes. Elle vient aisément dans nos jardins. Pl. a.

LE CONCOMBRE SAUVAGE.

Cucumis silvestris, asininus dictus. C. B. P.
Momordica elaterium. L. *monœc. syng.*

Fleur. Caractères de la précédente. Fleurs mâles et femelles sur le même pied, de couleur jaunâtre, avec des vaines vertes.

Fruit. Caractères de la précédente. La pomme verte, hérissée de poils rudes lorsqu'elle a acquis sa maturité ; si on la détache du péduncule, elle lance avec force un suc fétide, et des semences aplaties, luisantes, lisses, noirâtres.

Feuilles. Cordiformes, anguleuses, oreillées à leur base, velues en dessous ; le pétiole couvert de poils.

Racine. Epaisse, de deux ou trois pouces, longue d'un pied, fibreuse, blanche, charnue.

Port. Les tiges épaisses, piquantes, rudes, couchées sur terre et sans vrilles, les bractées en alêne.

Lieu. Les endroits pierreux et les décombres. Lyonnoise. Pl. a.

LE CONCOMBRE ORDINAIRE.

Cucumis sativus, vulgaris, maturo fructu subluteo. C. B. P.
Cucumis sativus. L. *monœc. syng.*

Fleur. Monopétale, campaniforme, évasée et découpée profondémnet en cinq parties terminées en pointe, les fleurs mâles séparées des femelles sur le même pied.

Fruit. Pomme jaune, cylindrique, alongée, arrondie aux extrémités, quelquefois recourbée dans son milieu, lisse ou parsemée de verrues, intérieurement divisée en trois loges remplies d'une pulpe qui contient plusieurs semences ovales, pointues, comprimées ; le fruit mûr est jaune ou blanc.

Feuilles. Alternes, palmées, en forme de cœur; dentelées, à angles droits, rudes au toucher.

Racine. Droite, garnie de fibres.

Port. Les tiges sarmenteuses, velues, grosses, longues, branchues, rampantes; les vrilles et les fleurs axillaires; les fleurs femelles portées sur les embryons.

Lieu. Les jardins. Pl. a.

LE MELON.

Melo vulgaris. C. B. P.
Cucumis melo. L. *monœc. syngen.*

Fleur. Comme celle du concombre, mais plus grande, mâle ou femelle.

Fruit. Renflé, surface raboteuse, à côtes, d'un verd-jaunâtre, divisé en trois loges renfermant des semences presque ovales et aplaties.

Feuilles. Anguleuses, à angles arrondis, dures au toucher, plus petites que celles du concombre.

Racine. Branchue, fibreuse.

Port. Les tiges longues, rampantes, sarmenteuses, dures au toucher; les fleurs axillaires.

Lieu. Nos jardins. Originaire du pays des Calmouks. Pl. a.

LA CITROUILLE.

Pepo oblongus. C. B. P.
Cucurbita pepo. L. *monœc. syng.*

Fleur. Mâle et femelle comme la précédente; mais plus large. Dans le centre de la fleur mâle un nectar en forme de glande concave, triangulaire; petite glande concave, et ouverte dans la femelle.

Fruit. Pomme triloculaire, grosse, arrondie, lisse, semences comprimées, obtuses.

Feuilles. Très-grandes, rudes, hérissées, divisées en lobes obtus et profondement découpés.

Racine. Menue, droite, fibreuse, chevelue.

Port. Les tiges rudes, raboteuses, cannelées, creuses, rampantes; les fleurs, ainsi que les vrilles sont axillaires.

Lieu. Nos jardins. Pl. a.

LE MELON D'EAU OU PASTEQUE.

Anguria citrullus dicta. C. B. P.
Cucurbita citrullus. L. *monœc. syng.*

Fleur. Caractères du melon, la corolle moins large que celle de la citrouille, et moins jaune.

Fruit. Pomme presque ronde, chaire rouge, semences noires.

Feuilles. Palmées, sinuées, d'un verd plus noir en-dessus que celles des cucurbitacées, dures au toucher.

Racine. Fusiforme et peu fibreuse.

Port. Les tiges cylindriques, rampantes, sarmenteuses; les fleurs axillaires, hérissées de petites épines.

Lieu. Originaire de la Calabre; on le cultive dans les jardins. Pl. a.

LA COLLOQUINTE ORDINAIRE.

Colocynthis fructu rotundo major. C. B. P.
Cucumis colocynthis. L. *monœc. syng.*

Fleur. Comme la précédente.

Fruit. Sphérique, de la grosseur du poing, lisse, l'écorce mince, coriace, renfermant une moëlle blanche, fougeuse, divisée en trois parties, dont chacune contient deux loges dans lesquelles sont des graines oblongues et aplaties.

Feuilles. Rudes, blanchâtres, velues et très-découpées.

Racine. Fusiforme, peu fibreuse.

Port. Les tiges rudes au toucher, cannelées, sarmenteuses; les vrilles et les fleurs axillaires.

Lieu. La Syrie. On la cultive aisément dans nos jardins. Pl. a.

SECTION VIII.

Des herbes à fleur monopétale, campaniforme, dont le calice devient un fruit sec.

LA RAIPONCE.

Campanula radice esculentâ, flore cœruleo. H. L. Bat.

Campanula rapunculus. LIN. *5-dria, 1-gynia.*

Fleur. Monopétale, campaniforme, divisée en cinq parties larges, aiguës, ouvertes. La corolle bleue, dont le fond est fermé par des valvules fournies par les étamines.

Fruit. Capsule membraneuse, arrondie, anguleuse, divisée en trois loges; les semences menues, luisantes, roussâtres, qui s'échappent par des trous qui se forment à la base des capsules.

Feuilles. Les radicales lancéolées, ovales; les caulinaires étroites, pointues, adhérentes par leur base, légèrement dentelées à leurs bords.

Racine. Longue, fusiforme.

Port. Les tiges grêles, anguleuses, cannelées, velues, feuillées. Elles s'élèvent à la hauteur de deux pieds; les fleurs bleues, rarement blanches, naissent au sommet des tiges, soutenues par de longs péduncules, et forment un panicule resserré; toute la plante est laiteuse.

Lieu. Les fossés, les prés, les vignes. Lyonnoise. Pl. b. a.

LA CAMPANULE GANTELÉE ou Gant-de-Notre-Dame.

Campanula vulgatior foliis urticæ, vel major et asperior. C. B. P.
Campanula trachelium. L. *5-drya, 1-gynia.*

Fleur. } Comme dans la précédente; mais plus
Fruit. } grands.

Feuilles. En cœur, alternes, larges, dures au toucher; celles du bas de la tige soutenues par de longs pétioles, celles du haut par de plus petits.

Racine. Fusiforme, grosse, longue, fibreuse.

Port. Les tiges anguleuses, cannelées, creuses, rougeâtres, velues; les fleurs axillaires et leur calice cilié. Les péduncules divisés en trois.

Lieu. Les haies, les bois. Pl. v.

SECTION IX.

Des herbes à fleur monopétale, campaniforme, en godet, dont le calice devient un fruit composé de deux pièces adhérentes par leur base.

LA GARANCE.

Rubia Tinctorum sativa. C. B. P.
Rubia Tinctorum. L. *4-dria, 1-gynia.*

Fleur. Monopétale, en godet, sans tube, découpée en quatre, cinq ou six parties en forme d'étoile.

Fruit. Deux baies arrondies, attachées par leur base; leurs semences presque rondes, enveloppées d'une pulpe qui est couverte par une pélicule noire.

Feuilles. Verticillées, au nombre de six, quelquefois de cinq ou de quatre, au sommet des branches, ovales, pointues, rudes au toucher, armées de poils durs, légèrement crénelées tout autour, sessiles.

Racine. Longue, rampante, très-branchue, rouge en dehors et en dedans.

Port. Les tiges longues, carrées, sarmenteuses, nerveuses, rudes au toucher; les fleurs jaunes naissent aux sommités des branches, quelquefois axillaires.

Lieu. Montpellier, le Bugey; celle qui vient de Zélande est préférée pour la teinture. Pl. v.

LE GRATERON ou RIEBLE.

Aparine vulgaris. C. B. P.
Galium aparine. L. 4-*dria*, 1-*gynia.*

Fleur. Comme dans la précédente; divisée en quatre.

Fruit. Deux coques hérissées de poils durs, presque sphériques.

Feuilles. Verticillées, au nombre de six, sept et huit, lancéolées, couvertes de poils rudes, terminées par une petite épine.

Racine. Menue, fibreuse.

Port. Les tiges grêles, carrées, rudes au toucher, noueuses, pliantes, grimpantes, longues de trois ou quatre coudées. Les fleurs d'un blanc jaune naissent à l'extrémité des rameaux; très-petites.

Lieu. Les fossés, le long des chemins. Lyonnoise et Lithuanienne. Pl. v.

LE CAILLE-LAIT-JAUNE.

Gallium luteum. C. B. P.
Gallium verum. L. 4-*drya*, 1-*gynia.*

Fleur. Comme la précédente, corolle jaune.

Fruit. Deux semences attachées ensemble et lisses.

Feuilles. Verticillées, ordinairement au nombre de huit, linéaires, sillonnées, lisses et non velues.

Racine. Longue, traçante, grêle, ligneuse, brune.

Port. Les tiges s'élèvent environ à un pied, grêles, un peu velues, carrées, noueuses; il sort le plus souvent de chaque nœud deux rameaux assez courts, au sommet desquels, de même qu'à celui des tiges, les fleurs naissent ramassées en grappe. Les corolles offrent souvent cinq segmens.

Lieu. Les haies, les fossés. Lyonnoise, Lithuanienne. Pl. v.

LE CAILLE-LAIT BLANC.

Gallium album vulgare. C. B. P.
Galium mollugo. L. 4-*drya*, 1-*gynia.*

Fleur. Comme dans la précédente, mais la corolle blanche.

Fruit. Comme le précédent.

Feuilles. Verticillées, au nombre de huit, linéaires, ovales, légèrement dent es en manière de scie, plus grandes que celles du caille-lait jaune.

Racine. Comme dans la précédente.

Port. La tige est molle, flasque, et ne diffère de la précédente que par ses rameaux très-étendus.

Lieu. Les mêmes. Lyonnoise, Lithuanienne. Pl. 4.

LA CROISETTE VELUE.

Cruciata hirsuta. C. B. P.
Valantia cruciata. L. *polygam. Monœc.*

Fleur. Monopétale, en godet, évasé, partagé en quatre parties ovales, aiguës. Dans le nombre des fleurs, les unes sont mâles, les autres hermaphrodites, qui ont souvent cinq segmens.

Fruit. Une graine arrondie, renfermée dans une membrane mince et velue.

Feuilles. Verticillées, au nombre de quatre, disposées en croix, à trois nervures, sessiles, velues, ovales, pointues, plus larges que celles du grateron et du caille-lait.

Racine. Simple, fibreuse.

Port. Les tiges nombreuses, longues d'un pied, carrées, velues, grêles, foibles, noueuses ; les fleurs axillaires, d'un jaune verdâtre, leurs péduncules nus et courts.

Lieu. Les haies et les buissons. Lyonnoise, Lithuanienne. Pl. v.

LA SPIGELIE ANTHELMINTIQUE.

Spigela anthelmia. Amœn. acad. tab. 2. *5-dria, 1-gyn.*

Fleur. Corolle en entonnoir, beaucoup plus longue que le calice.

Fruit. Germe supérieur qui devient un fruit à deux coques, à deux loges, à quatre valves. Plusieurs semences très-menues.

Feuilles. Les caulinaires, deux opposées, éloignées des quatre qui terminent la tige ; toutes lancéolées.

Port. Tige simple, de six pouces, herbacée ; le plus souvent aux aisselles des feuilles caulinaires, se développent deux branches terminées, comme la tige, par quatre ou cinq feuilles, d'où naissent deux grappes de fleurs.

Lieu. Originaire du Brésil. On l'a cultivée à Grodno : elle se trouve aujourd'hui dans presque tous les jardins académiques. Pl. a.

CLASSE II.

Des herbes et sous-arbrisseaux à fleur monopétale, en entonnoir et en roue, nommée infundibuliforme.

SECTION PREMIÈRE.

Des herbes à fleur monopétale, infundibuliforme, dont le pistile devient le fruit.

LE MÉNIANTHE ou TREFLE-D'EAU.

Menyanthes palustre, latifolium et triphyllum. I. R. H.

Menyanthes trifoliata. L. 5-*dria*, 1-*gyn*.

Fleur. INFUNDIBULIFORME, découpée profondément en cinq, quelquefois en six parties ovales, pointues, velues, recourbées, ouvertes.

Fruit. Capsule ovale, entourée à sa base du calice, uniloculaire, renfermant plusieurs semences ovales, petites.

Feuilles. Radicales, les pétioles en manière de gaînes, digitées trois à trois, les folioles ovales, entières.

Racine. Horizontale, articulée, en anneaux.

Port. Tige grêle, cylindrique, qui s'élève du milieu des feuilles, à la hauteur d'un pied et demi en se recourbant. Les fleurs d'un blanc rose, rassemblées en bouquet; feuilles florales, ovales, pointues, concaves, entières, amplexicaules.

Lieu. Dans les marais. Lyonnoise. Pl. V.

LA NICOTIANE ou LE TABAC.

Nicotiana major latifolia. C. B. P.
Nicotiana Tabacum. L. 5-*dria*, 1-*gynia*.

Fleur. Infundibuliforme ; le tube plus long que le calice ; le limbe ouvert, divisé en cinq parties repliées. La corolle rougeâtre.

Fruit. Capsule ovale, biloculaire, s'ouvrant par son sommet, rempli d'un si grand nombre de petites semences ovales, qu'on en a compté jusqu'à mille dans une seule capsule, et qu'au rapport de Rai, un seul pied de tabac a produit trente-six mille graines.

Feuilles. altières, larges, lancéolées, nerveuses, velues, glutineuses, adhérentes par leur base, courantes.

Racine. Rameuse, fibreuse, blanche.

Port. La tige s'élève depuis deux jusqu'à quatre pieds, grosse d'un pouce, simple, ronde, velue, et remplie de moëlle. Les fleurs naissent au sommet, rassemblées en corymbe.

Lieu. L'Amérique, d'où il nous est venu en 1560. Si on le préserve des gelées, il est pl. v.

LA NICOTIANE ou HERBE A LA REINE.

Nicotiana minor. C. B. P.
Nicotiana rustica. L. 5-*dria*, 1-*gyn*.

Fleur. Comme la précédente, mais plus courte ; d'une couleur jaune et pâle.

Fruit. Plus arrondi que le précédent. Semences plus menues et plus rondes.

Feuilles. Moins grandes et plus épaisses que les premières, obtuses par le bout, avec des courts pétioles, plus glutineuses que les précédentes, et couvertes d'un duvet très-fin.

Racine. Quelquefois simple, et grosse comme le doigt, quelquefois fibreuse, toujours blanche.

Port. La tige s'élève à la hauteur d'un ou deux pieds, ronde, velue, solide, glutineuse; les fleurs naissent ramassées au sommet.

Lieu. Le même. Pl. a.

LA JUSQUIAME, HANEBANE ou POTELÉE.

Hyoscyamus vulgaris, vel niger. C. B. P.
Hyoscyamus niger. L. *5-dria, 1-gynia.*

Fleur. Infundibuliforme, divisée en cinq segmens obtus, jaunâtres à leurs bords, veinée, d'un pourpre noir dans le milieu; filamens courbés.

Fruit. Capsule cachée dans un calice de la figure d'une marmite, à deux loges, surmontées d'un couvercle qui retient les semences arrondies, ridées, petites, aplaties, inégales, cendrées.

Feuilles. Amples, molles, cotonneuses, découpées profondément en leurs bords, comme pinnées, amplexicaules.

Racine. Epaisse, annullée, ridée, longue, nappiforme, brune en-dehors, blanche en-dedans.

Port. Les tiges hautes d'une coudée, branchues, épaisses, cylindriques, couvertes d'un duvet épais, un peu glutineux; les fleurs entourées de feuilles; les feuilles alternes, quelquefois placées sans ordre sur la tige.

Lieu. Les endroits pierreux, le long des chemins. Lyonnoise. Pl. a.

LA POMME ÉPINEUSE ou L'ENDORMIE.

Stramonium fructu spinoso rotundo, flore albo simplici I. R. H.
Datura stramonium. L. *5-dria, 1-gynia.*

Fleur. Infundibuliforme; tube cylindrique, limbe

droit à cinq angles et cinq plis, presque entier, à cinq pointes; la corolle blanche ou violette.

Fruit. Capsule ovale, biloculaire, à quatre battans, dont l'écorce est armée de pointes courtes et grosses. Les semences noires, aplaties, en forme de rein.

Feuilles. Lisses, larges, anguleuses, pointues, soutenues par de longs pétioles.

Racine. Fibreuse, rameuse, ligneuse, blanche.

Port. La tige s'élève à la hauteur d'un homme; elle est branchue, à rameaux opposés, tant soit peu velue, ronde, creuse : les fleurs solitaires naissent aux aisselles des branches et des feuilles; les feuilles alternes.

Lieu. Les terrains gras, près des maisons; elle vient d'Amérique. Pl. a.

LA GRANDE PERVENCHE.

Pervinca vulgaris latifolia flore cæruleo. I. R. H.
Vinca major. L. *5-dria*, *1-gynia*.

Fleur. Infundibuliforme, en manière de sous-coupe; le tube plus long que le calice et marqué de cinq lignes; le limbe divisé en cinq parties tronquées obliquement; deux nectars ronds à la base du germe; la corolle bleue.

Fruit. Deux siliques cylindriques, univalves, qui renferment des semences oblongues, presque cylindriques, sillonnées.

Feuilles. Ovales, larges, luisantes, soutenues par de longs pétioles.

Racine. Fibreuse, traçante.

Port. Les tiges s'élèvent à peu-près à la hauteur de deux pieds, longues, rondes, nouées, vertes, flexibles, les fleurs sont axillaires, attachées à de courts péduncules; les feuilles opposées deux à deux le long des tiges.

Lieu. Les bois. Lyonnoise. Pl. v.

LA PETITE PERVENCHE.

Pervinca vulgaris angustifolia, flore cœruleo. T. ins.
Vinca minor. L. Syst. nat. 5-*dria*, 1-*gyn.*

Fleur.
Fruit. } Comme dans la précédente.

Feuilles. Ovales, lancéolées, attachées à de courts pétioles. Celles de l'année précédente d'un verd foncé, les nouvelles plus molles, d'un verd gai.

Racine. Comme dans la précédente.

Port. Elle diffère de la première par ses tiges rampantes, ses fleurs plus petites, ses feuilles lancéolées; la fleur est également axillaire, mais portée sur de longs péduncules; la fleur devient quelquefois double, par l'épanouissement des filets des étamines.

Lieu. Les bois taillis. Lyonnoise. Pl. v.

L'OREILLE D'OURS.

Auricula ursi, flore luteo. J. B.
Primula auricula. L. 5 *dria*, 1-*gynia.*

* *Fleur.* Infundibuliforme, tubulée, pentagone, découpée en cinq parties, en forme de cœur, obtuses. Calice moitié plus court que la corolle.

Fruit. Capsule arrondie, aplatie au sommet, uniloculaire, s'ouvrant par son sommet découpé en dix parties, remplie de semences rondes adhérentes à un réceptacle libre.

Feuilles. Radicales, entières, lisses, dentées, épaisses, oblongues, couvertes d'une poussière blanche, sessiles.

Racine. Fusiforme, fibreuse.

Port. Du milieu des feuilles s'élève une tige sans feuilles, de la hauteur d'un demi-pied, cylindrique, droite ; les fleurs en ombelle, au sommet des tiges.

Lieu. Les Alpes du ci-devant Dauphiné. Varié à l'infini par la culture. Pl. v.

LA PETITE CENTAURÉE.

Centaurium minus. C. B. P.
Gentiana Centaurium. L. 5-*dria*, 2-*gynia.*

Fleur. Infundibuliforme, dont le tube n'est pas perforé ; le limbe divisé en cinq parties planes.

Fruit. Capsule oblongue, cylindrique, terminée en pointe, uniloculaire, bivalve, contenant des semences très-menues.

Feuilles. A trois nervures, les radicales couchées par terre, cunéiformes, obtuses ; les caulinaires oblongues, linaires assises, lisses, veinées.

Racine. Menue, blanche, ligneuse, fibreuse.

Port. Les tiges sont hautes d'un demi-pied ; elles s'élèvent d'entre les feuilles, et sont anguleuses, branchues ; les fleurs sont disposées en corymbe, à corolles rouges ou blanches ; les feuilles disposées deux à deux.

Lieu. Les lieux arrides. Pl. a.

SECTION II.

Des herbes à fleur monopétale, en sous-coupe ou en Rosette, et dont le pistile devient le fruit.

LA PRIMEVERE ou PRIMEROLLE.

Primula veris odorata, flore luteo simplici. C. B. P.
Primula veris. Var. officin. L. 5-*dria*, 1-*gyn.*

Fleur. Monopétale, en sous-coupe, découpée en cinq segmens échancrés ; les autres caractères de l'oreille d'ours, corolle jaune, quelquefois pâle.

Fruit. Comme l'oreille-d'ours, mais oblong.

Feuilles. Radicales, sessiles, dentées, sillonées, ridées.

Racine. Fibreuse, écailleuse, rougeâtre.

Port. La tige s'élève du milieu des feuilles à la hauteur d'un demi-pied, nue, portant ses fleurs en ombelles pendantes; l'ombelle est garnie d'une collerette composée de cinq à six folioles courtes et sétacées.

Lieu. Les bois. Lyonnoise, Lithuanienne. Pl. v.

LA PRIMEVERE DES JARDINS.

Primula veris rubro flore. Clus. Hist.
Primula farinosa. L. 5*dria*, 1-*gyn.*

Fleur. } Comme dans la précédente.
Fruit. }

Feuilles. Radicales, sessiles, simples, crénelées, lisses, vertes en-dessus, farineuses en-dessous.

Racine. Longue, droite, fibreuse.

Port. La tige comme dans la précédente; le limbe de la fleur plus aplati : elle en diffère encore par les couleurs qui embellissent la corolle; la plante est plus petite que la précédente.

Lieu. Les Alpes du ci-devant Dauphiné, les plaines du Nord. Une variété cultivée dans nos jardins. Pl. v.

GRAND PLANTIN ou PLANTIN A BOUQUET.

Plantago latifolia sinuata. C. B. P.
Plantago major. L. 4*dria*, 1-*gyn.*

Fleur. Monopétale, diaphane, en sous-coupe, divisée en quatre parties ovales, renversées; le tube renflé; étamines très-alongées.

Fruit. Capsule ovale, biloculaire, s'ouvrant horizontalement, renfermant plusieurs semences oblongues.

Feuilles. Radicales, ovales, larges, luisantes, rarement dentelées en leurs bords, lisses, à sept nervures, soutenues par de longs pétioles.

Racine. Courte, grosse comme le doigt, fibreuse, blanchâtre.

Port. De la racine et du milieu des feuilles s'élèvent plusieurs tiges ou hampes à la hauteur d'un pied environ, arrondies, un peu velues; la fleur naît au sommet, disposée en épi.

Lieu. Les prairies, le long des chemins. Lyonnoise, Lithuanienne. Pl. a.

LE PLANTIN A CINQ COTES.

Plantago angustifolia major. C. B. P.
Plantago lanceolata. L. *4-dria, 1-gyn.*

Fleur. } Comme dans la précédente.
Fruit. }

Feuilles. Epaisses, lancéolées, à cinq nervures, dont les pétioles sont plus courts que ceux du grand plantin.

Racine. Assez grosse, avec des fibres éparses, comme tronquée à son extrémité.

Port. Les feuilles renversées et couchées par terre, couvertes d'un duvet épais et blanchâtre sur les bords; les tiges s'élèvent environ à la hauteur d'un pied, rondes, velues, nues, cannelées, anguleuses; les fleurs disposées au sommet en épis ovales.

Lieu. Les prairies. Pl. v.

LE PLANTIN DÉCOUPÉ ou LA CORNE DE CERF.

Coronopus hortensis. C. B. P.
Plantago coronopus. L. *4-dria, 1-gynia.*

Fleur. } Comme dans la précédente.
Fruit. }

Feuilles. Alongées, linéaires, profondément

découpées, les découpures étroites et comme ailées; caractères qui distinguent cette plante des autres plantains.

Racine. Menue, fibreuse.

Port. Les feuilles droites pour la plupart; les tiges s'élèvent du milieu des feuilles, cylindriques, menues; les fleurs en épis.

Lieu. La ci-devant Provence et le ci-devant Dauphiné. Pl. v.

L'HERBE AUX PUCES ANNUELLE.

Psyllium Dioscoridis vel Indicum, foliis crenatis. C. B. P.

Plantago cynops. L. *4-dria, 1-gyn.*

Fleur. } Caractères des plantains; les semences
Fruit. } très-petites, luisantes, rousses, convexes d'un côté, concaves de l'autre.

Feuilles. Alongées, peu dentelées et recourbées.

Racine. Simple, blanche, fibreuse.

Port. Une ou plusieurs tiges, d'un pied et plus; droites, velues, rondes, fermes, rameuses depuis le bas jusqu'au sommet, en quoi elle diffère spécialement des plantains. Les fleurs axillaires en épis longs et étroits, sans bractées.

Lieu. Les départemens méridionaux de la France. Lyonnoise. Pl. a.

L'HERBE AUX PUCES VIVACE.

Psyllium majus supinum. C. B. P.

Plantago psyllium. L. *4-dria, 1-gyn.*

Fleur. } Comme dans la précédente.
Fruit. }

Feuilles. Très-entières, filiformes, plus redressées.

Racine. Fibreuse.

Port. Les tiges rameuses, rougeâtres, un peu uchées; espèce de sous-arbrisseau. Les épis offrent des bractées concaves.

Lieu. Les terrains incultes : ainsi que la précédente. Lyonnoise. Pl. v.

SECTION III.

Des herbes à fleur monopétale, infundibuliforme, dont le calice devient le fruit ou l'enveloppe du fruit.

LE JALAP ou LA BELLE-DE-NUIT.

Jalapa officinarum, fructu rugoso. I. R. H.
Mirabilis Jalapa. L. 5-*dria*, 1-*gyn.*

Fleur. Infundibuliforme, à cinq découpures échancrées et plissées; le tube étroit, alongé, renflé par le haut, fixé sur un nectar globuleux qui se trouve entre la corolle et le calice.

Fruit. Petite noix ovale, pentagone, composée du nectar durci.

Feuilles. Terminées en pointes, celles du bas pétiolées, les florales sessiles.

Racine. Grosse, noirâtre en-dehors, blanche en-dedans, pivotante.

Port. La tige s'élève à la hauteur de deux coudées, herbacée, ferme, noueuse, très-branchue. Les feuilles et la fleur diffèrent de celles de la belle-de-nuit des jardins; la fleur a son tuyau du triple plus long. Les feuilles sont d'un verd beaucoup plus clair; la semence est plus grosse du double, comme marbrée; les fleurs axillaires, entassées, droites.

Lieu. L'Amérique. On la cultive dans les jardins; sa racine est vivace; quand on la suspend dans les serres chaudes, elle pousse au printems suivant, sans aucun soin, et sans être plantée.

LA PETITE GARANCE
ou l'herbe à l'esquinancie.

Rubeola vulgaris, quadrifolia lævis, floribus purpurascentibus. I. R. H.
Asperula cynanchica. L. 4-*dria*, 1-*gynia*.

Fleur. Monopétale, infundibuliforme, découpée en quatre parties obtuses, recourbées.

Fruit. Les semences attachées deux à deux; blanches, pulpeuses, globuleuses.

Feuilles. Les inférieures sont six à six; les intermédiaires quatre à quatre; en alène et à trois angles; celles du sommet sont linéaires, deux à deux, plus souvent quatre à quatre.

Racine. Longue, pivotante, grosse, ligneuse avec des fibres très-fines.

Port. Les tiges d'un pied et demi, la plupart couchées, anguleuses, carrées; les feuilles verticillées, opposées au haut des tiges; les fleurs à leur sommet.

Lieu. Les prés arides. Pl. v.

TRACHELION AZURÉ.

Trachelium azureum. L. Tournef.
Valeriana cærulea urticæfol. Barr. icon. 683. 5-*dria*, 1-*gynia*.

Fleur. Corolle en entonnoir, divisée en cinq segmens.

Fruit. Germe inférieur, qui devient une capsule à trois loges.

Feuilles. Alternes, pétiolées, ovales, à dents de scie.

Racine. Rameuse.

Port. Les fleurs terminant la tige, forment un panicule. Tige herbacée, ronde, assez simple, ou peu branchue.

Lieu. On cultive cette plante dans les jardins; elle est originaire d'Italie. Pl. v.

LA LOBELIE ANTI-VÉNÉRIENNE.

Rapuntium. Tournefort.
Rapunculus Americanus, flore dilute cœruleo. Dodart.
Lobelia siphyllitica. L. *syng. monogam.*

Fleur. Corolle en entonnoir, à tuyau anguleux, à cinq segmens presqu'égaux, ciliés par la carène ; les cinq étamines réunies par les anthères.

Fruit. Germe inférieur.

Racine. Fibreuse, blanche, menue.

Port. Tige d'un pied, droite, à angles rudes, qui semblent formés par les pétioles qui courent sur la tige ; fleurs bleues aux aisselles des feuilles, solitaires, portées par des péduncules très-courts.

Lieu. Dans les forêts humides de Virginie ; vivace. Elle a été cultivée dans le jardin à Grodno ; elle est aujourd'hui assez généralement reçue dans les autres jardins académiques ; elle ne craint pas le froid. Pl. v.

LA JASIONE DES MONTAGNES.

Rapunculus scabiosæ capitulo cœruleo. Tournefort.
Jasione montana. L. *syng. monogam.*

Fleur. Cinq pétales cohérens à leur base, l'ovaire placé sous la corolle ; cinq étamines réunies par les anthères.

Fruit. Capsule arrondie, à deux loges, couronné par un calice propre.

Feuilles. Etroites, linaires, hérissées, ondulées ou dentées.

Racine. Blanchâtre, fibreuse.

Port. Plusieurs tiges striées, hérissées, dont les rameaux sont terminés par un long péduncule nu, portant des fleurs bleues, ramassées en tête dans un calice commun, composé de plusieurs feuillets.

Lieu. Dans les pâturages, les forêts, commune. Lyonnoise, Lithuanienne; vivace, annuelle. On la trouve quelquefois à fleurs blanches. J'ai trouvé en Lithuanie une variété à feuilles ondulées, à fleurs en ombelles, portées sur des péduncules inégaux, d'un ou deux pouces de longueur, qui naissent tous d'un calice commun, qui est composé de douze à dix-huit feuilles. Voyez le *Flora Lithuanica.*

LA GRANDE VALÉRIANE.

Valeriana hortensis, Phu folio olusatri Dioscoridis. C. B. P.
Valeriana Phu, L. 3-*dria*, 1-*gyn.*

Fleur. Monopétale, en rosette, divisée en cinq parties, presque aucun calice.

Fruit. Semences oblongues, plates et aigretées.

Feuilles. Les caulinaires ailées, les radicales sans divisions, ordinairement entières, quelquefois en forme de lyre.

Racine. Grosse, ridée, transversale, garnie en-dessous de grosses fibres.

Port. Les tiges sont communément hautes de trois pieds, grêles, rondes, lisses, creuses, rameuses ou bifurquées; les fleurs petites, purpurines, naissent en manière d'ombelles, aux sommités des tiges.

Lieu. Les hautes montagnes, les bois. Pl. V.

LA VALÉRIANE SAUVAGE.

Valeriana silvestris major. C. B. P.
Valeriana officin. L. 3-*drya*, 1-*gyn.*

Fleur. } Comme dans la précédente. Un segment
Fruit. } de la corolle plus grand; trois étamines.

Feuilles. Ressemblant à celles de la valériane des

jardins, mais toujours ailées, plus divisées, plus dentelées en leurs bords, un peu velues en-dessous, avec des nervures saillantes.

Racine. Fibreuse, blanchâtre, rampante.

Port. A peu près comme celui de la précédente, la tige de trois à six pieds, simple jusqu'au sommet qui produit des branches trois à trois.

Lieu. Les forêts, les endroits humides. Pl. v.

LA PETITE VALÉRIANE.

Valeriana palustris minor.
Valeriana dioïca. L. 3-*dria*, 1-*gyn.*

Fleur. Comme dans la précédente : les fleurs mâles séparées des femelles, sur différens pieds ; la corolle des femelles plus petite que celle des mâles.

Feuilles. Les radicales arrondies ou en cœur, presqu'entières, portées par de longs pétioles ; les caulinaires découpées jusqu'à leur côte, sessiles.

Racine. Menue, rampante, blanchâtre, très-fibreuse.

Port. La tige d'un pied, anguleuse, grêle, rayée, noueuse ; les fleurs purpurines ou blanches comme dans les autres, au sommet disposées en ombellle ; les feuilles de la tige opposées deux à deux.

Lieu. Le long des ruisseaux et endroits marécageux. Lyonnoise. Pl. v.

LA MACHE ou BLANCHETTE, POULE-GRASSE, SALADE DE CHANOINE.

Valerianella arvensis, præcox, semine compresso. Mor. Umb.
Valeriana locusta. Olitoria. L. 3-*dria*, 1-*gyn.*

Fleur. Comme dans les précédentes ; la corolle bleuâtre, un peu irrégulière.

Fruit. Les semences aplaties, ridées, blanchâtres, offrant une ou deux dents.

Feuilles. Oblongues, assez épaisses, molles, tendres ; les unes entières, les autres crénelées et sans pétioles.

Racine. Menue, fibreuse, blanchâtre.

Port. La tige s'élève du milieu des feuilles à la hauteur d'un demi-pied, foible, ronde, cannelée, creuse, noueuse, bifurquée; les fleurs naissent aux sommités des tiges, en ombelles ; feuilles opposées deux à deux.

Lieu. Les vignes, les balmes et bords des chemins; on la cultive dans les jardins potagers. Lyonnoise. Pl. a.

SECTION IV.

Des Herbes à fleur monopétale infundibuliforme, dont le fruit est composé de quatre semences renfermées dans le calice de la fleur.

LA BOURRACHE.

Borrago floribus cæruleis. I. B.
Borrago officinalis. L. *5-dria, 1-gyn*.

Fleur. Monopétale, en roue, dont la gorge est fermée par cinq écailles élevées, formant un cône en se rabattant, divisée en cinq segmens pointus.

Fruit. Quatre graines nues, larges à leur base, terminées en pointe, ridées, noirâtres dans leur maturité, contenues dans le calice renflé.

Feuilles. Celles de la tige ovales, oblongues, embrassant la tige, alternes, larges, arrondies, rudes, ridées ; les radicales en spatules, couchées sur terre, toutes très-hérissées de poils assez durs.

Port. La tige rameuse, cannelée, anguleuse, succulente, velue, branchue, creuse, s'élève à la hauteur d'une coudée ; les fleurs formant un corymbe, bleues, rarement blanches, naissent au sommet des rameaux, et sont portées sur des péduncules longs d'un pouce au moins ; elles s'inclinent vers la terre.

Lieu. Elle croît dans tous les jardins, on la cultive dans les potagers. Pl. a.

LA BUGLOSE TOUJOURS VERTE.

Buglossum latifolium semper virens. C. B. P.
Anchusa semper virens. L. 5-*dria*, 1-*gyn.*

Fleur. Monopétale, infundibuliforme, l'entrée du tube est fermée par des écailles ; la corolle bleue paroît rouge au dehors, avant son développement.

Fruit. Quatre graines terminées en pointes, recourbées sur l'un des côtés, rousses, ridées dans leur maturité au fond du calice.

Feuilles. Nombreuses, sessiles, serrées contre la tige par le bas, pointues, non ridées comme celles de la bourrache, rudes, velues des deux côtés, assez larges.

Racine. Oblongue, cylindrique, blanche en-dedans, d'un rouge brun en-dehors, pleine d'un suc gluant.

Port. Les tiges nombreuses, hautes d'une coudée et plus, cylindriques, hérissées de poils, roides, branchues à leur sommet ; les fleurs aux sommités des rameaux disposées en bouquet ; les péduncules axillaires, plus courts que les feuilles ; on trouve deux folioles à la base de l'ombelle ; la plante vient en tout tems.

Lieu. L'Espagne, l'Angleterre. Pl. v.

LA BUGLOSE ORDINAIRE.

Buglossum angustifolium majus, flore cœruleo. C. B. P.
Anchusa officinalis. L. *5-dria, 1-gynia.*

Fleur. Comme dans la précédente, ordinairement bleue, quelquefois blanche.
Fruit. Comme le précédent.
Feuilles. Lançéolées, très-rudes, couvertes de poils écartés.
Racine. Rameuse, assez grosse.
Port. Les tiges sont hautes de deux pieds, rameuses, couvertes de poils; les rameaux sortent, les uns des aisselles des feuilles, les autres de la tige; les fleurs sont disposées d'un seul côté, en épis géminés, recourbés au sommet.
Lieu. Les champs, les chemins, les terres incultes. Pl. v.

L'ORCANETTE.

Buglossum radice rubrâ, sive anchusa vulgatior, floribus cœruleis. I. R. H.
Anchusa tinctoria. L. *Sp. pl. editio 2a. 5-dria, 1-gyn.*

Fleur. Monopétale, infundibuliforme, divisée en cinq parties, l'entrée du tube est trouée et n'a point d'écailles comme les précédentes; la corolle est d'un bleu rougeâtre, les étamines sont plus courtes que la corolle.
Fruit Quatre semences ovales, terminées en pointe; dures, renfermées dans un large calice.
Feuilles. Velues, alternes, sessiles, simples, entières, lancéolées, obtuses.
Racine. Rameuse, ligneuse, rouge.
Port. Ses tiges sont foibles et simples, un peu

couchées, velues, hautes de huit à dix pouces; le plus grand nombre des feuilles tient à la racine, quelques-unes à la tige.

Lieu. Les départemens méridionaux de la France, Lyonnoise. Pl. v.

LA RAPETTE ou PORTE FEUILLE.

Asperugo vulgaris. I. R. H.
Asperugo procumbens. L. *5-dria*, *1-gyn*.

Fleur. Monopétale, infundibuliforme, à cinq segmens obtus, caves; cinq écailles couvrent les étamines.

Fruit. Quatre semences oblongues, comprimées, dans un large calice comprimé, à lames aplaties.

Feuilles. Sessiles, simples, entières, rudes au toucher, alternes, ovales, oblongues, parallèles, à sinuosités.

Racine. Rameuse.

Port. La tige herbacée, rameuse, foible, garnie de poils, les calices recourbés, sur-tout après la maturité des fruits; les fleurs petites, violettes, axillaires ou entassées au sommet des rameaux, presque solitaires; les feuilles varient : elles sont aussi à pétioles, opposées, quelquefois à trois ou quatre, dentées en manière de scie, ou crénelées.

Lieu. Les terrains incultes et gras en la ci-devant Provence; fleurit en avril. Pl. a.

LA VIPERINE ou HERBE AUX VIPERES.

Echium vulgare. C. B. P.
Echium vulgare. L. *5-dria*, *1-gyn*.

Fleur. Monopétale, infundibuliforme comme campaniforme, découpée en cinq parties inégales, les supérieures étant les plus longues; le calice à segmens inégaux.

Fruit. Quatre semences rapprochées les unes contre les autres, ridées, semblables à une tête de vipère, d'où est venu le nom de la plante, renfermée dans le calice.

Feuilles. Linguiformes, longues, rudes au toucher, tachetées, placées sans ordre.

Racine. Longue, ligneuse, rameuse.

Port. Tige de la hauteur de deux pieds, velue, ronde, ferme, marquetée de points rudes, noirs ou rouges; les feuilles caulinaires assises, les radicales à pétioles; les fleurs en épis placés sur un seul côté; elles sont rouges, ou bleues, ou blanches.

Lieu. Tous les champs. Lyonnoise, Lithuanienne. Pl. b. a.

LA PULMONAIRE.

Pulmonaria Italorum, ad buglossum accedens. I. R. H.

Pulmonaria officinalis. L. *5-dria, 1-gynia.*

Fleur. Monopétale, infundibuliforme, découpée en cinq parties concaves; le calice à cinq côtés, en forme de prisme. La gorge de la corolle ornée de cinq tumeurs ciliées.

Fruit. Quatre semences ovales, obtuses, comme tronquées, noires, au fond du calice.

Feuilles. Oblongues, larges, terminées en pointe, traversées d'une nervure dans leur longueur, marquetées de taches blanches, pour l'ordinaire garnie de duvet en-dessous et en-dessus, rudes au toucher.

Racine. Rameuse, dure, ligneuse, à fibres éparses.

Port. Une ou plusieurs tiges qui s'élèvent environ d'un pied, anguleuses et velues; les feuilles radicales à pétioles, ovales, cordiformes, s'étrécissant à leur base, couchées à terre; les autres plus étroites, embrassent la tige; les fleurs au haut des tiges, plusieurs ensemble, soutenues par de courts péduncules.

Lieu. Les bois. Lyonnoise, Lithuanienne. Pl. v.

LE GRÉMIL ou HERBE AUX PERLES.

Lithospermum majus erectum. C. B. P.
Lithospermum officicin. 5-dria, 1-gyn.

Fleur. Monopétale, infundibuliforme, divisée en cinq segmens obtus; le calice presque aussi long que la corolle. Cinq écailles échancrées forment la gorge de la corolle.

Fruit. Quatre semences arrondies, dures, polies, luisantes, d'un gris de perle, placées dans un large calice.

Feuilles. Lancéolées, sessiles; celles du sommet plus larges.

Racine. Ligneuse, rameuse.

Port. Les tiges s'élèvent à la hauteur d'un pied et demi, droites, rudes, cylindriques, branchues; les fleurs axillaires; petites, blanches ou pailles, naissent au sommet des tiges. Les feuilles alternes.

Lieu. Les terrains incultes, le bord des bois. Lyonnoise. Pl. v.

LE GRÉMIL RAMPANT.

Lithospermum minus, repens, latifolium. B. B. P.
Lithospermum purpureo-cœruleum. L. *5-dria, 1-gyn.*

Fleur. Comme la précédente, mais plus longue que le calice.

Fruit. Comme dans la précédente.

Feuilles. Lancéolées, à une seule nervure, plus grandes et plus larges que dans la précédente.

Racine. Longue, épaisse, ligneuse, tortueuse, noirâtre.

Port. Tiges nombreuses, grêles, noirâtres, longues, rudes, velues, presque toutes couchées. La tige qui porte les fleurs, droite, garnie de feuilles plus longues; la corolle bleue, aussi grande que celle de la pulmonaire, trois fois plus longue que le calice; les fleurs au sommet.

Lieu. Dans les bois. Lyonnoise. Pl. v.

LA GRANDE CONSOUDE.

Symphitum consolida major, flore purpureo, quæ mas. C. B. P.
Symphitum officin. L. 5-*dria*, 1-*gynia.*

Fleur. Monopétale, infundibuliforme, découpée en cinq parties, courtes; le limbe de la corolle tubulé et renflé, comme campaniforme; cinq écailles ou pals aigus, triangulaires, couvrent les étamines.

Fruit. Quatre semences lisses, qui ont une bosse au milieu, aiguës à la pointe, se rejoignant au sommet, dans un calice élargi.

Feuilles. Ovales, lancéolées, courant sur la tige, rudes.

Racine. Très-grande, épaisse, fibreuse, charnue, noire en-dehors, blanche en-dedans, visqueuse, gluante.

Port. La tige s'élève à-peu-près à la hauteur d'un pied et demi, fistuleuse, velue, rude; les fleurs ou un peu rose, ou couleur de paille, ou blanches, au sommet et en épi; feuilles alternes.

Lieu. Les prés, les bois. Lyonnoise, Lithuanienne. Pl. v.

L'HÉLIOTROPE OU L'HERBE AUX VERRUES.

Heliotropium majus Dioscoridis. C. B. P.
Heliotropium Europ. L. 5-*dria*, 1-*gyn.*

Fleur. Monopétale, infundibuliforme, à tuyau

très-court, ridée à son centre, découpée à son bord en cinq parties.

Fruit. Quatre semences rudes, courtes, cendrées, anguleuses d'un côté, convexes de l'autre, dans un calice droit.

Feuilles. Pétiolées, ovales, très-entières, cotonneuses, ridées.

Racine. Simple, menue, ligneuse.

Port. La tige haute d'un demi pied, droite, remplie de moëlle, cylindrique, branchue, un peu velue; les feuilles alternes, placées à l'origine des rameaux; les fleurs au sommet en forme d'épi, disposées d'un seul côté; l'épi recourbé en manière de crosse.

Lieu. Le bord des chemins, les terrains sablonneux, les jardins. Pl. a.

LA CYNOGLOSSE ou LANGUE DE CHIEN.

Cynoglossum majus vulgare. C. B. P.
Cynoglossum officin. L. *5-dria, 1 gynia.*

Fleur. Monopétale, à tuyau court, infundibuliforme, divisée en cinq parties droites; cinq pals ferment la gorge de la corolle; les étamines plus courtes que la corolle.

Fruit. Quatre capsules un peu aplaties, hérissées, fixées au style par le côté intérieur; quatre semences solitaires, bossues, pointues, lisses, noires.

Feuilles. Ovales, lancéolées, ondulées, cotonneuses, sessiles.

Racine. Pivotante, napiforme, épaisse, noirâtre en-dehors, blanchâtre en-dedans.

Port. Les tiges s'élèvent jusqu'à deux coudées, creuses, branchues; la fleur rouge ou violette au sommet des rameaux, en épis nus, sortant des aisselles des feuilles; feuilles alternes.

Lieu. Les pays incultes. Lyonnoise, Lithuanienne. Pl. a.

LA PETITE BOURRACHE.

Omphalodes pumila verna, symphitifolio. I. R. H.
Cynoglossum omphalodes. L. 5-*dria*, 1-*gynia*.

Fleur. Monopétale, infundibuliforme, ressemblant à une roue découpée en plusieurs parties, à-peu-près semblable à la précédente.

Fruit. Comme dans la précédente.

Feuilles Les radicales sont cordiformes, les caulinaires imitent celles de la grande consoude.

Racine. Rameuse, napiforme.

Port. La tige rampante, rameuse, cylindrique; les fleurs naissent de côté, et sont solitaires.

Lieu. Les bois du Portugal; elle n'est vivace dans nos départemens qu'autant qu'on la préserve des hivers.

SECTION V.

Des herbes à fleur infundibuliforme, dont le pistile se change en une seule semence.

LA DENTELAIRE, HERBE AU CANCER, MALHERBE.

Plumbago quorumdam. I. R. H.
Plumpago Europæa. L. 5-*dria*, 2-*gyn.*

Fleur. Calice chargé de tubercules glanduleux et visqueux; corolle monopétale, infundibuliforme, divisée en cinq parties, les étamines insérées à des écailles qui remplissent la base de la corolle, et plus longues qu'elle; le stigmate, à cinq parties.

Fruit. Une semence ovale, renfermée dans la fleur; point de péricarpe.

Feuilles. Simples, entières, ovales, lancéolées, embrassant la tige, bordées de poils.

Racine. Rameuse.

Port. Tige herbacée, cylindrique, cannelée, haute de deux pieds ; les fleurs purpurines ou bleuâtres au sommet des tiges, ramassées en bouquet ; feuilles alternes.

Lieu. Les départemens méridionaux de France. Pl. v.

SECTION VI.

Des herbes à fleur monopétale, en roue, dont le pistile devient un fruit dur et sec.

SAMOLE AQUATIQUE ou MOURON D'EAU.

Samolus Valerandi. Tourn. Linn. 5-*dria*, 1-*gyn.*

Fleur. Monopétale, hypocratériforme, à tube très-court, découpée en cinq parties obtuses ; cinq petites écailles pointues et conniventes à l'entrée de son tube. Germe inférieur.

Fruit. Capsule ovale, uniloculaire, polysperme, couronnée par le calice.

Feuilles. Ovales, spatulées, obtuses, très-lisses.

Racine. Chevelue, blanche.

Port. Tige simple, d'un pied, droite ; fleurs blanches en grappes droites, terminant la tige.

Lieu. Les bords des ruisseaux. Lyonnoise.

LA CORNEILLE.

Lysimachia lutea major, que Dioscoridis. C. B. P.
Lysimachia vulgaris. L. 5-*dria*, 1-*gyn.*

Fleur. Monopétale, découpée en cinq segmens ovales, oblongs, en forme de roue ; presque point de tube.

Fruit. Capsule sphérique, terminée en pointes, à dix valvules, uniloculaire.

Feuilles. Ternées et quaternées, ovales, lancéolées, un peu velues en-dessous, pointues, entières sessiles.

Racine. Horizontale, poussant de petites racines perpendiculaires.

Port. La tige s'élève à la hauteur de deux pieds, ligneuse, branchue ; les fleurs jaunes naissent en panicule au sommet des tiges, et aux aisselles des feuilles, soutenues par des péduncules de la longueur des feuilles; les feuilles souvent opposées sur les tiges.

Lieu. Le bord des étangs, des ruisseaux. Lyonnoise, Lithuanienne. Pl. v.

LA NUMMULAIRE ou L'HERBE AUX ÉCUS.

Lysimachia humifusa folio rotundio, flore luteo. I. R. H.

Lysimachia nummularia. L. *5-dria*, *1-gyn*.

Fleur. Monopétale, en roue, mêmes caractères que la précédente.

Fruit. *Id*. sphérique, contenant des semences très-menues, à peine visibles.

Feuilles. Presque rondes, un peu en cœur, luisantes, avec un très-court pétiole.

Racine. Traçante, menue, fibreuse.

Port. Les tiges herbacées, quadrangulaires, rampantes, grêles, rameuses ; les fleurs axillaires, grandes, jaunes, soutenues par des péduncules moins longues que les feuilles ; les feuilles opposées deux à deux.

Lieu. Les fossés, les prés, les terrains humides. Lyonnoise, Lithuanienne. Pl. v.

LE MOURON.

Anagallis phœniceo flore. C. B. P.

Anagallis arvensis. L. *5 dria*, *1-gyn*.

Fleur. Monopétale, en rosette, profondément découpée en cinq parties, lancéolées ; point de tube ; étamines barbues ; les segmens du calice lancéolés.

Fruit. Capsule sphérique, s'ouvrant horizontalement, remplie de très-petites semences menues, anguleuses, ridées, brunes, et attachées au placenta.

Feuilles. Ovales, lancéolées, succulentes, très-entières, glabres, sessiles.

Racine. Blanche, simple, fibreuse.

Port. Les tiges foibles, quadrangulaires, herbacées, rameuses, d'un demi-pied de haut ; les fleurs axillaires, soutenues par des péduncules presque égaux aux feuilles ; les feuilles opposées.

Lieu. Les bords des chemins, les jardins. Lyonnoise, Lithuanienne. Pl. a.

LA VÉRONIQUE MALE ou THÉ D'EUROPE.

Veronica mas supina et vulgatissima. C. B. B.
Veronica officinalis. L. 2-*dria*, 1-*gyn.*

Fleur. Monopétale, infundibuliforme, tubulée, divisée en quatre parties, dont l'inférieure est plus petite, opposée à la plus grande.

Fruit. Capsule en forme de cœur, comprimée par le haut, biloculaire, s'ouvrant en quatre parties, contenant des semences menues, rondes, noirâtres.

Feuilles. Velues, dentelées dans leurs bords, ovales, sessiles.

Racine. Déliée, fibreuse, éparse.

Port. Tiges menues, longues, rondes, noueuses, velues, couchées ordinairement sur la terre ; les fleurs en épi ; les feuilles opposées deux à deux.

Lieu. Les bois, les côteaux. Pl. v.

LA VÉRONIQUE DES PRÉS.

Veronica supina, facie teucrii, pratensis. Lob. icon.
Veronica teucrium. Edit. 2a L. *2-dria, 1-gyn.*

Fleur.
Fruit. } Comme dans la précédente.

Feuilles. Sessiles, adhérentes, dentelées en leurs bords, veinées, ridées, obtuses.

Racine. Menue, longue, rampante, fibreuse, ligneuse.

Port. Tiges droites ou un peu couchées, rondes, velues, ligneuses, longues, d'un demi-pied ou d'un pied; elles poussent des rameaux de côté; les fleurs naissent en grappes latérales, très-longues; les folioles du calice sont linéaires et inégales; les feuilles opposées deux à deux, les supérieures plus étroites.

Lieu. Les prés. Pl. v.

LA VÉRONIQUE EN ÉPI.

Veronica spicata minor. C. B. P.
Veronica spicata. L. *2-dria, 1-gyn.*

Fleur.
Fruit. } Comme dans la précédente.

Feuilles. Crénelées et obtuses, un peu hérissées.

Racine. Fibreuse, oblique.

Port. La tige s'élève depuis un demi-pied jusqu'à un pied, droite, très-simple, terminée par un épi de fleurs bleues; feuilles opposées, les inférieures plus larges.

Lieu. Les champs. Lyonnoise, Lithuanienne. Pl. v.

LE BECCABUNGA A FEUILLES RONDES, ou Cresson de fontaine.

Veronica aquatica major, folio subrotundo. Mor. Hist.
Veronica beccabunga. L. *2-dria, 1-gyn.*

Fleur. } Comme dans les précédentes.
Fruit. }

Feuilles. Ovales, arrondies, planes, lisses, luisantes, crénelées.

Racine. Fibreuse, blanche, rampante, aquatique.

Port. Les tiges couchées, cylindriques, rougeâtres, branchues; les fleurs en grappe sur des rameaux axillaires; feuilles opposées deux à deux sur les nœuds.

Lieu. Les fossés d'eau vive. Lyonnoise, Lithuanienne. Pl. v.

LE BECCABUNGA A FEUILLES LONGUES.

Veronica aquatica major, folio oblongo. Mor. Hist.
Veronica anagallis. L. *2-dria, 1-gyn.*

Fleur. } Comme dans la précédente.
Fruit. }

Feuilles. Lancéolées, ensiformes, dentées en manière de scie.

Racine. Comme la précédente.

Port. Il diffère du premier par ses tiges qui sont droites, et par ses fleurs qui sont plus distantes les unes des autres sur l'épi qui les soutient; les feuilles opposées.

Lieu. Les mêmes. Lyonnoise, Lithuanienne. P. v.

LA SAXIFRAGE DORÉE.

Chrysosplenium foliis amplioribus articulatis. I. R. H.
Chrysosplenium oppositi folium. L. *10-dria, 2-gyn.*

Fleur. Point de corolle ; calice jaune divisé en quatre ou cinq parties ; huit ou dix étamines.

Fruit. Capsule à deux cornes, uniloculaire, à deux battans ; plusieurs semences menues, d'un rouge brun.

Feuilles. Opposées, pétiolées, arrondies, en forme d'oreille.

Racine. Noueuse, blanchâtre, rampante, garnie de fibres capillaires.

Port. Tige herbacée, rameuse, sur laquelle on remarque des écailles ; elle part de la racine ; feuilles opposées. Les fleurs jaunes assises au sommet des tiges, enveloppées par des bractées qui jaunissent.

Lieu. Les terrains humides et ombrageux. Lyonnoise, Lithuanienne. Pl. v.

LA VALÉRIANE GRECQUE.

Polemonium vulgare cæruleum. I. R. H.
Polemonium cærul. L. *5-dria, 1-gyn.*

Fleur. Monopétale, tubulée, en forme de rosette, divisée en cinq parties arrondies.

Fruit. Capsule ovale à trois angles et à trois loges ; les semences irrégulières, aiguës.

Feuilles. Sessiles, allées, avec une impaire ; les folioles entières.

Racine. Fibreuse.

Port. Les tiges s'élèvent à la hauteur de deux et de trois pieds, droites, simples, cannelées ; les fleurs naissent au sommet, disposées en bouquet ; elles varient par leur couleur, tantôt blanche, tantôt bleue ; les feuilles alternes.

Lieu. Dans les forêts du Nord ; on la cultive en plein air dans nos jardins. Pl. v.

LE BOUILLON-BLANC MALE ou MOLENE.

Verbascum mas latifolium luteum. C. B. P.
Verbascum thapsus. L. 5-*dria*, 1-*gyn*.

Fleur. Monopétale, en forme de roue; le tube très-court; le limbe ouvert, divisé en cinq parties un peu inégales, ovales, obtuses.

Fruit. Capsule ovale, alongée, divisée en deux loges qui s'ouvrent par le haut et sont remplies de semences menues et anguleuses.

Feuilles. Grandes, longues, larges, molles, sessiles, courantes, cotonneuses des deux côtés.

Racine. Oblongue, ligneuse, blanche, rameuse.

Port. La tige s'élève à la hauteur de trois à quatre pieds, grosse, ronde, un peu ligneuse; les fleurs jaunes forment un long épi, et entourent la plus grande partie de la tige ; les feuilles éparses sur la terre, celles de la tige alternes.

Lieu. Les endroits secs, sablonneux, les terres récemment remuées, les champs. Lyonnoise, Lithuanienne. Pl. v.

L'HERBE AUX MITES.

Blattaria lutea, folio longo laciniato. C. B. P.
Verbascum blattaria. L. 5-*dria*, 1-*gyn*.

Fleur. Comme dans la précédente.

Fruit. Ovale et plus pointu que dans la précédente.

Feuilles. Les supérieures amplexicaules, oblongues, lisses, dentées en forme de scie, les inférieures profondément découpées.

Racine. Ligneuse, rameuse.

Port. La tige s'élève à peu près à la hauteur de

deux pieds ; les feuilles radicales sont sinuées ; à la base des feuilles, on voit deux nervures élevées qui courent sur la tige ; les fleurs sont portées sur des péduncules axillaires, solitaires, et forment un épi.

Lieu. Les terres glaiseuses. Lyonnoise, Lithuanienne. Pl. a.

SECTION VII.

Des herbes à fleur en rosette ou en godet, dont le pistile devient un fruit mou et charnu.

LA MORELLE A FRUIT NOIR.

Solanum officinarum, acinis nigricantibus. C. B. P.
Solanum nigrum L. *5-dria*, *1-gyn.*

Fleur. En rosette, divisée en cinq parties aiguës; le tube court ; le limbe large, replié, plane, plissé.

Fruit. Baie ronde, noire, lisse, marquée d'un point au sommet, biloculaire, remplie de plusieurs semences obrondes, brillantes et jaunâtres.

Feuilles. A longs pétioles ; ovales, molles, pointues, dentées, anguleuses.

Racine. Longue, déliée, fibreuse, chevelue.

Port. La tige s'élève à la hauteur d'un pied et plus, herbacée, anguleuse, branchue ; les feuilles deux à deux, l'une à côté de l'autre, quelquefois solitaires, ainsi que les péduncules ; l'ombelle des fleurs se meut au moindre vent. La fleur et le fruit sont pendans ; les étamines réunies par les anthères.

Lieu. Les endroits incultes, les vignes, les bords des chemins. Lyonnoise, Lithuanienne. Pl. a.

LA MORELLE GRIMPANTE ou VIGNE VIERGE.

Solanum scandens, seu dulcamara. c. b. p.
Solanum dulcamara. l. 5-*dria*, 1-*gynia*.

Fleur. Monopétale, en rosette, divisée en cinq segmens pointus et réfléchis en-dehors.

Fruit. Mou, alongé, de couleur écarlate quand il est mûr; les semences blanchâtres.

Feuilles. Les supérieures sont oblongues, en fer de pique; les inférieures en cœur, lancéolées.

Racine. Petite, fibreuse.

Port. La tige est ligneuse, grimpante, longue de cinq ou six pieds, grêle, fragile, sans supports, herbacée, volubile dans la partie supérieure; les fleurs bleues, en grappe au haut des tiges; feuilles alternes.

Lieu. Les endroits humides, les haies, les buissons. Lyonnoise, Lithuanienne. Pl. v.

LA POMME DE TERRE, TRUFFE ou BATTATE DE VIRGINIE.

Solanum tuberosum esculentum. c. b. p.
Solanum tuberosum. l. 5-*dria*, 1-*gyn.*

Fleur. Monopétale, en rosette, comme les précédentes.

Fruit. Rond; les semences menues et arrondies.

Feuilles. Ailées, terminées par une impaire plus grande que les autres; les folioles très-entières, un peu pétiolées.

Racine. Ronde, cylindrique, traçante, de laquelle se développent plusieurs truffes.

Port. La tige s'élève depuis un demi-pied jusqu'à un pied et demi, arrondie, velue, tachetée, creuse, cannelée, rameuse; les fleurs rougeâtres, bleues ou blanchâtres, naissent en bouquet, ombelliformes.

Lieu. Elle vient de Virginie; on la cultive principalement dans les ci-devant Lyonnois, Dauphiné et en Lithuanie. Pl. a.

LA POMME D'AMOUR.

Lycopersicon Galeni. Ang. 217.
Solanum lycopersicon. L. *5-dria, 1-gyn.*

Fleur. Monopétale, en rosette, divisée en sept ou huit parties, soutenue par un calice très-grand.

Fruit. Gros, rond, strié, jaune, mou quand il est mûr; les semences orbiculaires, aplaties et jaunes.

Feuilles. Ailées par interruption; les folioles presque égales, découpées.

Racine. Longue, fibreuse.

Port. La tige s'élève à la hauteur d'un pied et demi; elle est branchue; les fleurs grandes, disposées en grappes simples.

Lieu. L'Amérique. Pl. a.

LE COQUERET OU ALKEKENGE.

Alkekengi officinarum. I. R. H.
Phisalis alkekengi. L. *5-dria, 1-gyn.*

Fleur. Monopétale, en cloche, à tube marqué, divisée en cinq parties; les étamines non-unies par les anthères.

Fruit Baie grosse comme les cerises, ronde, molle, rouge, renfermée dans le calice renflé, qui forme une vessie rouge, membraneuse, à cinq angles; les semences sont en cœur alongé, aplaties, ovales.

Feuilles. Géminées à chaque nœud, très entières, ou à sinuosités peu profondes, pointues, soutenues par de longs pétioles.

Racine. Genouilleuse ou articulée, grêle, fibreuse.

Port. Les tiges d'une coudée, un peu velues et

branchues ; les fleurs blanches, solitaires, soutenues par de longs péduncules.

Lieu. L'Italie, le ci-devant Lyonnois. Pl. v.

L'AUBERGINE ou MAYENNE.

Melongena fructu oblongo. I. R. H.
Solanum melongena. L. *5-dria*, *1-gyn*.

Fleur. Monopétale en rosette, divisée en cinq parties, avec les caractères des *solanum ;* le calice épineux.

Fruit. Baie très-grande, pendante, molle, cylindrique, longue, lisse, douce au toucher ; sa peau ordinairement violette, quelquefois blanche et jaune ; la chair blanche ; les semences aplaties, réniformes.

Feuilles. Ovales, dentelées, larges, sinuées ou plissées en leurs bords, soutenues par de longs pétioles, souvent épineuses.

Racine. Fibreuse, peu profonde.

Port. La tige s'élève ordinairement à un pied de haut et même plus ; elle est cylindrique, cotonneuse, roussâtre, rameuse, sans support ; les fleurs bleues ou pourpres opposées aux feuilles.

Lieu. On la cultive dans les jardins, sur-tout en la ci-devant Provence ; la variété jaune vient d'Ethiopie. Pl. a.

LE POIVRE DE GUINÉE ou CORAIL DES JARDINS.

Capsicum siliquis longis propendentibus. I. R. H.
Capsicum annuum. L. *5-dria*, *1-gyn*.

Fleur. Monopétale, en rosette, comme les précédentes.

Fruit. Baie sans pulpe, biloculaire, longue de deux pouces environ, arrondie en forme d'œuf, d'un rouge de corail dans sa maturité ; les semences jaunes, réniformes, comprimées.

Feuilles. Luisantes, simples, très-entières, soutenues par de longs pétioles.

Racine. Rameuse.

Port. Tige d'un pied et demi, herbacée, rameuse ; les fleurs opposées aux feuilles, soutenues pour l'ordinaire par de longs péduncules ; les fruits inclinés vers la terre ; feuilles alternes.

Lieu. Dans les Indes ; on le cultive dans les jardins. Pl. a.

LE PAIN-DE-POURCEAU.

Cyclamen. Lob. ic.
Cyclamen Europæum. L. *5-dria, 1-gyn.*

Fleur. Monopétale, en forme de roue ; le tube globuleux, deux fois plus grand que le calice ; le limbe replié en-dessus, divisé en cinq parties, très-grand ; toute la corolle rougeâtre.

Fruit. Baie globuleuse, uniloculaire, membraneuse, s'ouvrant en cinq parties, renfermant des semences ovales, anguleuses, reposant sur un réceptacle ovale.

Feuilles. Radicales presque rondes, cordiformes ou dentées, entières ; vertes en-dessus, rougeâtres en-dessous, portées par de longs pétioles.

Racine. Charnue, tubéreuse, quelquefois ronde, souvent irrégulière, noire en dehors, blanche dans l'intérieur, garnie de fibres très-menues.

Port. La tige, ou hampe, part de la racine, roulée en spirale, ne portant qu'une fleur à son sommet, droite pendant que la fleur subsite, courbée lorsque le fruit est formé ; les racines gardées dans la chambre, poussent des feuilles et des fleurs sans eau ni soins.

Lieu. Les bois et les montagnes froides, dans la ci-devant province de Dauphiné. Pl. v.

LA MOSCATELINE A FEUILLES DE FUMETERRE BULBEUSE.

Moschatelina foliis fumoriæ bulbosæ. T.
Adoxa moschatelina. L. 8-*dria*; 4-*gyn.*

Fleur. Calice à trois folioles; corolle en rosette, à cinq segmens; dix étamines; germe inférieur.

Fruit. Baie à cinq loges, collée avec le calice, à cinq semences.

Feuilles. Composées deux ou trois fois, ternées, à folioles incisées, tendres, d'un verd de mer.

Racine. Diaphane, dentée.

Port. Tige simple, de trois à quatre pouces, portant à son sommet cinq fleurs sessiles, verdâtres, formant une petite tête à quatre pans; la fleur terminale n'a que huit étamines, deux feuillets au calice, quatre segmens à la corolle; deux feuilles sur la tige, opposées.

Lieu. Dans les bois de la ci-devant province de Dauphiné, plus commune en Lithuanie.

SECTION VIII.

Des herbes à fleur monopétale et en rosette, dont le calice devient le fruit.

LA PIMPRENELLE.

Pimpinella sanguisorba major. I. R. H.
Sanguisorba officinalis. L. 4-*dria*, 1-*gyn.*

Fleur. Monopétale, en rosette, sans tube, plane, divisée en quatre parties obtuses, très-petite, rougeâtre, portée sur l'ovaire; calice de deux feuillets courts et inférieurs à l'ovaire, style simple.

Fruit. Capsule petite, à deux loges, quadrangulaire; semences ovales, menues.

Feuilles. Pétiolées, embrassant la tige, ailées, à onze ou treize folioles pétiolées, cordiformes, ovales, simples, entières, dentelées.

Racine. Rameuse, longue, grêle, cylindrique.

Port. Les tiges de la hauteur de trois pieds, peu rameuses, rougeâtres, cylindriques, anguleuses, sans poils, garnies de feuilles dans toute leur longueur; les fleurs naissent au sommet des tiges, ramassées en épis ovales, arrondis; les feuilles alternes, les pétioles souvent garnis de stipules ovales et dentelées.

Lieu. Les terrains secs. Lyonnoise. Pl. v.

CLASSE III.

Des herbes et sous-arbrisseaux, à fleur monopétale, anomale ou irrégulière, nommée *personnée* ou *fleur en masque*.

NOTA. Leurs semences sont renfermées dans une capsule.

SECTION PREMIÈRE.

Des herbes à fleur monopétale, irrégulière, en forme de cornet, d'oreille ou de capuchon, dont les fruits sont attachés au bas du pistile.

LE PIED-DE-VEAU.

Arum vulgare. C. B. P.
Arum maculatum. L. *gynand. polyand.*

Fleur. MONOPÉTALE, irrégulière, en forme d'oreille d'âne ou de lièvre. Cette sorte de corolle n'est, à proprement parler, qu'un calice blanc, droit, de l'espèce des spathes, intérieurement coloré. La vraie fleur est un chaton qui est en partie caché dans le spathe; étamines très-nombreuses, posées sur la partie moyenne du chaton, composées d'anthères sessiles, tétragones; la partie inférieure du chaton est occupée par les germes; son sommet nu, en massue, cylindrique, coloré en rouge, se flétrit de bonne heure.

Fruit. Baies rouges, sphériques, rondes, molles, succulentes, uniloculaires, disposées en grappes, remplies d'une ou deux semences arrondies, dures, dont l'enveloppe est en réseaux.

Feuilles. Longues de neuf à dix pouces, triangulaires, en forme de fleche, entières, luisantes, veinées, souvent tachetées : la présence ou l'absence des taches forment les variétés de la même espèce.

Racine. Tubéreuse, charnue, arrondie, remplie d'un suc laiteux.

Port. La tige part de la racine, s'élève d'une coudée, cylindrique, cannelée, portant à son sommet une seule fleur; les feuilles sont radicales, embrassant la tige comme une gaîne.

Lieu. Les endroits aquatiques, les haies, au bord des chemins. Lyonnoise. Pl. v.

LA SERPENTAIRE.

Dracunculus polyphyllus. C. B. P.
Arum dracunculus. L. *gynand. polyand.*

Fleur. Les mêmes caractères que la précédente, mais la corolle beaucoup plus grande, d'un pourpre noirâtre en dedans; le chaton est pointu et rougeâtre à son sommet.

Fruit. Comme dans la précédente.

Feuilles. Divisées en cinq ou six segmens et même davantage, chaque foliole soutenue par des espèces de pétioles qui se réunissent en un seul; les folioles étroites, lancéolées, entières, luisantes.

Racine. Presque sphérique, bulbeuse, avec des fibres capillaires, enterrée profondément.

Port. Une seule tige, ou plutôt une hampe droite, haute de deux ou trois pieds, cylindrique, lisse, marbrée, imitant la peau de serpent, d'où lui vient son nom; l'odeur de la fleur est désagréable.

Lieu. Les départemens méridionaux de France. Pl. v.

SECTION II.

Des herbes à fleur monopétale, irrégulière, terminée en languette, et dont le calice devient le fruit.

L'ARISTOLOCHE RONDE.

Aristolochia rotunda, flore ex purpurâ nigro. C. B. P.
Aristolochia rotunda. L. *gynand. 6-dria.*

Fleur. Monopétale, irrégulière, globuleuse à sa base, tubulée; le tube hexagone, alongé, cylindrique, terminé en forme de langue arrondie à son extrémité. Six étamines portées sur le style un peu au-dessous du stigmate; ces étamines n'ont point de filamens; on ne trouve point de calice.

Fruit. Capsule membraneuse, ovale, cylindrique, à six angles, divisée en six loges; les semences aplaties, entassées.

Feuilles. Cordiformes, presque sessiles et obtuses.

Racine. Arrondie, noueuse, à écorce ferrugineuse, cendrée, tubéreuse, accompagnée de radicules fibreuses, rampantes, stolonifères.

Port. La tige foible, ordinairement articulée, anguleuse, striée, tortueuse, presque rampante; les fleurs d'un pourpre foncé; la lèvre de la corolle courbée; solitaires, droites; les feuilles quelquefois échancrées.

Lieu. L'Italie, l'Espagne. Pl. v.

L'ARISTOLOCHE LONGUE.

Aristolochia longa vera. C. B. P.
Aristolochia longa. L. *gynand. 6-dria.*

Fleur. } Comme dans la précédente; la couleur de
Fruit. } la languette moins foncée que dans la précédente.

Feuilles. Cordiformes, très-entières et légèrement obtuses, soutenues par de longs pétioles, en quoi cette aristoloche diffère de la première.

Racine. Comme dans la précédente, mais plus longue, cylindrique, à écorce sillonée, cendrée.

Port. Comme la précédente.

Lieu. La ci-devant province de Languedoc, les pays chauds. Pl. v.

L'ARISTOLOCHE CLÉMATITE.

Aristolochia clematitis erecta. C. B. P.
Aristolochia clematitis. L. *gynand*. 6-*dria*.

Fleur. } Comme dans la précédente.
Fruit. }

Feuilles. Pétiolées, cordiformes.

Racine. Plus petite, cylindrique, tubéreuse comme les précédentes.

Port. La tige est cannelée, très-simple, droite; les fleurs d'un blanc jaunâtre, sont axillaires, rassemblées.

Lieu. Dans les haies, les vignes. Lyonnoise. Pl. v.

L'ARISTOLOCHE PETITE.

Aristolochia clematitis serpens. C. B. P.
Aristolochia Boetica. L. *gyn*. 6-*dria*.

Fleur. } Comme dans la précédente.
Fruit. }

Feuilles. Cordiformes, terminées en pointes, attachées à un long pétiole; stipules ovales, rhomboïdes, terminées par une pointe.

Racine. Longue, tenue.

Port. Les tiges serpentantes, quelquefois rameuses, grimpent sur les plantes et sur les arbres voisins : les péduncules souvent trois à trois, plus longs que les pétioles.

Lieu. L'Espagne, l'île de Crète. Pl. v.

SECTION III.

es herbes à fleur irrégulière, en tuyau ouvert par les deux bouts, et dont le pistile devient le fruit.

LA DIGITALE.

Digitalis purpurea. J. B.
Digitalis purpurea. L. *didyn. angiosp.*

Fleur. Monopétale, irrégulière, campanulée; le tube large, renflé en-dehors; le limbe court, découpé en quatre parties, dont la supérieure et l'inférieure imitent deux lèvres, la supérieure entière; les folioles du calice ovales, inégales.

Fruit. Capsule arrondie, terminée en pointe, divisée en deux loges; les semences menues, anguluses, presque carrées.

Feuilles. Ovales, très-alongées, velues, finement dentées, aiguës; les radicales portées par de longs pétioles.

Racine. Napiforme, avec des radicules latérales, fibreuses.

Port. La tige est haute d'une coudée au plus, anguleuse, velue, rougeâtre, creuse; les fleurs grandes, pourpres, avec des taches blanches et des poils dans l'intérieur; rangées sur un côté de la tige, pendantes, portées par de courts péduncules, à l'origine desquels on trouve des feuilles florales.

Lieu. Les montagnes du ci-devant Lyonnois, de la ci-devant Provence. Pl. b. a.

LA GRANDE SCROPHULAIRE.

Scrophularia nodosa fœtida. C. B. P.
Scrophularia nodosa. L. *didyn. angiosp.*

Fleur. Calice à cinq segmens inégaux; corolle monopétale, irrégulière, renversée, à tuyau arrondi, grand, enflé; le limbe divisé en cinq parties, les découpures d'en haut grandes et droites, les deux latérales larges, l'inférieure recourbée; elle imite en quelque sorte deux lèvres.

Fruit. Capsule arrondie, terminée en pointe, à deux loges, s'ouvrant en deux battans; les semences petites et brunes, attachées à un placenta pentagone.

Feuilles. Cordiformes, à trois nervures, souvent tronquées à la base, pointues, lancéolées.

Racine. Noueuse, serpentante, grosse.

Port. Les tiges de la hauteur de deux pieds, fortes, carrées, creuses, divisées en rameaux ailés; les fleurs au sommet des rameaux, en forme de grappes; les feuilles opposées.

Lieu. Les endroits ombrageux, humides. Lyonnoise, Lithuanienne. Pl. v.

SCROPHULAIRE AQUATIQUE ou BÉTOINE D'EAU. Herbe du siège.

Scrophularia aquatica major. C. B. P.
Scrophularia aquatica. L. *didyn. angiosp.*

Fleur. Comme dans la précédente, plus large, de couleur ferrugineuse, rougeâtre.

Fruit. Comme dans la précédente.

Feuilles. Ovales, lancéolées, à pétioles courants sur la tige, assez semblables à celles de la précédente, plus émoussées à leur sommet.

Racine. Grosse, fibreuse, blanche.

Port. La tige de quatre à six pieds, quadrangulaire, à quatre aîles ou membranes saillantes qui courent sur les angles. Les fleurs disposées en grappes au haut des tiges.

Lieu. Les lieux aquatiques. Lyonnoise, Lithuanienne. Pl. b. a.

SECTION

SECTION IV.

Des herbes à fleur monopétale, irrégulière, tubulée, personnée, c'est-à-dire, terminée par un mufle à deux mâchoires.

LE MUFLE-DE-VEAU.

Anthirrinum vulgare. J. B.
Anthirrinum majus. L. *didyn. angiosp.*

Fleur. Monopétale, personnée, tubulée; le tube oblong, renflé; le limbe divisé en deux lèvres, la supérieure fendue en deux, l'inférieure en trois; un nectar au bas de la corolle, ou renflement peu sensible; la couleur varie en pourpre et blanc: le calice à segmens arrondis.

Fruit. Capsule comme cylindrique, imitant assez bien la tête d'un veau, partagée en deux loges; les semences menues, anguleuses, noires.

Feuilles. Entières, lancéolées, pétiolées.

Racine. Fusiforme avec des rameaux latéraux.

Port. La tige s'élève depuis un jusqu'à deux pieds, droite, rameuse; les fleurs au haut de la tige, en épis; les feuilles alternes.

Lieu. Les vieux murs, les terres incultes. Lyonnoise. Pl. b. a.

LA LINAIRE OU LIN SAUVAGE.

Linaria vulgaris lutea, flore majore. C. B. P.
Anthirrinum linaria. L. *didyn. angiosp.*

Fleur. Monopétale, personnée; les mêmes caractères que la précédente, mais le nectar alongé en forme d'alêne.

Fruit. Capsule arrondie, à deux loges, percée de

deux trous à son extrémité ; les semences plates, rondes, noires, feuilletées.

Feuilles. Lancéolées, linéaires, serrées contre la tige, rapprochées, d'un vert glauque ou rougeâtre.

Racine. Blanche, dure, ligneuse, rampante, traçante.

Port. De la même racine s'élèvent à la hauteur d'un pied plusieurs tiges cylindriques, branchues au sommet, où naissent des fleurs en épi, soutenues par de courts péduncules axillaires, perpendiculaires ; la corolle longue d'un pouce, jaune, à palais orangé.

Lieu. Les terrains incultes. Pl. v.

LA VELVOTTE FEMELLE.

Linaria segetem nummulariæ folio villoso. I. H. R.
Anthirrinum spurium. L. *didyn. angiosp.*

Fleur. Monopétale, personnée, caractère des précédentes ; mais le nectar est en forme d'éperon ; la lèvre supérieure est d'un pourpre noir.

Fruit. Petite capsule divisée en deux loges, renfermant des semences quelquefois anguleuses, quelquefois arrondies.

Feuilles. Ovales, alternes, très-entières, velues, souvent cordiformes.

Racine. Menue, fibreuse.

Port. Les tiges sont arrondies, basses, velues, inclinées ; les fleurs jaunes à lèvre supérieure, d'un violet noirâtre, portées par des péduncules plus longs que les feuilles qui sont alternes ; les inférieures sont opposées.

Lieu. Dans les blés, dans les chaumes. Lyonnoise. Pl. a.

L'EUPHRAISE.

Euphrasia officinarum. C. B. P.
Euphrasia officinalis. L. *didyn. angiosp.*

Fleur. Calice cylindrique, à quatre segmens; corolle monopétale, personnée, tubulée, divisée en deux lèvres, dont la supérieure est relevée et découpée, l'inférieure divisée en trois parties dont chacune est subdivisée en deux parties égales et obtuses; les deux anthères des étamines inférieures, à deux lobes, dont l'un est épineux à sa base.

Fruit. Capsule oblongue, arrondie, comprimée, biloculaire; les semences menues et arrondies.

Feuilles. Ovales, à dents aiguës, lisses, luisantes, veinées.

Racine. Simple, menue, tortueuse, ligneuse, blanchâtre.

Port. La tige s'élève de quelques pouces, cylindrique, velue, noirâtre, quelquefois simple, quelquefois branchue; les fleurs naissent au sommet, la corolle est blanche, avec des veines pourpres ou violettes, et une tache jaune; on y remarque deux feuilles florales.

Lieu. Les terrains arides, les bords des bois, les bruyères. Lyonnoise, Lithuanienne. Pl. a.

LE POLYGALA.

Polygala vulgaris. C. B. P.
Polygala vulgaris. L. *Diadelph. 8-dria.*

Fleur. Monopétale, personnée, ressemblant à une papillonacée, tubulée, dont le tube n'est pas perforé; le limbe divisé en deux lèvres, dont l'inférieure est frangée et la supérieure partagée en deux.

Fruit. Capsule arrondie, oblongue, en forme de

cœur, comprimée, biloculaire, bivalve, remplie de semences solitaires, ovales.

Feuilles. Linéaires, lancéolées.

Racine. Ligneuse, dure, menue.

Port. Petite plante qui porte plusieurs tiges grêles, rampantes ; les fleurs en épi depuis le milieu de la tige jusqu'en haut ; le fruit est enveloppé du calice composé de cinq feuilles, trois petites et deux grandes, colorées, qui sont placées comme des ailes ; les feuilles alternes.

Lieu. Les pâturages secs, les bois, etc. Lyonnoise, Lithuanienne. Pl. v.

SECTION V.

Des herbes à fleur monopétale, irrégulière, terminée dans le bas par un anneau.

L'ACANTHE BRANCURSINE.

Acanthus sativus. C. B. P.
Acanthus mollis. L. *didyn, angiosp.*

Fleur. Monopétale, personnée en forme de gueule, tubulée ; le tube très-court en manière d'anneau ; point de lèvre supérieure (les étamines en occupent la place), l'inférieure grande et plane, divisée en trois à son extrémité ; la lèvre supérieure de la corolle est remplacée par les feuillets supérieurs du calice.

Fleur. Capsule en forme de gland, ovale, pointue, divisée en deux loges, dont chacune contient une seule graine, roussâtre, aplatie.

Feuilles. Presque toutes radicales, sinuées, sans épines, ailées, amplexicaules, luisantes.

Racine. Epaisse, charnue, chevelue, noirâtre en-dehors, blanchâtre en-dedans.

Port. La tige s'élève presque à la hauteur de deux

pieds, droite, ferme, cylindrique, terminée par des fleurs grandes, blanches, un peu jaunâtres, en épi, longue d'un pied; les six folioles qui composent le calice sont inégales, la supérieure et l'inférieure sont plus larges que celles des côtés; les feuilles radicales couchées à terre.

Lieu. Commune en Italie, dans la ci-devant Provence; se cultive dans nos jardins. Pl. v.

L'ACANTHE SAUVAGE.

Acanthus rarioribus et brevioribus aculeis munitus. I. R. H.

Acanthus spinosus. L. *didyn. angiosp.*

Fleur. } Comme dans la précédente.
Fruit. }

Feuilles. Presque toutes radicales, épineuses en leurs bords, d'un vert un peu noirâtre, pinnées, cotonneuses.

Racine. }
Port. } Les mêmes. Les fleurs blanches ou un peu rougeâtres.
Lieu. }

CLASSE IV.

Des herbes ou sous-arbrisseaux à fleur monopétale, irrégulière, nommée labiée ou fleur en gueule (1).

SECTION PREMIÈRE.

Des herbes à fleur monopétale, irrégulière, labiée, dont la lèvre supérieure est en casque ou en faucille.

LE PHLOMIS ou BOUILLON SAUVAGE, Sauge en arbre.

Phlomis fruticosa, salviæ folio latiore et rotundiore. I. R. H.
Phlomis fruticosa. L. *didyn. gymnosp.*

Fleur. LABIÉE; la lèvre supérieure vélue; en casque recourbé sur l'inférieure qui se partage en trois:

(1) Les plantes de cette classe forment une famille naturelle, dont les espèces présentent plusieurs caractères communs: dans presque toutes, les feuilles sont simples, opposées, les tiges carrées; les fleurs sont très-souvent disposées en anneaux autour des tiges; les calices sont d'une seule pièce, à cinq dents inégales: les corolles le plus souvent à deux lèvres; la supérieure ou le casque est en voûte ou lanière; l'inférieure ou la barbe est à trois segmens, dont les deux latéraux s'appellent ailes. Le plus souvent quatre étamines, dont deux plus courtes; la plupart aromatiques, quelques-unes fétides, d'autres inodores.

collerettes de feuilles étroites, sous le verticille ; calice anguleux.

Fruit. Quatre semences oblongues, à trois côtés, renfermées dans un calice à cinq angles, qui tient lieu de péricarpe.

Feuilles. Arrondies, crénelées, cotonneuses, opposées.

Racine. Rameuse.

Port. La tige s'élève d'un demi-pied, carrée, presque ligneuse ; la plante varie quelquefois par ses feuilles qui sont cordiformes ou lancéolées ; ses corolles sont jaunes ; fleurs en anneaux, denses.

Lieu. Les départemens méridionaux de France. Pl. v.

L'ORMIN.

Horminum coma purpureo-violacea. I. R. H.
Salvia horminum. L. 2-*dria*, 1-*gyn.*

Fleur. Labiée, la lèvre supérieure petite, en casque ; l'inférieure divisée en trois parties dont la moyenne est creusée en cuiller ; les filets des étamines sont bifurqués par le bas ; la corolle rougeâtre.

Fruit. Le calice sert de capsule et renferme quatre semences arrondies.

Feuilles. Obtuses, crénelées.

Racine. Rameuse.

Port. La tige s'élève à peu près d'un pied ; les fleurs sont en épi au sommet ; les feuilles florales qui terminent la tige sont colorées de rouge, et ne portent aucune fleur.

Lieu. L'Italie. Pl. v.

L'ORMIN SAUVAGE.

Horminum sylvestre latifolium verticillatum. C. B. P.
Salvia verticillata. L. 2-*dria*, 1-*gynia*.

Fleur. Comme la précédente, mais le style retombe sur la lèvre inférieure.

Fruit. Le même.

Feuilles. En forme de cœur, crénelées, à dents de scie; quelquefois en cœur, en flèche ou en lyre; imitant assez souvent celles de la sauge.

Racine. La même.

Port. Tige d'un pied et demi, carrée, velue, cannelée; les fleurs verticillées, paroissant en automne et en été.

Lieu. En Allemagne, dans les ci-devant provinces d'Alsace et de Bourgogne.

L'ORVALE, LA TOUTE-BONNE.

Sclarea. Tab. icon.
Salvia sclarea. L. 2-*dria*, 1-*gynia*.

Fleur. Caractère de la précédente, mais la lèvre supérieure est en faucille.

Fruit. Comme dans la précédente.

Feuilles. Ridées, cordiformes, allongées, dentelées par leurs bords, ondulées, très-grandes.

Racine. Rameuse.

Port. La tige velue, rameuse, s'élève quelquefois à la hauteur d'un homme; plusieurs feuilles florales plus longues que le calice, concaves, pointues, colorées en violet; les fleurs en épis.

Lieu. Les prés, sur-tout dans les pays chauds, devenue spontanée près de Commune-Affranchie. Pl. b. a.

LA TOUTE-BONNE DES PRÉS.

Sclarea pratensis, foliis serratis, flore cœruleo. I. R. H.
Salvia pratensis, L. *2-dria*, *1-gynia*.

Fleur.
Fruit. } Comme dans la précédente; corolle bleue, blanche ou rougeâtre.

Feuilles. Les radicales couchées, cordiformes, allongées et crénelées, quelquefois très-découpées; les supérieures embrassent la tige.

Racine. Simple, ligneuse, fibreuse, odorante.

Port. Les tiges s'élèvent à la hauteur de deux pieds, carrées, roides, velues, creuses, avec des rameaux opposés les uns aux autres, et souvent simples; les fleurs naissent au sommet, disposées en épi et verticillées; le casque des corolles est gluant, en faucille plus longue que le tube, le style est saillant.

Lieu. Les prés. Lyonnoise. Pl. v.

LA GRANDE SAUGE.

Salvia major an Sphacelus Theophrasti. C. B. P.
Salvia officinalis. L. *2-dria*, *1-gynia*.

Fleur. Caractères des précédentes, mais la lèvre supérieure est en casque; les filets des étamines ressemblent à l'os hyoïde par leur bifurcation; la corolle purpurine.

Fruit. Comme dans les précédentes.

Feuilles. Lancéolées, ovoïdes, chagrinées, ou finement ridées, peu succulentes, quelquefois panachées, entières, crénelées, pétiolées.

Racine. Ligneuse, dure, fibreuse.

Port. Les tiges ligneuses, rameuses, velues, ordinairement carrées; les fleurs disposées en épi, de distance en distance; les calices aigus.

Lieu. Les endroits chauds. Pl. v.

LA PETITE SAUGE, SAUGE FRANCHE,
Sauge de Provence.

Salvia minor aurita et non aurita. C. B. P.
Salvia officinalis. L. 2-*dria*, 1-*gynia*.

Fleur. } Comme dans la précédente, dont elle
Fruit. } n'est qu'une variété.

Feuilles. Plus petites que dans la précédente, moins larges, plus blanches, ridées, rudes, peu succulentes, ordinairement accompagnées à leur base de deux petites feuilles en façon d'oreillettes.

Racine. La même.

Port. Le même, la plante plus petite.

Lieu. Les ci-devant provinces de Provence et de Languedoc. Pl. v.

LA SAUGE DE CATALOGNE.

Salvia folio tenuiore. C. B. P.
Salvia officinalis. folio tenuiori. L. 2-*drya*, 1-*gyn.*

Fleur. Comme les précédentes; autre variété; la corolle blanche pour l'ordinaire.

Fruit. Plus petit.

Feuilles. Plus petites, plus vertes.

Racine. La même.

Port. Le même. L'odeur de la plante est plus douce.

Lieu. L'Espagne; on la cultive dans nos jardins. Pl. v.

LA TOQUE ou CENTAURÉE BLEUE.

Cassida palustris vulgatior flore cæruleo. I. R. H.
Scutellaria galericulata. L. *didyn. gymnosp.*

Fleur. Calice à deux lèvres entières, à bosse lenticulaire dans la partie supérieure de son tube;

labiée ; la lèvre supérieure en casque, divisée en trois par ses bords, accompagnée de deux petites oreillettes ; l'inférieure est échancrée, évasée ; corolle quatre fois plus longue que le calice.

Fruit. Quatre semences oblongues placées au fond d'un calice, dont la forme imite une toque entr'ouverte dans sa partie inférieure.

Feuilles. Cordiformes, lancéolées, crénelées, opposées, glabres.

Racine. Rameuse.

Port. La tige s'élève à la hauteur d'un pied et plus ; droite, rameuse, quadrangulaire, lisse ; les fleurs bleues ou violettes, axillaires ; les feuilles florales, opposées, à la base des fleurs. Feuilles opposées.

Lieu. Le bord des étangs. Pl. v.

LA BRUNELLE.

Brunella major folio non dissecto. C. B. P.
Brunella vulgaris. L. *didyn. gymn.*

Fleur. Labiée ; la lèvre supérieure en casque, mais plane, large et légèrement dentelée ; l'inférieure divisée en trois parties dont celle du milieu est creusée en manière de cuiller, crénelée ; la corolle bleue, purpurine, quelquefois blanche.

Fruit. Quatre semences presque rondes, renfermées dans le calice, dont la lèvre supérieure est tronquée.

Feuilles. Opposées, pétiolées, ovales, oblongues, quelquefois profondément découpées ; ce qui n'est qu'une variété.

Racine. Menue, fibrée, presque horizontale.

Port. Les tiges de demi-pied, herbacées, quadrangulaires, velues, à rameaux opposés ; les fleurs disposées en épi au sommet des rameaux ; sous chaque fleur une bractée ovale, colorée.

Lieu. Les pâturages, les prés. Lyonnoise, Lithuanienne. Pl. v.

SECTION II.

Des herbes à fleur monopétale, irrégulière, labiée, dont la lèvre supérieure est creusée en cuiller.

L'ARCHANGÉLIQUE ou ORTIE BLANCHE.

Lamium vulgare album sive Archangelica, *flore albo*. Park. Theat.
Lamium album L. *didyn. gymnosp.*

Fleur. Labiée, dont la lèvre supérieure est obtuse, entière, en forme de cuiller, velue; l'inférieure plus courte, échancrée en forme de cœur; la corolle grande, blanche, tachetée de jaune, une dent en alêne de chaque côté de la corolle.

Fruit. Quatre semences triangulaires, tronquées, placées dans l'intérieur du calice, dont les découpures se terminent en filets aigus.

Feuilles. Cordiformes, à dents de scie, ridées, velues, pointues, pétiolées.

Racine. Rameuse, fibreuse, traçante.

Port. Tiges hautes d'un pied, carrées, grêles, creuses, un peu velues, noueuses; les fleurs verticillées, presque sessiles, dix, seize ou vingt à chaque anneau; les feuilles florales, éparses, entières; quelques-unes en forme d'alêne au milieu des bouquets de fleurs; feuilles opposées deux à deux.

Lieu. Les haies, les buissons, à l'ombre. Pl. v.

LA MOLDAVIQUE ou MÉLISSE DES MOLDAVES.

Moldavica betonicæ folio, flore cæruleo. I. R. H.
Dracocephalum moldavica. L. *didyn. gymnosp.*

Fleur. Labiée; la lèvre supérieure creusée en cuiller, fendue en deux parties relevées; l'inférieure divisée en trois; la corolle bleue ou blanche,

Fruit. Quatre semences renfermées dans un calice renflé, dont l'ouverture imite deux lèvres; la supérieure divisée en trois parties, l'inférieure en deux plus petites, plus aiguës.

Feuilles. Portées sur un court pétiole, oblongues, ovales, à trois nervures.

Racine. Rameuse, fibreuse.

Port. La tige carrée s'élève à la hauteur de deux pieds; les fleurs axillaires et verticillées; plusieurs feuilles florales lancéolées, découpées en fines dentelures, terminées par un filet, comme les dentelures des feuilles ordinaires qui sont opposées.

Lieu. La Moldavie; on la cultive dans les jardins. Pl. a.

LA BALLOTE, MARRUBE PUANT ou Marrube noir.

Ballote. Mathiol.
Ballota nigra. L. *didyn. gymnosp.*

Fleur. La lèvre supérieure creusée en cuiller, droite, ovale entière; l'inférieure divisée en trois pièces obtuses, dont la moyenne est échancrée; corolle purpurine, quelquefois blanche.

Fruit. Quatre semences oblongues, enfermées dans un calice plissé en cinq stries et découpé en cinq pointes égales.

Feuilles. Pétiolées, cordiformes, sans division, dentées en manière de scie.

Racine. Ligneuse, rameuse, fibreuse.*

Port. Tiges hautes d'une coudée, carrées, branchues, noueuses; plusieurs fleurs sur un même péduncule axillaire; feuilles florales qui entourent les fleurs; les feuilles opposées deux à deux sur les nœuds.

Lieu. Les terrains incultes. Lyonnoise, Lithuanienne. Pl. v.

L'ORTIE MORTE DES BOIS.

Galeopsis procerior, fœtida, spicata. I. R. H.
Stachys sylvatica. L. *didyn. gymnosp.*

Fleur. Labiée ; la lèvre supérieure creusée en cuiller ; l'inférieure partagée en trois segmens ; celui du milieu est obtus, long, large, réfléchi des deux côtés, les deux autres petits et courts ; la corolle purpurine, la lèvre inférieure tachetée.

Fruit. Quatre semences oblongues, dans le fond du calice, dont les dentelures sont pointues en forme d'alêne, inégales.

Feuilles. Pétiolées, larges, cordiformes, dentelées, rudes au toucher.

Racine. Rampante, avec quelques fibres grêles qui forment des nœuds.

Port. Les tiges s'élèvent à la hauteur de deux pieds, carrées, velues, creuses, branchues ; les fleurs verticillées naissent au sommet des rameaux, en épi ; deux feuilles florales lancéolées et très-entières ; les feuilles opposées.

Lieu. Les forêts, les bois. Lyonnoise ; Lithuanienne. Pl. a.

L'ORTIE MORTE A FLEUR JAUNE.

Galeopsis sive urtica iners, flore luteo. J. B.
Galeopsis galeobdolon. L. *didyn. gymnosp.*

Fleur. Labié ; la lèvre supérieure creusée en cuiller, dentée à son extrémité ; l'inférieure divisée en trois parties dont la moyenne est la plus grande, les latérales arrondies ; corolle jaune.

Fruit. Quatre semences oblongues, renfermées au fond du calice.

Feuilles. Cordiformes, celles du sommet lancéolées, presque sessiles.

Racine. Rameuse, fibreuse.

Port. Les tiges s'élèvent à la hauteur d'un pied; les fleurs sont verticillées de six en six, quelquefois jusqu'à douze ; les feuilles opposées.

Lieu. Les balmes et bords des bois. Pl. v.

LE STACHIS ou ÉPI FLEURI.

Stachys major germanica. C. B. P.
Stachys germanica. L. *didyn. gymn.*

Fleur. Labiée ; la lèvre supérieure est creusée en cuiller, relevée et échancrée ; l'inférieure est divisée en trois parties ; celles des côtés plus petites que celle du milieu, ne paroissent que des crénelures.

Fruit. Quatre semences presque rondes, renfermées dans le calice.

Feuilles. Ovales, pointues, blanches, cotonneuses, dentelées, sessiles.

Racine. Ligneuse, fibrée, jaunâtre.

Port. La tige s'élève à la hauteur de deux pieds, carrée, velue, veloutée ; les fleurs naissent au sommet ; les bouquets de fleurs verticillés et très-chargés ; les feuilles opposées, celles du sommet ont de courts pétioles.

Lieu. Les pays montagneux, rudes, incultes. Lyonnoise. Pl. a.

L'AGRIPAUME ou CARDIAQUE.

Cardiaca. J. B.
Leonurus cardiaca. L. *didyn gymnosp.*

Fleur. Labiée, la lèvre supérieure pliée en gouttière, obtuse à son extrémité, arrondie, entière, velue, beaucoup plus longue que l'inférieure, qui est divisée en trois et repliée ; la corolle d'un rouge pâle.

Fruit. Quatre semences oblongues, triangulaires dans le fond du calice.

Feuilles. Celles du bas de la tige arrondies, profondément divisées en trois lanières, dentelées en leur bord; celles de la tige sont lancéolées et à trois lobes, les supérieures quelquefois lancéolées, entières.

Racine. Garnie de fibres qui sortent comme d'une tête.

Port. Les tiges s'élèvent à la hauteur de trois ou quatre pieds, nombreuses, quadrangulaires, épaisses et dures; les fleurs axillaires; les feuilles opposées; les corolles velues.

Lieu. On la cultive dans les jardins. Pl. b. a.

LA MOLUQUE ou MÉLISSE DES MOLUQUES.

Moluca lævis. Dod. Pemp.
Molucella lævis. L. *didyn. gymnosp.*

Fleur. Labiée; la lèvre supérieure creusée en cuiller, droite, entière; l'inférieure divisée en trois parties, dont celle du milieu est ordinairement échancrée et la plus allongée.

Fruit. Quatre semences relevées de trois coins, tronquées, renfermées au fond d'un calice quatre ou cinq plus dilaté que la corolle, campaniforme, avec cinq denticules à ses bords.

Feuilles. Rondes quelquefois en forme de coin, simples, entières, pétiolées.

Racine. Rameuse.

Port. La plante haute de deux pieds; les tiges unies, carrées; les fleurs verticillées, remarquables par leur grand calice; les feuilles opposées.

Lieu. Les îles Moluques, dans les jardins. Pl. a.

LE FAUX DICTAME.

Pseudodictamnus verticillatus inodorus. C. B. P.
Marrubium pseudodictamus. L. *didyn. gymnosp.*

Fleur. Labiée ; la lèvre supérieure ordinairement voûtée, fourchue ; l'inférieure divisée en trois ; les parties latérales aiguës.

Fruit. Quatre semences oblongues renfermées dans un calice infundibuliforme, tubulé, avec dix stries, dont les bords velus sont divisés en dix parties.

Feuilles. En cœur, concaves, obtuses, cotonneuses, crénelées, entières.

Racine. Rameuse.

Port. Tige carrée, ligneuse, haute de trois, quatre ou cinq pieds ; les fleurs verticillées, sessiles ; les feuilles opposées.

Lieu. Dans l'île de Crète. Pl. v.

LA MENTHE FRISÉE.

Mentha rotundifolia, crispa, spicata. C. B. P.
Mentha crispa. L. *didyn. gymnosp.*

Fleur. Labiée ; la lèvre supérieure creusée en cuiller ; l'inférieure divisée en trois parties ; ces deux lèvres et leurs parties disposées de manière que la corolle ne paroît divisée qu'en quatre.

Fruit. Quatre semences oblongues au fond d'un calice tubulé, droit, à cinq dentelures.

Feuilles. Sans pétioles, cordiformes, dentées, ondulées, crépues.

Racine. Rampante, traçante.

Port. Tiges de la hauteur de trois pieds, droites, velues, carrées ; les fleurs en tête alongée ; les étamines de la longueur de la corolle.

Lieu. La Sibérie et la Suisse ; cultivée dans les jardins. Pl. v.

LA MENTHE AQUATIQUE.

Mentha rotundifolia palustris, seu Aquatica major. I. R. H.
Mentha aquatica. L. *didyn. gymnosp.*

Fleur. Caractères de la précédente ; les étamines plus longues que les corolles qui sont d'un rouge pâle.

Fruit. Quatre semences menues, noirâtres au fond du calice.

Feuilles. Ovales, dentées en manière de scie, pétiolées.

Racine. Rampante, très-fibreuse.

Port. Tiges menues, carrées, velues, creuses, remplies d'une moëlle fongueuse ; les fleurs naissent au sommet, ramassées en têtes arrondies ; les feuilles opposées.

Lieu. Les terrains humides et aquatiques. Lyonnoise, Lithuanienne. Pl. v.

LA MENTHE SAUVAGE ou MENTHASTRE.

Mentha sylvestris rotundiore folio. C. B. P.
Mentha rotundifolia. L. *didyn. gymn.*

Fleur. } Comme dans la précédente, disposés en
Fruit. } épi.

Feuilles. Ovales, cotonneuses, ridées, crénelées, blanchâtres.

Racine. Fibreuse, rampante.

Port. Les tiges s'élèvent à la hauteur d'un pied, carrées et velues ; les feuilles florales alongées en forme d'alêne ; l'épi des fleurs est nu, cylindrique, elles sont verticillées ; les feuilles opposées.

Lieu. Les saussaies, les terrains humides. Lyonnoise. Pl. v.

LA MENTHE DES JARDINS ou BAUME.

Mentha hortensis verticillata, ocymi odore. C. B. P.
Mentha gentilis. L. *didyn. gymnosp.*

Fleur. } Caractères des précédentes ; les étamines
Fruit. } plus courtes que la corolle.

Feuilles. Ovales, aigues, dentées en manière de scie, d'un verd brun.

Racine. Traçante, fibreuse.

Port. Les tiges s'élèvent à la hauteur d'une coudée, droites, carrées ; les fleurs verticillées ; feuilles opposées ; toute la plante d'un verd foncé.

Lieu. Les pays chauds, nos jardins. Lyonnoise. Pl. v.

LE POULIOT.

Mentha aquatica, seu Pulegium vulgare. I. R. H.
Mentha pulegium. L. *didyn. gymnosp.*

Fleur. } Comme dans la précédente.
Fruit. }

Feuilles. Pétiolées, ovales, obtuses, presque crénelées.

Racine. Rameuse, rampante.

Port. Les tiges glabres, lisses, arrondies, rampantes ; les fleurs verticillées, disposées en bouquets au-dessous desquelles on trouve des feuilles opposées ; les bouquets sont arrondis.

Lieu. Les lieux humides, les bords d'étangs, au confluent du Rhône et de la Saône. Pl. v.

LE MARRUBE AQUATIQUE.

Lycopus palustris, glaber et hirsutus. I. R. H.
Lycopus Europæus. L. *2-dria, 1-gyn.*

Fleur. Labiée, presque campaniforme ; la lèvre

M 2

supérieure à peine distinguée de l'inférieure, de manière que la corolle paroît divisée en quatre ; elle n'a que deux étamines, quoique les labiées en aient quatre.

Fruit. Quatre semences arrondies au fond du calice.

Feuilles. Simples, ovales, sessiles, sinuées à leur base, et comme aîlées, dentées à leur sommet en manière de scie.

Racine. Fibreuse, rampante, blanche.

Port. La tige carrée, rameuse, velue ; les fleurs très-petites, très-nombreuses, axillaires et verticillées ; les feuilles opposées.

Lieu. Les lieux humides. Lyonnoise, Lithuanienne. Pl. v.

SECTION III.

Des herbes à fleur monopétale, labiée, dont la lèvre supérieure est retroussée.

LA CRAPAUDINE.

Sideritis hirsuta procumbens. C. B. P.
Betonica hirta. L. Syst. nat.
Sideritis hirsuta. L. sp. ed. 2a *didyn. gymnosp.*

Fleur. Labiée ; la lèvre supérieure divisée en trois, retroussée, échancrée ; l'inférieure garnie de déchirures plus aiguës et plus petites ; les corolles jaunes, tachées comme la peau d'un crapaud, d'où la plante a pris son nom.

Fruit. Quatre semences noirâtres, oblongues, renfermées dans un calice dont les dentelures sont comme épineuses.

Feuilles. Ovales, alongées, légèrement dentées, sur-tout à leur sommet, entières à leurs bases, un peu rudes au toucher.

Racine. Dure, ligneuse.

Port. Les tiges longues d'un ou deux pieds, carrées, couchées par terre ; les fleurs verticillées ; les feuilles opposées.

Lieu. Les lieux arides et pierreux. Lyonnoise. Pl. v.

LE MARRUBE BLANC.

Marrubium album vulgare. C. B. P.
Marrubium vulgare. L. *didyn. gymnosp.*

Fleur. Labiée ; la lèvre supérieure relevée et fendue en deux cornes ; l'inférieure divisée en trois parties, dont la moyenne est large, les latérales aiguës.

Fruit. Quatre semences oblongues au fond d'un calice, dont les dix dentelures sont recourbées en forme d'hameçon.

Feuilles. Arrondies, cannelées, blanchâtres, ridées, pétiolées.

Racine. Simple, ligneuse, fibreuse.

Port. Les tiges nombreuses, velues, carrées, branchues, de la hauteur d'un pied ; les fleurs verticillées, sessiles ; les feuilles opposées deux à deux sur chaque nœud.

Lieu. Les terrains incultes, les bords des chemins. Lyonnoise, Lithuanienne. Pl. v.

LA MÉLISSE ou CITRONNELLE.

Melissa hortensis. C. B. P.
Melissa officinalis. L. *didyn. gymnosp.*

Fleur. Labiée ; la lèvre supérieure courte, retroussée, arrondie, échancrée ; l'inférieure divisée en trois parties, la moyenne grande, en forme de cœur.

Fruit. Quatre semences presque rondes dans le fond d'un calice aride, à deux lèvres, renflé par la maturité.

Feuilles. En cœur; obrondes, légèrement veloutées, dentelées à leurs bords, d'un verd luisant.

Racine. Ligneuse, longue, arrondie, profonde, fibreuse.

Port. Les tiges hautes d'une coudée, carrées, presque lisses, rameuses, dures, roides; les fleurs en grappes axillaires et verticillées; les pédicules simples; les fleurs inférieures presque sessiles; les feuilles opposées.

Lieu. L'Italie, les montagnes de Savoie, cultivée dans les jardins. Pl. v.

LA MÉLISSE DES BOIS.

Melissa humilis latifolia, maximo flore purpurascente. I. R. H.

Melitis melissophyllum. L. *didyn. gymnosp.*

Fleur. Labiée; la lèvre supérieure relevée, obronde, plane; l'inférieure ouverte, obtuse, divisée en trois parties crénelées, la moyenne plus grande; grande corolle pourprée ou blanche.

Fruit. Quatre semences grosses, noirâtres, inégales, renfermées au fond d'un calice renflé, plus large que le tube de la corolle, à deux lèvres.

Feuilles. Ovales, crénelées, obtuses, pétiolées.

Racine. Rameuse, fibreuse.

Port. Les tiges plus basses que celles de la vraie mélisse, carrées, velues, simples, remplies de moëlle; les fleurs axillaires, solitaires, soutenues par des pédoncules plus courts que les calices qui sont trois fois plus petits que les corolles; les feuilles opposées.

Lieu. Les montagnes, les bois. Lyonnoise, Lithuanienne. Pl. v.

LE CALAMENT.

Calamintha vulgaris, et officinarum Germaniæ. I. R. H.
Melissa calamintha. L. *didyn gymnosp.*

Fleur. } Caractère de la vraie mélisse, dont la
Fruit. } plante ne diffère que par la disposition des fleurs ; corolle purpurine.

Feuilles. Arrondies, terminées par une pointe mousse, légèrement dentelées et velues.

Racine. Rameuse, fibreuse.

Port. Les tiges droites, hautes d'une palme, quadrangulaires, branchues ; les fleurs axillaires, en bouquet, portées par des péduncules subdivisés en deux et de la longueur des feuilles ; les feuilles opposées deux à deux.

Lieu. Les lieux pierreux, dans la ci-devant province de Dauphiné. Pl. v.

LE LIERRE TERRESTRE.

Calamintha humilior rotundiore folio. I. R. H.
Glechoma hederacea. L. *didyn. gymnosp.*

Fleur. Labiée ; le tube comprimé ; la lèvre supérieure droite, obtuse, presque divisée en deux ; l'inférieure grande, ouverte, obtuse, divisée en trois ; la partie moyenne évasée.

Fruit. Quatre semences ovales, renfermées dans un calice cylindrique dont la bouche a cinq dents pointues et inégales.

Feuilles. Simples, réniformes, crénelées, pétiolées.

Racine. Horizontale, rampante, stolonifère.

Port. Tiges rampantes, carrées, grêles, velues, jettant des racines ; les fleurs sessiles, axillaires, verticillées, au nombre de six ; les feuilles opposées deux à deux ; les supérieures cordiformes et portées par de longs pétioles.

Lieu. Les champs, les haies. Lyonnoise, Lithuanienne. Pl. v.

LE GRAND BASILIC SAUVAGE.

Clinopodium origano simile, elatius, majori folio. C. B. P.
Clinopodium vulgare. L. *didyn. gymnosp.*

Fleur. Labiée ; la lèvre supérieure divisée en trois dentelures aiguës et retroussées ; l'inférieure en trois dentelures obtuses, recourbées en dedans ; la moyenne plus large que les autres ; la corolle purpurine.

Fruit. Quatre semences ovales au fond du calice, qui par la maturité est renflé à sa base et contracté par le haut.

Feuilles. Simples, entières, ovales, à légères dentelures, pétiolées.

Racine. Ligneuse, rameuse.

Port. La tige s'élève à la hauteur d'un pied, velue, herbacée, rameuse, carrée ; les fleurs au sommet des tiges, entièrement verticillées, ramassées en tête : caractère qui le distingue de la mélisse et du calament ; feuilles opposées ; feuilles florales sétacées.

Lieu. Les terrains secs, les rochers. Lyonnoise, Lithuanienne. Pl. v.

LE PETIT BASILIC SAUVAGE.

Clinopodium arvense, ocimi facie. C. B. P.
Thymus acinos. L. *didyn. gymnosp.*

Fleur. Labiée ; le tube de la longueur du calice ; la lèvre supérieure droite, échancrée, retroussée, obtuse, plus courte que l'inférieure ; celle-ci ouverte, tachetée, à trois dentelures, dont celle du milieu est large et échancrée.

Fruit. Quatre semences sous-orbiculaires, dans un calice strié, velu, retréci par le haut, renflé par le bas.

Feuilles. Ovales, aiguës, dentées en manière de scie, se terminant en pétioles par le bas.

Racine. Rameuse, ligneuse.

Port. S'élève d'un demi-pied; les tiges ont quatre angles obtus, droites, rameuses; les fleurs verticillées, six à chaque anneau; les péduncules ne portent qu'une seule fleur; les feuilles opposées.

Lieu. Les bords des chemins et des bois. Lyonnoise, Lithuanienne. Pl. a.

LE ROMARIN.

Rosmarinus hortensis, angustiore folio. C. B. P.
Rosmarinus officinalis. L. *2-dria, 1-gyn.*

Fleur. Labiée; la lèvre supérieure retroussée, échancrée, renversée; l'inférieure découpée en trois parties, dont celle du milieu est creusée en cuiller; deux étamines accompagnées chacune d'une dent recourbée, plus longues que la lèvre supérieure; les autres labiées en ont quatre.

Fruit. Quatre semences jointes ensemble, ovales, renfermées dans le calice cotonneux.

Feuilles. Blanches, cotonneuses en dessous, simples, très-entières, linéaires, repliées par les bords, presque sessiles; les feuilles plus larges constituent une variété de la même espèce.

Racine. Fibreuse, ligneuse.

Port. Arbrisseau dont la tige a trois ou quatre pieds au moins, divisée en plusieurs rameaux opposés, longs, grêles, articulés; les fleurs axillaires; les feuilles opposées.

Lieu. Les ci-devant provinces de Languedoc et de Provence, nos jardins. Pl. v.

LE THYM DE CRÈTE.

Thymus capitatus qui Dioscoridis. C. B. P.
Satureia capitata. L. *didyn. gymnosp.*

Fleur. Labiée ; la lèvre supérieure retroussée, obtuse, large, de la longueur de la lèvre inférieure, qui est ouverte et divisée en trois parties.

Fruit. Quatre semences obrondes dans le fond du calice refermé.

Feuilles. Menues, étroites, à carène, blanchâtres, ponctuées, garnies de cils.

Racine. Dure, un peu ligneuse, fibreuse.

Port. Tige d'un pied, divisée en rameaux, grêle, ligneuse ; les fleurs naissent en épi ; les feuilles opposées.

Lieu. La Grèce, l'Archipel ; cultivé dans nos jardins. Pl. v.

LE THYM COMMUN.

Thymus vulgaris folio tenuiore. C. B. P.
Thymus vulgaris. L. *didyn. gymnosp.*

Fleur. Labiée ; le tube de la longueur du calice ; la lèvre supérieure droite, retroussée, plus courte que l'inférieure qui est divisée en trois, large et obtuse.

Fruit. Quatre semences obrondes dans un calice tubulé, rétréci par le haut.

Feuilles. Menues, étroites, ovoïdes, repliées sur elles-mêmes par les côtés ; les feuilles plus larges constituent une variété de l'espèce.

Racine. Dure, ligneuse, rameuse.

Port. Sous-arbrisseau dont la tige, qui persiste l'hiver, est droite, peu élevée, rameuse, ligneuse ; les fleurs verticillées en épi ; les feuilles opposées.

Lieu. La ci-devant province de Languedoc, nos jardins. Pl. v.

LE SERPOLET.

Serpyllum vulgare majus, flore purpureo. C. B. P.
Thymus serpillum. L. *didyn. gymnosp.*

Fleur. } Comme dans le précédent; la corolle
Fruit. } rougeâtre quelquefois blanche.

Feuilles. Planes, obtuses, garnies de cils à leur base, presque ovales; les grandes et les petites ne sont que des variétés.

Racine. Rameuse, fibreuse, déliée.

Port. Plusieurs petites tiges carrées, dures, ligneuses, rougeâtres; les unes d'un demi-pied, les autres rampantes; les fleurs aux sommités des tiges, disposées en manière de tête; les feuilles opposées.

Lieu. Les collines, les champs. Lyonnoise, Lithuanienne. Pl. v.

LA SARRIETTE.

Satureia sativa. C. B. P.
Satureia hortensis. L. *didyn. gymnosp.*

Fleur. Labiée, la lèvre supérieure relevée; l'inférieure divisée en trois; caractères du Thym de Crète.

Fruit. Idem.

Feuilles. Sessiles, simples, lancéolées, linéaires, un peu velues.

Racine. Petite, simple, ligneuse.

Port. Les tiges de la hauteur d'un pied, droites, à quatre angles obtus, rondes, rougeâtres, un peu velues, noueuses; les fleurs axillaires, les pédoncules portant deux fleurs; les feuilles opposées.

Lieu. Les ci-devant provinces de Languedoc et de Provence; cultivée dans nos jardins. Pl. a.

LA SARRIETTE DE CRETE.

Thymbra legitima. Clus. Hist.
Satureia thymbra. L. *didyn. gymnosp.*

Fleur.
Fruit. } Comme dans la précédente.
Feuilles. Ovales, pointues, lancéolées.
Racine. Comme la précédente.
Port. Cette plante diffère spécialement de la précédente par ses fleurs verticillées, presque nues et ramassées en têtes rondes.
Lieu. L'île de Crète.

LA SARRIETTE VRAIE.

Thymbra sancti Juliani sive Satureia vera. Lob. Icon.
Satureia Juliana. L. *didyn. gymnosp.*

Fleur.
Fruit. } Comme dans la précédente.
Feuilles. Linéaires, lancéolées, glabres.
Racine. Dure, ligneuse.
Port. Les tiges de la hauteur d'un pied et demi, droites et ligneuses; les fleurs verticillées, ramassées, terminées en épi.
Lieu. L'Italie. Pl. v.

LA LAVANDE FEMELLE OU COMMUNE.

Lavandula angustifolia. C. B. P.
Lavandula spica. L. *didyn. gymnosp.*

Fleur. Labiée; tube cylindrique, plus long que le calice; la lèvre supérieure relevée, étendue, partagée en deux; l'inférieure en trois parties arrondies, à peu près égales.

Fruit. Quatre semences arrondies, dans un calice refermé par le haut.

Feuilles. Sessiles, lancéolées, entières : la lavande à feuilles larges n'est qu'une variété de celle-ci.

Racine. Ligneuse, fibreuse.

Port. Sous-arbrisseau dont la tige a deux pieds, ligneuse, grêle, quadrangulaire; les feuilles florales plus courtes que les calices qui sont rougeâtres; les fleurs au sommet des tiges disposées par anneaux, en manière d'épi; les feuilles opposées.

Lieu. L'Europe méridionale. Pl. v.

L'ORIGAN SAUVAGE.

Origanum sylvestre, sive Cunila bubula Plinii. I. R. H.

Origanum vulgare. L. *didyn. gymnosp.*

Fleur. Labiée, droite, tube cylindrique, comprimé; la lèvre supérieure plane, obtuse, tronquée; l'inférieure divisée en trois; les découpures sous-orbiculaires presqu'égales; les étamines du double plus longues que la corolle rouge ou blanche.

Fruit. Quatre semences ovales au fond du calice.

Feuilles. Ovales, denticulées, portées sur un court pétiole, un peu velues et blanchâtres.

Racine. Menue, ligneuse, rameuse.

Port. Les tiges de la hauteur de deux ou trois pieds, rougeâtres, dures, carrées, velues; fleurs ramassées en épis obronds, entourées de feuilles florales, nombreuses, ovales, souvent colorées de rouge, plus longues que les calices; feuilles opposées.

Lieu. Les lieux champêtres, les collines. Lyonnoise, Lithuanienne. Pl. v.

LE DICTAME DE CRETE.

Origanum Creticum latifolium tomentosum, seu *Dictamus Creticus*. I. R. H.
Origanum dictamus. L. *didyn. gymnosp.*

Fleur.
Fruit. } Comme dans la précédente.

Feuilles. Sessiles, deux à deux, entières, ovales, orbiculaires ; les feuilles inférieures velues.

Racine. Fibreuse, Rameuse, ligneuse, brune.

Port. Sous-arbrisseau de la hauteur de huit ou neuf pouces ; les tiges persistent l'hiver, branchues, couvertes d'un duvet ; les fleurs naisssent en épi ou pyramide à quatre côtés ; les épis courbés, penchés, avec des feuilles florales, grandes et luisantes.

Lieu. L'île de Crète, de Candie. Pl. v.

LA MARJOLAINE COMMUNE.

Majorana vulgaris. C. B. P.
Origanum majorana. L. *didyn. gymnosp.*

Fleur.
Fruit. } Comme dans la précédente.

Feuilles. Petites, ovales, obtuses, très-entières, presque sessiles, douces au toucher, blanches.

Racine. Ligneuse, menue.

Port. Tiges de la hauteur d'un demi-pied, grêles, ligneuses, rameuses, souvent velues ; les fleurs naissent en panicule, formé par des épis courts ; les feuilles opposées.

Lieu. Les ci devant provinces de Languedoc et de Provence ; on la cultive dans nos jardins. Pl. a.

LA VERVEINE.

Verbena communis flore cœruleo. C. B. P.
Verbena officinalis. L. *2-dria, 1-gynia.*

Fleur. Monopétale, imitant les labiées; le tube cylindrique, courbé; le limbe étendu; à cinq segmens arrondis, presqu'égaux; la corolle très-petite et bleuâtre; quatre étamines.

Fruit. Deux ou quatre semences oblongues, renfermées dans un calice tubulé, anguleux; le péricarpe à peine visible.

Feuilles. Alongées, découpées en plusieurs parties, et comme laciniées profondément.

Racine. Rameuse, peu fibreuse, oblongue.

Port. La tige s'élève depuis un pied jusqu'à deux, rameuse, foible, carrée, un peu velue; les fleurs en épis longs et grêles. Remarquez que la tige est quelquefois lisse, que les feuilles sont opposées, souvent divisées en trois, et dentées; celles du sommet quelquefois lancéolées, oblongues, entières.

Lieu. Les bords des grands chemins. Pl. a.

L'HYSOPE.

Hyssopus officinarum. C. B. P.
Hyssopus officinalis. L. *didyn. gymnosp.*

Fleur. Labiée; la lèvre supérieure courte, droite, échancrée au sommet; l'inférieure divisée en trois; les corolles de la longueur des calices qui sont d'un bleu rougeâtre.

Fruit. Quatre semences oblongues, dans le fond du calice.

Feuilles. Simples, ovales, lancéolées, ponctuées, entières, sessiles.

Racine. Ligneuse, dure, fibrée, de la grosseur du petit doigt.

Port. Les tiges s'élèvent à la hauteur d'une coudée, carrées, rameuses, cassantes; les fleurs en épi d'un seul côté; les péduncules chargés de plusieurs fleurs; deux feuilles florales en alêne, à la base des péduncules; les feuilles opposées.

Lieu. On la cultive dans nos jardins; spontanée en Autriche et en Savoie. Pl. v.

LE STOECHAS A FEUILLES DENTELÉES.

Stœchas folio serrato. Bar. Ic.
Lavandula dentata. L. *didyn. gymn.*

Fleur. Labiée; caractère de la Lavande.

Fruit. Idem.

Feuilles. Sessiles, linéaires, ailées, dentées.

Racine. Rameuse.

Port. Les tiges carrées; les fleurs en épis et verticillées; les feuilles florales très-grandes, colorées; les feuilles opposées.

Lieu. Très-commun dans les pays chauds; en Espagne.

L'HERBE AU CHAT.

Cataria major vulgaris. I. R. H.
Nepeta cataria. L. *dydin. gymnosp.*

Fleur. Labiée; le tube cylindrique recourbé; la lèvre supérieure relevée, arrondie, échancrée; l'inférieure divisée en trois parties, dont les deux latérales sont comme des ailes, la moyenne arrondie et creusée en cuiller, crénelée.

Fruit. Quatre semences ovales dans un calice droit.

Feuilles. Pétiolées, simples, entières, cordiformes, dentées en manière de scie.

Port. La tige de la hauteur de trois pieds, carrée, velue, herbacée, rameuse ; les rameaux toujours opposés deux à deux ; feuilles florales en forme d'alène à la base des calices ; les fleurs en épis verticillées, portées sur de courts péduncules ; feuilles opposées.

Lieu. Les lieux humides. Lyonnoise, Lithuanienne. Pl. v.

LA BÉTOINE.

Betonica purpurea. C. B. P.
Betonica officinalis. L. *didyn. gymnosp.*

Fleur. Labiée ; le tube cylindrique, courbé ; la lèvre supérieure arrondie, entière, plane, droite ; la lèvre inférieure divisée en trois parties, la moyenne échancrée ; corolle pourpre, quelquefois blanche.

Fruit. Quatre semences brunes et arrondies au fond du calice.

Feuilles. Oblongues, arrondies, dentées tout autour, velues, ridées, quelquefois oreillées à leur base ; les radicales pétiolées.

Racine. De la grosseur d'un pouce, coudée, fibreuse, chevelue.

Port. Les tiges s'élèvent à la hauteur d'un pied et demi, droites, noueuses, carrées ; les fleurs en épis interrompus ; le calice barbu ; quelques feuilles florales ; les feuilles opposées deux à deux.

Lieu. Les bois, les prés. Lyonnoise, Lithuanienne. Pl. v.

LE BASILIC.

Ocymum vulgatius. C. B. P.
Ocymum basilicum. L. *didyn. gymnosp.*

Fleur. Labiée, renversée ; tube court et large ; la lèvre supérieure plus grande que l'inférieure ;

celle-ci frisée et crénelée légèrement; l'une fendue en quatre, l'autre entière.

Fruit. Quatre semences oblongues, noirâtres, dans un calice cilié, refermé, très-court, dont la lèvre supérieure est arrondie, un peu échancrée; l'inférieure à quatre segmens.

Feuilles. Ovales, un peu succulentes, glabres, simples, entières, pétiolées; il y en a de grandes, de petites, de panachées: ce sont des variétés.

Racine. Ligneuse, fibreuse, noire.

Port. Les tiges nombreuses, touffues, s'élèvent à la hauteur de huit à dix pouces; les fleurs en épis verticillés; deux feuilles florales au-dessous des bouquets, verticillées; les feuilles opposées.

Lieu. Les Indes; on le cultive dans tous les jardins. Pl. a.

SECTION IV.

Des herbes en fleur monopétale en gueule et à une seule lèvre.

LA GERMANDRÉE ou PETIT CHENE.

Chamædris major repens. C. B. P.
Teucrium chamædris. L. *didyn. gymnosp.*

Fleur. Labiée; tube cylindrique, recourbé, à l'extrémité duquel on ne remarque distinctement qu'une lèvre inférieure divisée en cinq parties, la partie du milieu en forme de cuiller; les étamines paroissent occuper la place de la lèvre supérieure; la corolle est purpurine.

Fruit. Quatre semences obrondes dans le fond d'un calice tubulé, qui n'est pas changé.

Feuilles. Ovales, découpées, crénelées à leur circonférence, pétiolées; les grandes et les petites ne forment qu'une variété.

Racine. Fibreuse, traçante.

Port. Les tiges de neuf à dix pouces, quadrangulaires, couchées, velues; les fleurs presque verticillées ou quaternées, soutenues par des pédunculés, naissent des aisselles des feuilles, qui sont opposées deux à deux.

Lieu. Les bois, les côteaux secs et arides. Lyonnoise. Pl. v.

LE SCORDIUM ou GERMANDRÉE AQUATIQUE.

Chamædris palustris, canescens, seu Scordium officinarum. I. R. H.
Teucrium scordium. L. *didyn gymnosp.*

Fleur. } Caractères de la précédente; le calice
Fruit. } renflé; la corolle rougeâtre.

Feuilles. Ovales, dentées, sessiles, moins découpées que celles de la Germandrée.

Racine. Fibreuse, rampante.

Port. Tiges d'un pied, carrées, velues, blanchâtres, creuses, rameuses, inclinées vers la terre; les fleurs verticillées, quatre à quatre, pédunculées, quelquefois axillaires, deux à deux; feuilles opposées.

Lieu. Les terrains humides et marécageux, au confluent du Rhône et de la Saône, et ailleurs. Pl. v.

LA GERMANDRÉE EN ARBRE.

Chamædris frutescens teucrium vulgo. I. R. H.
Teucrium flavum. L. *didyn. gymnosp.*

Fleur. } Comme dans la précédente; corolle
Fruit. } jaune.

Feuilles. arrondies, cordiformes, ondulées, dentées à dents obtuses, sessiles.

Racine. Rameuse, ligneuse.

Port. Tige de la consistance d'un arbuste ; les fleurs verticillées au nombre de six, pédunculées; feuilles florales concaves, entières ; feuilles opposées.

Lieu. L'Italie, la Sicile. Pl. v.

LE POLIUM A FLEUR BLANCHE.

Polium montanum album. C. B. P.
Teucrium polium. L. *didyn. gymnosp.*

Fleur. } Comme dans les précédentes; la corolle
Fruit. } jaune ou blanche : variété.

Feuilles. Petites, oblongues, épaisses, crénelées, couvertes d'un duvet blanc, sessiles.

Racine. Ligneuse, peu fibreuse.

Port. Tiges menues, arrondies, fermes, ligneuses ; les fleurs rassemblées plusieurs ensemble, en manière de têtes ou en épis ronds ; feuilles opposées.

Lieu. Les départemens méridionaux de France. Pl. v.

L'IVETTE.

Chamæpitys lutea vulgaris, sive folio trifido. C. B. P.
Teucrium chamæpitys. L. *didyn. gymnosp.*

Fleur. } Caractères des précédentes ; le calice un
Fruit. } peu renflé ; la corolle jaune.

Feuilles. Linéaires, velues, divisées au sommet en trois parties linéaires.

Racine. Menue, fibrée, blanche.

Port. Les tiges longues de quelques pouces, couchées, velues, disposées en rond ; les fleurs solitaires, sessiles, axillaires ; feuilles opposées deux à deux, sur les nœuds des tiges.

Lieu. Les champs et montagnes sablonneuses. Lyonnoise. Pl. v.

LA BUGLE ou PETITE CONSOUDE.

Bugula. Dod. Pempt.
Ajuga reptans. L. *didyn. gymnosp.*

Fleur. Labiée ; la lèvre inférieure divisée en trois parties, celle du milieu partagée en deux ; on trouve deux dentelures à la place de la lèvre supérieure.

Fruit. Quatre semences arrondies au fond d'un calice assez petit.

Feuilles. Simples, très-entières, arrondies, molles, sinuées, légèrement découpées, luisantes ; les radicales pétiolées, les caulinaires sessiles.

Racine. Horizontale, fibreuse, stolonifère, jettant plusieurs drageons.

Port. Tiges herbacées ; les unes grêles, un peu cylindriques, rampantes ; les autres droites, longues d'une palme, quadrangulaires, velues des deux côtés opposés ; les feuilles opposées.

Lieu. Les prés, etc. Lyonnoise, Lithuanienne. Pl. v.

CLASSE V.

Des herbes et sous-arbrisseaux à fleur polypétale, régulière, composée de quatre pétales disposés en croix, nommée *cruciforme.*

SECTION PREMIÈRE.

Des herbes à fleur polypétalé, régulière, cruciforme, dont le pistile devient un fruit assez court, qui n'a qu'une seule cavité.

LE PASTEL OU LA GUÈDE.

Isatis Sylvestris, seu angustifolia. C. B. P.
Isatis tinctoria. L. *tetradyn. siliquosa.*

Fleur. CRUCIFORME; les pétales oblongs, obtus, larges par le haut, jaunes; le calice découpé en quatre folioles ovales, colorées.

Fruit. Siliques oblongues, aplaties, très-nombreuses, pendantes, lancéolées, obtuses, à une loge s'ouvrant à deux battans de forme naviculaire; une semence ovale, alongée.

Feuilles. Simples; les radicales pétiolées, les caulinaires sessiles, amplexicaules et en fer de flèche, d'un verd de mer.

Racine. Napiforme.

Port. La tige de deux ou trois pieds, très-lisse, herbacée, rameuse; les fleurs petites, au haut des tiges, disposées en grappe et en corymbe; feuilles alternes; aucun support.

Lieu. Les bords de la mer ; on le cultive dans nos jardins. Pl. b. a.

LE CHOU-MARIN.

Crambe maritima brassicæ folio. J. R. H.
Crambe maritima. L. *tetradyn. siliquosa.*

Fleur. Cruciforme ; les pétales grands, obtus, ouverts ; les onglets de la longueur du calice qui est formé par quatre folioles ovales, concaves, ouverts.

Fruit. Une seule semence orbiculaire, renfermée dans une silique, espèce de baie seche, arrondie, caduque.

Feuilles. Cordiformes, crépues, charnues, lisses, grandes, sinuées, quelquefois ailées.

Racine. Napiforme.

Port. La tige herbacée, cylindrique, rameuse, de la hauteur de trois pieds ; les fleurs au sommet des rameaux, disposées en grappes ; les feuilles alternes ; aucun support.

Lieu. Les bords de l'Océan septentrional. Pl. v.

SECTION II.

Des herbes à fleur polypétale, régulière, cruciforme, dont le pistile devient un fruit assez court, divisé transversalement en deux loges, par une cloison mitoyenne.

LE THLAPSI.

Thlapsi vulgatius. J. B.
Thlapsi campestre. L. *retradyn. siliculosa.*

Fleur. Cruciforme ; les pétales blancs, ovales, deux fois plus longs que le calice formé par quatre folioles ovales, concaves, qui tombent avant la formation du fruit.

Fruit. Petite silique, obronde, échancrée au sommet, entourée d'un rebord aigu, rétrécie par le bas, biloculaire, divisée par une cloison lancéolée, s'ouvrant en deux battans naviculaires ; quelques semences aplaties, fixées dans la silicule.

Feuilles. Blanchâtres ; celles de la tige en forme de flèche, dentées, quelquefois amplexicaules ; les radicales petiolées, ovales.

Racine. Assez grosse, napiforme, blanche.

Port. Tiges d'un pied de haut, rameuses, lisses ; les fleurs au sommet, rassemblées et petits bouquets, presqu'en ombelle, et soutenues par de longs péduncules ; point de supports.

Lieu. Les champs, les terrains incultes. Lyonnoise. Pl. b. a.

LE THLASPI A ODEUR D'AIL.

Thlaspi allium redolens. Mor. Hist.
Thlaspi alliaceum. L. *retradyn. siliculosa.*

Fleur. Cruciforme : comme la précédente.

Fruit. Silicule qui ne diffère de la précédente qu'en ce qu'elle est ovale et renflée.

Feuilles. Oblongues, obtuses, dentées, glabres; celles de la tige sont comme celles de la précédente.

Racine., *Port.* } Comme la précédente.

Lieu. Les pays chauds. Lyonnoise. Pl. b. a.

LA ROSE DE JÉRICHO.

Thlapsi rosa de Hierico dictum. Mor. Hist.
Anastatica hierocuntica. L. *retrad. silicul.*

Fleur. Cruciforme ; pétales obronds, planes ; les

onglets de la longueur du calice ; la corolle blanche ; le calice formé par quatre folioles ovales, oblongues, concaves.

Fruit. Silicule épineuse, couronnée à la marge par deux valvules beaucoup plus longues que la cloison, à deux loges qui renferment chacune une semence obronde.

Feuilles. Charnues, cotonneuses, en forme de spatule, crénelées au sommet, sessiles.

Racine. Napiforme.

Port. Tige de la hauteur d'un ou deux pouces, diffuse, rameuse, cotonneuse; les rameaux épars, ramassés en forme d'ombelle; les feuilles éparses, alternes.

Lieu. Les bords de la mer Rouge; difficilement dans les jardins. Pl. a.

LE THLASPI A LARGES SILIQUES.

Thlaspi arvense latis siliquis. C. B. P.
Thlaspi arvense. L. *tetradyn. siliculosa.*

Fleur. Caractère des Thlaspis.

Fruit. Idem. Silicule large, orbiculée, aplatie, échancrée par le haut; semences noires.

Feuilles. Lisses, jaunâtres; les inférieures pétiolées et profondément dentées, oblongues; les caulinaires sessiles et amplexicaules.

Racine. Perpendiculaire, napiforme.

Port. Tiges rameuses, de la hauteur d'un pied, anguleuses, cannelées. Les fleurs blanches, en épi, au sommet des tiges, sur de longs péduncules.

Lieu. Les champs, les vignes. Lyonnoise, Lithuanienne. Pl. a.

LE CRESSON ALÉNOIS OU NASITOR.

Nasturtium hortense vulgatius. C. B. P.
Lepidium sativum. L. *tetradyn. siliculosa.*

Fleur. Cruciforme ; les pétales ovales, deux fois plus grands que le calice, dont les quatre folioles sont ovales, concaves.

Fruit. Silicule ovale, peu échancrée, aplatie, biloculaire, divisée par une cloison lancéolée ; semences solitaires, ovales, terminées en pointe.

Feuilles. Un peu oblongues, succulentes à plusieurs découpures, quelquefois lancéolés ou ovales, dentées au sommet ; les inférieures pinnées : les feuilles frisées constituent une variété.

Racine. Simple, ligneuse, fusiforme, blanche, garnies de fibres menues.

Port. Les tiges d'un ou deux pieds, lisses, rondes, solides, rameuses ; les fleurs nombreuses, blanches au sommet des tiges.

Lieu. Les jardins. Pl. a.

L'HERBE AUX CUILLERS.

Cochlearia folio subrotundo. C. B. P.
Cochlearia officinalis. L. *tetrad. silicul.*

Fleur. Cruciforme ; pétales blancs, plus grands que le calice, les onglets plus courts.

Fruit. Silicule en forme de cœur, bossue, terminée par un filet, biloculaire, ses bords obtus ; environ quatre semences rondes dans chaque cavité.

Feuilles. Les radicales arrondies, cordiformes, succulentes, luisantes, portées par de longs pétioles ; les caulinaires sessiles, ovales, oblongues, dentées.

Racine. Droite, napiforme, chevelue.

Port. Les feuilles radicales disposées en rond sur

la terre, du milieu desquelles s'élèvent plusieurs tiges à la hauteur d'un demi-pied ; les fleurs au sommet, en petits bouquets ronds.

Lieu. Les Pyrénées, près de Barege, les bords de la mer, les jardins. Pl. b. a.

LE GRAND RAIFORT SAUVAGE.

Cochlearia folio cubitali. I. R. H.
Cochlearia armoriaca. L. *tetrad. silicul.*

Fleur. } Caractères de la précédente.
Fruit. }

Feuilles. Les radicales sont grandes, lancéolées, crénelées ; les caulinaires découpées, sessiles.

Racine. Napiforme, grosse ; blanche.

Port. La tige s'élève du milieu des feuilles à la hauteur d'un pied ou deux, droite, ferme, creuse.

Lieu. Les fossés, les bords des ruisseaux. Pl. v.

LA GRANDE PASSERAGE.

Lepidium latifolium. C. B. P.
Lepidium latifolium. L. *tetrad. siliculosa.*

Fleur. Cruciforme ; caractère du cresson Alénois.

Fruit. Idem. Le péricarpe obtus par ses bords et non échancré au sommet.

Feuilles. Glabres, ovales ou lancéolées, dentées en manière de scie, entières ; les caulinaires sessiles, les radicales pétiolées.

Racine. De la grosseur du pouce, napiforme et blanchâtre.

Port. Les tiges glabres, très-rameuses, remplies de moelle, et hautes de deux coudées ; les fleurs naissent au sommet des tiges, disposées en plusieurs bouquets axillaires, et portées sur des péduncules très-grêles ; les feuilles alternes.

Lieu. Les terrains fertiles et ombragés. Lyonnoise. Pl. v.

LE TABOURET, BOURSE A PASTEUR.

Bursa pastoris major, folio sinuato. C. B. P.
Thlaspi bursa pastoris. L. *tetradyn. siliculosa.*

Fleur. Cruciforme; caractères de Thlaspis.

Fruit. Petite silicule triangulaire, s'ouvrant par le haut, et représentant à-peu-près une bourse divisée en deux loges remplies de semences menues: elle diffère de celle des Thlaspis en ce qu'elle n'a aucun rebord.

Feuilles. Les radicales découpées en forme d'aile; les caulinaires plus petites, amplexicaules, larges à leur base, garnies d'oreilles des deux côtés sans découpures; les feuilles varient singulièrement suivant la nature du terrain, tantôt rondes, tantôt longues, entières, découpées, simples ou ailées.

Racine. Blanche, droite, fibreuse, menue.

Port. La tige rameuse varie comme les feuilles; sa plus grande hauteur est d'une coudée; les fleurs blanches pédunculées naissent au sommet des rameaux.

Lieu. Elle croît par-tout, même pendant l'hiver. Lyonnoise, Lithuanienne. Pl. a.

SECTION III.

Des herbes à fleur polypétale, régulière, cruciforme, dont le pistile devient un fruit divisé en deux loges par une cloison mitoyenne et parallèle aux panneaux du fruit.

L'ALYSSON VIVAGE.

Alysson fruticosum incanum. C. B. P.
Alyssum incanum. L. *tetradyn. siliculosa.*

Fleur. Cruciforme; les pétales fendus, blancs, plus longs que le calice qui est divisé en quatre folioles obtuses, caduques.

Fruit. Petite silique ronde, aplatie avec des rebords, biloculaire, divisée par une cloison elliptique et surmontée d'un filet aussi long que la silique; semences orbiculées, brunes, comprimées.

Feuilles. Lancéolées, très-entières, blanchâtres, rudes.

Racine. Pivotante, napiforme, grêle.

Port. La tige ligneuse, d'un pied et demi, droite, ronde, rameuse, blanchâtre; les fleurs disposées en corymbe.

Lieu. Les bords des chemins, les terrains secs. Lithuanienne. Pl. v. ou b. a.

LA GRANDE LUNAIRE OU BULBONAC.

Lunaria major siliqua rotundiore. I. B.
Lunaria annua. L. *tetradyn. siliculosa.*

Fleur. Cruciforme; pétales obtus, de la longueur du calice, ainsi que les onglets qui les terminent.

Fruit. Silicule très - grande, elliptique, plate, composée de deux membranes fines, transparentes, divisées par une cloison membraneuse, terminée par un filet ; contenant des semences brunes, aplaties, en forme de rein, échancrées, avec des rebords membraneux.

Feuilles. Ovales, simples, entières ; les radicales pétiolées ; les caulinaires sessiles, pointues, dentées en manière de scie.

Racine. Napiforme.

Port. Cette plante s'élève à la hauteur d'un pied et demi, droite, cylindrique ; les rameaux au sommet des tiges n'ont que deux ou trois feuilles ; les feuilles opposées.

Lieu. L'Allemagne. Pl. v.

LA PETITE LUNAIRE.

Lunaria leviori folio, siliqua oblonga majori. I. R. H.
Lunaria rediviva. L. *tetradyn. siliculosa.*

Fleur. } Comme la précédente ; la silicule ovale,
Fruit. } oblongue.

Feuilles. Cordiformes, alternes ; les supérieures pointues, dentées.

Racine. Napiforme, quelquefois tubéreuse, ou ses fibres sont rassemblées en faisceaux.

Port. Elle a tant de ressemblance avec la précédente, que le chevalier Linné doute si ce n'est pas une variété.

Lieu. L'Europe septentrionale. P. v. ou b. a.

SECTION IV.

Des herbes à fleur polypétale, régulière, cruciforme, dont le pistile devient une silique divisée dans sa longueur en deux loges, par une cloison mitoyenne.

LE CHOU POMMÉ BLANC.

Brassica capitata alba. C. B. P.
Brassica oleracea, delta capitata. L. *tetradyn. siliquosa.*

Fleur. Cruciforme ; les pétales ovales, ouverts ; le calice verd, droit ; ses folioles lancéolées, linéaires, creusées en gouttière ; quatre nectars en forme de glandes, entre les étamines.

Fruit. Silique longue, cylindrique, aplatie, divisée en deux loges par une cloison, dont le sommet cylindrique surmonte la silique ; semences globuleuses.

Feuilles. Très-grandes, d'un pied, sinuées, sessiles, amplexicaules, à côtes saillantes et relevées.

Racine. Napiforme, blanchâtre, qui sort de terre comme une tige cylindrique, charnué.

Port. La tige de trois pieds ; les fleurs au sommet ; les feuilles alternes.

Lieu. Les jardins potagers. Pl. b. a.

LE GIROFLIER ou VIOLIER JAUNE.

Leucoium luteum vulgare. C. B. P.
Cheirantus cheiri. L. *tetradyn. siliquosa.*

Fleur. Cruciforme ; pétales plus longs que le calice, les onglets de la même grandeur ; le calice divisé en quatre folioles lancéolées, concaves, parallèles, caduques, dont deux bossues à la base.

Fruit. Silique, longue, aplatie, composée de deux lames appliquées sur les bords d'une cloison mitoyenne; semences rangées alternativement, ovales, comprimées.

Feuilles. Lancéolées, aiguës; glabres, sessiles.

Racine. Pivotante, un peu fibreuse, blanche.

Port. La tige de deux pieds, presque ligneuse, droite, rameuse; les rameaux presque égaux; à mesure que les fleurs se développent, les tiges s'alongent; feuilles alternes.

Lieu. Les rochers, les vieux murs. Lyonnoise. Pl. v.

LE CRESSON DES PRÉS.

Cardamine pratensis magno flore purpurascente. I. R. H.

Cardamine pratensis. L. *tetradyn. siliquosa.*

Fleur. Cruciforme; les onglets des pétales droits et deux fois plus longs que le calice dont les folioles sont ovales, alongées et tombent; corolle purpurine.

Fruit. Silique longue, cylindrique, aplatie; ses valvules élastiques se replient en mûrissant et lancent des semences obrondes.

Feuilles. Ailées; les folioles ovales; les folioles radicales orbiculaires; les caulinaires lancéolées.

Racine. Menue, napiforme.

Port. La tige de demi-pied; les fleurs disposées en grappes; feuilles alternes.

Lieu. Les pâturages humides. Lyonnoise, Lithuanienne. Pl. v.

LA ROQUETTE DE MER.

Cakile maritima ampliore folio T. cor. inst.

Bunias cakile. L. *tetradyn. siliquosa.*

Fleur. Cruciforme; les onglets des pétales sont

un peu plus longs que le calice; les pétales ovales.

Fruit. Silique irrégulière, ovale, oblongue, à quatre faces, avec un ou deux angles pointus; sous les angles sont logées des semences obrondes; quelques siliques tétragones, dentées à leur base.

Feuilles. Simples, pétiolées vers la racine, succulentes, linéaires, ailées, dentelées; les caulinaires sessiles; quelques-unes en fer de pique.

Racine. Napiforme.

Port. La tige de deux pieds, herbacée, cylindrique, rameuse; les fleurs au sommet; les feuilles alternes.

Lieu. Les bords de la mer. Pl. a.

LA DENTAIRE.

Dentaria heptaphyllos baccifera. C. B. P.
Dentaria pentaphyllos. L. *tetrad. siliquosa.*

Fleur. Cruciforme; les pétales obtus, obronds, à peine échancrés; onglets de la longueur du calice dont les folioles sont oblongues, obtuses et tombent; corolle purpurine.

Fruit. Silique longue, cylindrique, biloculaire, bivalve; la cloison plus longue que les battans; semences ovales.

Feuilles. Pétiolées, les supérieures digitées; leurs folioles, au nombre de cinq ou de sept, simples, entières, dentées, lancéolées, aigues.

Racine. Noueuse, couverte d'écailles tuilées, de la grosseur du pouce.

Port. Tige simple, de la hauteur de deux ou trois pieds, terminée par des fleurs disposées en grappes; feuilles alternes.

Lieu. Les Alpes, les montagnes du Bugey. Pl. v.

L'HERBE DE SAINTE-BARBE.

Sisymbrium erucæ folio glabro, flore luteo. I. R. H.
Erysimum barbarea. L. *tetradyn. siliquosa.*

Fleur. } Caractères de l'alliaire ; corolle jaune ;
Fruit. } pétales plus longs que le calice.

Feuilles. En forme de lyre, arrondies au sommet, glabres ; les inférieures presque sessiles, les supérieures embrassant la tige à moitié ; toutes varient dans leurs découpures.

Racine. Napiforme, oblongue, blanche.

Port. Les tiges droites, d'un pied et demi, anguleuses, herbacées, fermes, moelleuses, rameuses, cylindriques ; les fleurs au sommet, les feuilles alternes.

Lieu. Les bords des ruisseaux, les prés. Lyonnoise, Lithuanienne. Pl. v.

LE CRESSON DE FONTAINE.

Sisymbrium palustre repens, nasturtii folio. I. R. H.
Sisymbrium sylvestre. L. *tetrad. siliquosa.*

Fleur. Cruciforme ; pétales oblongs, très-ouverts, plus longs que le calice, les onglets très-petits.

Fruit. Silique alongée, recourbée, cylindrique, biloculaire, bivalve ; semences arrondies, menues, rougeâtres.

Feuilles. Ailées avec une impaire ; les folioles lancéolées, dentées.

Racine. Napiforme et fibreuse.

Port. Plusieurs tiges longues d'un pied, herbacées, creuses, cannelées, lisses, rameuses, rampantes ; les fleurs au sommet des tiges ; aucuns supports.

Lieu. Les fontaines, les fossés, les ruisseaux. Lyonnoise, Lithuanienne. Pl. v.

LE TALICTRON DES BOUTIQUES.

Sisymbrium annuum, absinthii minoris folio. I. R. H.
Sisymbrium sophia. L. *tetradyn. siliquosa.*

Fleur. } Caractères de la précédente; pétales très-
Fruit. } petits, plus courts que le calice.

Feuilles. Surcomposées, plusieurs fois aîlées, découpées finement, blanchâtres, couvertes d'un duvet très-fin, imitant celles de la petite absinthe.

Racine. Napiforme, longue, ligneuse, fibreuse, blanche.

Port. Tige d'un pied ou deux, ronde, dure, un peu velue; les fleurs jaunes en grand nombre au sommet des rameaux; les péduncules minces et très-longs; feuilles alternes.

Lieu. Les terrains incultes, le bord des chemins, les vieux murs. Lyonnoise, Lithuanienne. Pl. a.

LA ROQUETTE DES JARDINS.

Eruca latifolia alba, sativa Dioscoridis. C. B. P.
Brassica eruca. L. *tetradyn. siliquosa.*

Fleur. Cruciforme; pétales, ovales, planes, ouverts, diminuant vers les onglets qui ont la longueur du calice rougeâtre, dont les découpures sont linéaires, lancéolées, rougeâtres, presque réunies.

Fruit. Silique lisse, longue, presque cylindrique, mais comprimée de chaque côté; les battans plus courts que la cloison bivalve, biloculaire, surmontée d'un style ensiforme; semences globuleuses, d'un rouge jaune.

Feuilles. En forme de lyre; glabres, presque aîlées.

Racine. Fusiforme, blanche, ligneuse, menue.

Port. Les tiges de deux ou trois pieds, velues; les fleurs au sommet.

Lieu. Les champs, les jardins. Pl. a.

LA MOUTARDE, SENEVÉ.

Sinapis rapi folio. I. R. H.
Sinapis nigra. L. *tetradyn. siliquosa.*

Fleur. Cruciforme; les pétales presque ovales, planes, ouverts; les onglets droits, linéaires, à peine de la longueur du calice très-ouvert, dont les découpures tombent.

Fruit. Silique glabre, tétragone, oblongue, charnue par le bas, raboteuse, biloculaire, bivalve; semences globuleuses, brunes.

Feuilles. A peu-près semblables à celles de la rave, lyrées, mais plus petites et plus rudes, sessiles.

Racine. Napiforme, ligneuse, fibreuse.

Port. Tige de la hauteur de trois pieds, moelleuse, velue, rameuse; les fleurs pédunculées au sommet; les feuilles alternes.

Lieu. Les bords de la mer, les terrains pierreux; on la cultive dans nos jardins. Pl. a.

LA MOUTARDE BLANCHE.

Sinapis apii folio. C. B. P.
Sinapis alba. L. *tetradyn. siliquosa.*

Fleur. En croix comme dans la précédente.

Fruit. Silique velue, dont l'extrémité est alongée et courbée comme un bec; semences quelquefois blanches.

Feuilles. Découpées, garnies de poils, sessiles.

Racine. Comme dans la précédente.

Port. La tige de la hauteur de deux pieds, velue, rameuse, cylindrique; les fleurs au sommet, portées sur des péduncules de même que la précédente ; feuilles alternes.

Lieu. Dans les blés, dans les prés. Pl. a.

LE VÉLAR ou TORTELLE.

Erysimum vulgare. C. B. P.
Erysimum officinale. L. *tetradyn. siliquosa.*

Fleur. Cruciforme ; pétales oblongs, obtus à leur sommet ; les onglets droits, de la longueur du calice, dont les folioles sont ovales, oblongues, colorées et tombent.

Fruit. Silique linéaire, étroite, tétragone, striée, biloculaire, bivalve, sessile, un peu veloutée, appliquée contre la tige ; semences petites, obrondes.

Feuilles. Le plus communément en forme de lyre, terminées en pointe, un peu velues.

Racine. Cylindrique, tortueuse, fibreuse, blanche, ligneuse.

Port. Les tiges d'un pied et demi, cylindriques, fermes, rudes et branchues ; les fleurs jaunes sont, ainsi que les siliques, disposées en longs épis le long des rameaux ; feuilles alternes.

Lieu. Les terrains incultes et secs. Pl. a.

LA RAVE.

Rapa sativa oblonga seu fœmina. C. B. P.
Brassica rapa. L. *tetradyn. siliquosa.*

Fleur. Cruciforme ; caractères de la roquette.

Fruit. Silique surmontée d'un style en forme de corne fongueuse ; les semences arrondies.

Feuilles. Les radicales profondément découpées, étendues sur la terre ; les caulinaires sémi-amplexicaules, terminées en pointe.

Racine. Grosse, charnue.

Port. La racine monte en tige, au milieu des feuilles, à la hauteur de deux pieds; les fleurs au sommet; les feuilles alternes.

Lieu. Naturelle dans les champs d'Italie et de Flandres; on la sème dans nos climats. Pl. b. a.

LE NAVET.

Napus sativa, radice alba. C. B. P.
Brassica napus. L. *tetradyn. siliquosa.*

Fleur.
Fruit. } Caractères de la roquette et de la rave.

Feuilles. Les radicales en forme de lyre; celles de la tige cordiformes, pointues, semi-amplexicaules.

Racine. Fusiforme, montant en tige.

Port. La tige s'élève à la hauteur d'un pied et demi, lisse, jettant des rameaux axillaires, garnis d'une ou deux feuilles; les fleurs naissent au sommet, en épis lâches et pendans.

Lieu. Les bords sablonneux des côtes d'Angleterre, nos jardins. Pl. b. a.

LE RAIFORT ou RADIX.

Raphanus major orbicularis vel rotundus. C. B. P.
Raphanus sativus. L. *tetradyn. siliquosa.*

Fleur. Cruciforme; pétales en forme de cœur, ouverts, diminuant vers les onglets, un peu plus longs que le calice; les folioles du calice oblongues, parallèles, renflées à leur base.

Fruit. Silique faite en corne, raboteuse, comme articulée, épaisse, spongieuse, biloculaire, séparée par une cloison très-mince; semences obrondes, glabres.

Feuilles. Ailées; les radicales pétiolées, les caulinaires sessiles.

Racine. Longue, peu fibreuse, charnue, d'un rouge vif en dehors et blanche en dedans, quelquefois ronde.

Port. Du milieu des feuilles, s'élèvent des tiges à la hauteur de deux pieds, herbacées, rondes, rameuses; les fleurs naissent en grappes au sommet des rameaux; les feuilles alternes.

Lieu. Nos jardins. Originaire de la Chine. Pl. b. a.

SECTION V.

Des herbes à fleur polypétale, régulière, cruciforme, dont le pistile devient une gousse articulée, divisée en travers et en plusieurs loges.

LE CUMIN CORNU.

Hypecoon latiore folio. I. R. H.
Hypecoum procumbens. L. 4-*dria*, 2-*gynia*.

Fleur. Cruciforme; quatre pétales dont deux plus grands, opposés l'un à l'autre, et découpés en trois lobes; quatre étamines d'égale hauteur; calice de deux feuillets.

Fruit. Silique comprimée, articulée, longue, recourbée; une semence presque ronde, aplatie dans chaque articulation.

Feuilles. Imitant celles de la rhue; les radicales ailées, leurs folioles découpées.

Racine. Fusiforme, jaunâtre, fibreuse.

Port. La tige part de la racine, arrondie, simple; les fleurs solitaires au haut des tiges, avec des feuilles florales découpées, solitaires, ou deux à deux.

Lieu. Les départemens méridionaux de la France. Pl. a.

O 4

SECTION VI.

Des herbes à fleur polypétale, régulière, cruciforme, dont le pistile devient une silique unicapsulaire ou qui n'a qu'une cavité.

LA CHÉLIDOINE ou L'ÉCLAIRE.

Chelidonium majus vulgare. C. B. P.
Chelidonium majus. L. *polyand.* 1-*gyn.*

Fleur. Cruciforme; les pétales obronds, planes, ouverts, plus étroits à leur base; le calice divisé en deux folioles ovales, concaves, qui tombent; un grand nombre d'étamines égales en longueur.

Fruit. Silique linéaire, cylindrique, uniloculaire, bivalve.

Feuilles. Sessiles, entières, souvent ailées, à folioles ovales, couvertes de quelques poils.

Racine. Cylindrique, fibreuse, chevelue.

Port. Les tiges droites, un peu velues; les fleurs au sommet, portées sur des pédoncules disposés en ombelle; les feuilles alternes; le suc de la plante est jaune.

Lieu. Les terrains incultes, les vieux murs. Lyonnoise, Lithuanienne. Pl. v.

LE CHAPEAU D'ÉVÊQUE.

Epimedium. Dod. Pempt.
Epimedium Alpinum. L. 4-*dria*, 1-*gyn.*

Fleur. Cruciforme; les pétales ovales, obtus, concaves; quatre nectars en forme de tasse, adhérens aux pétales; quatre étamines égales; calice caduque.

Fruit. Silique alongée, pointue, bivalve, uniloculaire, contenant plusieurs semences oblongues.

Feuilles. Cordiformes, recourbées, au nombre de neuf, sur un long pétiole.

Racine. Menue, noirâtre, d'une odeur forte, composée de fibres qui se propagent.

Port. La tige basse, épineuse ; feuilles imitant celles du lierre.

Lieu. Les terrains humides des Alpes. Pl. v.

SECTION VII.

Des herbes à fleur polypétale, régulière, dont le pistile devient un fruit multiloculaire ou divisé en trois ou quatre cellules.

LA MASSE AU BEDEAU ou ROQUETTE DES CHAMPS.

Erucago segetum. I. R. H.
Bunias erucago. L. *tetradyn. siliquosa.*

Fleur. Cruciforme; les pétales ovales, deux fois plus longs que le calice, leurs onglets droits.

Fruit. Silique irrégulière, ovale, oblongue, tétragone ou à quatre angles, dont un ou deux se terminent en pointe ; quatre loges placées sous les angles ; semences obrondes.

Feuilles. Profondément sinuées, quelquefois ailées ou en manière de lyre, toujours sessiles.

Racine. Napiforme, fibreuse.

Port. Tige de la hauteur d'un pied environ, peu branchue, couverte de petits tubercules relevés, rudes, rougeâtres; les feuilles alternes.

Lieu. Les champs un peu humides de la ci-devant province de Languedoc, et du ci-devant Lyonnois. Pl. a.

SECTION VIII.

Des herbes à fleur polypétale, régulière, cruciforme, dont le pistile se change en plusieurs semences ramassées en tête.

L'ÉPI D'EAU FLOTTANT ou POTAMOGETON.

Potamogeton rotundifolium. M. C. B.
Potamogeton natans. L. 4-*dria*, 4-*gyn*.

Fleur. Sans calice, quatre pétales réguliers, obtus, entiers ; anthères presque sans filamens ; pistiles sans style.

Fruit. Quatre semences anguleuses, aiguës.

Feuilles. Nerveuses, ovales, nageant, lisses.

Port. Tige longue, rameuse; fleurs en épis longs de deux pouces, verdâtres.

Lieu. Les étangs, les rivières. Lyonnoise, Lithuanienne.

SECTION IX.

Des herbes à fleur polypétale, régulière, cruciforme, dont le pistile devient un fruit mou.

LE RAISIN DE RENARD.

Herba Paris. Dod. Pempt.
Paris quadrifolia. L. 8-*dria*, 4-*gyn*.

Fleur. Cruciforme; pétales verdâtres, ouverts, oblongs, en forme d'alêne; le calice divisé en quatre folioles renversées, lancéolées, aiguës, de la grandeur de la corolle; huit étamines à anthères très-longues.

Fruit. Baie noire, globuleuse, tétragone, à quatre loges remplies de deux rangs de semences ovales, lisses, blanchâtres.

Feuilles. Quatre disposées en croix, sessiles, ovales et très-entières.

Racine. Horizontale, articulée, noueuse.

Port. La tige s'élève d'un demi-pied, simple, unique, cylindrique, solide, herbacée; les fleurs pédunculées, solitaires; les feuilles au sommet de la tige, verticillées, ordinairement quatre, quelquefois cinq.

Lieu. Les forêts de l'Europe. Lyonnoise, Lithuanienne. Pl. v.

CLASSE VI.

Des herbes et sous-arbrisseaux à fleur polypétale, régulière, composée d'un nombre indéterminé de pétales disposés en forme de rose, appellée *rosacée.*

SECTION PREMIÈRE.

Des herbes à fleur polypétale, régulière, rosacée, dont le pistile devient un fruit unicapsulaire ou à une seule loge, qui s'ouvre transversalement en deux parties.

L'AMARANTHE ou PASSE-VELOURS.

Amaranthus maximus. C. B. P.
Amaranthus caudatus. L. *monœc. 5-dria.*

Fleur. Mâles ou femelles séparées sur le même pied ; le calice leur tient lieu de corolle ; il est coloré de rouge, droit, formé par trois ou cinq feuillets lancéolés, aigus, disposés en manière de rose ; cinq étamines.

Fruit. Capsule arrondie, un peu comprimée, colorée comme le calice, à trois pointes, uniloculaire, s'ouvrant par le milieu horizontalement ; chaque capsule ne contient qu'une semence globuleuse, comprimée, brune et polie.

Feuilles. Pétiolées, simples, très-entières, oblongues, lisses.

Racine. Fusiforme, très-chevelue.

Port. La tige s'élève quelquefois à la hauteur

d'un homme, branchue, cannelée; les fleurs ramassées le long d'un grand péduncule, en manière de grappe très-grande, décomposée, à rameaux cylindriques, pendans; les mâles et les femelles rassemblées dans les mêmes grappes; les feuilles alternes.

Lieu. La Perse, le Pérou; cultivée dans les jardins. Pl. a.

LE POURPIER.

Portulaca latifolia sive sativa. C. B. P.
Portulaca oleracea. L. *12-dria, 1-gyn.*

Fleur. Rosacée, à cinq pétales droits, obtus, verdâtres, plus grands que le calice qui est petit, divisé en deux et posé sur le germe.

Fruit. Capsule couverte, ovale, uniloculaire, remplie de petites semences brunes

Feuilles. En forme de coin, grasses, charnues, luisantes.

Racine. Simple, peu fibreuse.

Port. Les tiges de la longueur d'un pied au plus, arrondies, lisses, luisantes, tendres, quelques-unes couchées à terre; les fleurs axillaires, solitaires, sessiles; les feuilles alternes.

Lieu. Les terrains gras, les jardins. Pl. a.

SECTION II.

Des herbes à fleur polypétale, régulière, rosacée, dont le pistile ou le calice devient un fruit unicapsulaire ou qui n'a qu'une seule cavité.

LE PAVOT DES JARDINS.

Papaver hortense semine albo, sativum Dioscoridis, album Plinii C. B. P.
Papaver somniferum. L. *polyand. 1-gyn.*

Fleur. Rosacée, à quatre pétales arrondis, planes,

ouverts ; grands ; plus étroits à leur base ; le calice arrondi, glabre, de deux feuillets lisses ; corolle souvent double, de diverses couleurs.

Fruit. Capsule très-grosse, glabre, ronde, surmontée d'une couronne, percée sous la couronne de plusieurs trous ; uniloculaire, contenant un si grand nombre de petites semences brunes qu'on en a compté jusqu'à 32,000 dans la même capsule.

Feuilles. Découpées, pinnatifides, amplexicaules, charnues, dentées, sinuées à leurs bords, lisses en-dessus, un peu velues en-dessous.

Racine. Fusiforme, noirâtre.

Port. Tige herbacée, forte, solide, noueuse, lisse, cylindrique; les feuilles naissent de ses nœuds alternativement et moins découpées à mesure qu'elles approchent du sommet qui porte les fleurs.

Lieu. Les terrains incultes. Originaires des départemens méridionaux. Pl. a.

LE COQUELICOT ou PAVOT ROUGE.

Papaver erraticum majus, rheas Dioscoridis. C. B. P.
Papaver rheas. L. *polyand.* 1-*gyn.*

Fleur. } Comme dans le précédent; le calice hé-
Fruit. } rissé, la capsule ovale, petite, lisse; corolle rouge, une tache noire à l'onglet.

Feuilles. Ailées, découpées profondément et velues.

Racine. Fusiforme, simple, blanche.

Port. Les tiges quelquefois d'une coudée et plus, rondes, solides, rameuses, couvertes de poils; les fleurs naissent au sommet, plusieurs sur la même tige.

Lieu. Dans les champs, dans les blés. Pl. a.

LE PAVOT ÉPINEUX ou PAVOT DU MEXIQUE,

Chardon-bénit des Américains.

Argemone Mexicana. I. R. H.
Argemone Mexicana. L. *polyand.* 1-*gyn.*

Fleur. Rosacée; cinq pétales, grands, arrondis, droits, ouverts, plus grands que le calice découpé en trois parties; corolle jaune.

Fruit. Capsule épineuse, grande, ovale, à cinq angles, uniloculaire; s'ouvrant en cinq parties, contenant de petites semences logées sous les angles de la capsule.

Feuilles. Simples, découpées, amplexicaules, épineuses.

Racine. Fusiforme, fibreuse.

Port. Tige herbacée, de la hauteur d'un pied, cylindrique, rameuse; les fleurs axillaires, solitaires, sur de longs péduncules; toute la plante hérissée de petites épines; feuilles alternes.

Lieu. L'Amérique, les jardins. Pl. b. a.

LE FIGUIER D'INDE, RAQUETTE, CARDASSE.

Opuntia vulgò herbariorum. I. R. H.
Cactus opuntia. L. *icosand.* 1-*gyn.*

Fleur. Rosacée; plusieurs pétales larges, obtus, les extérieurs plus courts que les intérieurs; calice monophille, posé sur le germe, couvert d'écailles.

Fruit. Grosse baie oblongue, uniloculaire, ombiliquée sous le stigmate, charnue, rouge, remplie de semences sous-orbiculaires et petites.

Feuilles. Charnues, épaisses de trois ou quatre lignes, ovales, arrondies au sommet, insérées les unes dans les autres, armées de quelques épines sétacées, la surface des feuilles lisse.

Racine. En forme de corde.

Port. Point de tige; les feuilles naissent les unes des autres comme par articulations; au sommet de la feuille naît la fleur; la plante s'élève peu et rampe en quelque sorte; les épines durcissent à mesure que la plante vieillit.

Lieu. Les Indes, les jardins. Pl. v.

LA FLEUR DE LA PASSION.

Granadilla polyphillos fructu ovato. I. R. H.
Passiflora cærulea. L. *gynand.* 5-*dria.*

Fleur. Rosacée; cinq pétales presque lancéolés, de la longueur et de la figure du calice qui est divisé en cinq parties colorées; cinq étamines adhérentes au germe par leurs filets; un nectar composé d'une triple couronne, dans lesquels on a cru voir les attributs de la passion.

Fruit. Grosse baie charnue, presqu'ovale, uniloculaire, porté sur un style alongé; plusieurs semences ovales, revêtues d'une membrane.

Feuilles. Péticlées, palmées, à cinq ou à sept découpures, lancéolées, ovales, entières, d'un verd foncé.

Racine. Rampante, sarmenteuse, stolonifère.

Port. Tiges sarmenteuses, angulées, grimpantes; fleurs axillaires, solitaires, soutenues par des péduncules plus longs que les pétioles; vrilles axillaires aux côtés des péduncules; stipules réniformes; feuilles alternes.

Lieu. L'île de Minorque; on la cultive dans les jardins. Pl. v.

LA MORGELINE.

Alsine media. C. B. P.
Alsine media. L. 5-*dria*, 3-*gynia.*

Fleur. Rosacée, à cinq pétales fendus, égaux, plus longs que le calice qui est divisé en cinq folioles velues, concaves, oblongues, pointues.

Fruit. Capsule membraneuse à une seule loge, ovale; semences menues, rougeâtres, attachées au placenta en manière de grappe.

Feuilles. Pétiolées, simples, entières, ovales, cordiformes, un peu succulentes.

Racine. Chevelue, fibreuse.

Port. Plusieurs tiges herbacées, cylindriques, foibles, d'un demi-pied de haut, couchées, velues, articulées, rameuses; les fleurs au sommet axillaires, pédunculées, solitaires; les feuilles opposées sur les nœuds des tiges.

Lieu. Les jardins, les cours, les chemins. Pl. a.

L'OREILLE DE SOURIS.

Myosotis incana repens. I. R. H.
Cerastium repens. L. 10-*dria*, 5-*gynia.*
Myosotis arvensis polygonifolio. Vaill. Par. t. 30. f. 2.

Fleur. Rosacée; cinq pétales divisés en deux à leur sommet, droits, ouverts, de la longueur du calice qui est formé par cinq folioles ovales, lancéolées, aiguës.

Fruit. Capsule transparente, ovale, cylindrique, de la forme d'une corne, ouverte à son sommet qui est découpé en cinq dentelures; semences, petites, obrondes.

Feuilles. Sessiles, lancéolées, simples, très-entières, velues, cotonneuses.

Racine. Menue, simple.

Port. La tige foible, couchée ; les fleurs grandes au sommet sur des péduncules rameux ; les feuilles opposées.

Lieu. Les terrains arides. Lyonnoise, Lithuanienne. Pl. v.

LE ROSSOLIS A FEUILLES RONDES,

ou Rosée du Soleil.

Rossolis folio subrotundo. C. B. P.
Drosera rotundifolia. L. 5-*dria*, 5-*gynia.*

Fleur. Rosacée, presque infundibuliforme, à cinq pétales obtus, un peu plus grands que le calice qui est d'une seule pièce et à cinq découpures aiguës.

Fruit. Capsule ovale, uniloculaire, terminée par cinq valvules qui contiennent des semences obrondes.

Feuilles. Simples, pétiolées, très-entières, orbiculaires, alongées, couvertes de filets.

Racine. Fibreuse, déliée comme des cheveux.

Port. Petite plante composée de deux ou trois tiges qui s'élèvent du milieu des feuilles, à quelques pouces, grêles, rondes, rougeâtres ; les fleurs au sommet rassemblées en grappes ; les feuilles radicales et couvertes de petites glandes pétiolées, d'où suinte une liqueur gluante.

Lieu. Les lieux marécageux, les Alpes. Lyonnoise, Lithuanienne. Pl. a.

LA SOUDE ORDINAIRE.

Kali majus cocleato semine. C. B. P.
Salsola soda. L. 5 *dria*, 2-*gynia.*

Fleur. Rosacée par son calice divisé en cinq découpures ovales, obtuses, en rondache, persistantes ; point de corolle.

Fruit. Capsule ronde à une seule loge, entourée du calice, remplie d'une semence longue, noire, luisante, roulée en spirale.

Feuilles. Sans piquans, étroites, épaisses, sessiles.

Racine. Ferme, fibreuse, rameuse.

Port. Tige de trois pieds environ, sans épines, les rameaux droits et rougeâtres; les fleurs le long de la tige, axillaires, solitaires.

Lieu. Les bords de la mer, nos départemens méridionaux. Pl. a.

LA SOUDE D'ALICANTE.

Kali Hispanicum supinum annuum, sedi foliis brevibus. Act. Acad. Par.
Salsola hirsuta. L. Sp. ed. 2ª. *Chenopodium.* ed. 1ª. *5-dria, 2-gyn.*

Fleur. } Comme dans la précédente; la capsule
Fruit. } velue.

Feuilles. Cylindriques, obtuses, cotonneuses, charnues.

Racine. Fibreuse, rameuse.

Port. La tige d'un pied tout au plus, velue, herbacée, diffuse; fleurs axillaires; feuilles alternes.

Lieu. Les bords de la mer, en Espagne. Pl. a.

LA PARNASSIE DES MARAIS.

Parnassia palustris et vulgaris. T.
Parnassia palustris. L. *5-dria, 4-gyn.*

Fleur. Calice divisé en cinq segmens; cinq pétales ovales; cinq mielliers, ou cinq tubercules ornés de plusieurs cils terminés par de glandes arrondies.

Fruit. Capsule à quatre valves contenant plusieurs semences.

Feuilles. Radicales pétiolées, en cœur, lisses au milieu de la tige, une seule feuille assise, l'embrassant.

Racine. Produisant d'un tronc court une foule de radicules.

Port. Tige d'un pied, droite, simple, anguleuse, ne portant qu'une fleur blanche, grande.

Lieu. Dans les prairies humides, dans les montagnes du ci-devant Lyonnois; plus commune en Lithuanie. Pl. v.

LE JONC CONGLOMÉRÉ.

Juncus levis panicula non sparsa. C. B.
Juncus conglomeratus. L. 6-*dria*, 1-*gyn*.

Fleur. Calice persistant, formé par six feuillets lancéolés.

Fruit. Capsule à trois loges, à plusieurs semences.

Feuilles. Elles ne sont que des gaînes radicales, terminées par des feuilles très-courtes, sétacées, que l'on trouve même rarement.

Racine. Fibreuse.

Port. Chaume droit de deux ou trois pieds, rond, nu, terminé en pointe; à un demi-pied au-dessous de cette pointe, naît le panicule arrondi, dense, dont chaque péduncule général est ramifié et porte des fleurs petites, brunes, brillantes.

Lieu. Dans les fossés. Lyonnoise, Lithuanienne.

LE TELEPHE RAMPANT OU LE POURPIER SAUVAGE.

Telephium repens folio non deciduo. C. B.
Thelephium imperati. L. 5-*dria*, 3-*gyn*.

Fleur. Calice de cinq feuillets; cinq pétales insérés sur le réceptacle.

Fruit. Capsule à une loge, à trois valves.

Feuilles. Alternes, ovales, oblongues, succulentes, persistantes.

Racine. Chevelue, menue.

Port. Tige rameuse, rampante; fleurs en grappes terminant la tige, tournées d'un seul côté.

Lieu. Dans les terres sablonneuses, sur les rochers. Dans le ci-devant Dauphiné. Pl. v.

LE CISTE HÉLIANTHEME, ou LA FLEUR DU SOLEIL.

Helianthemum vulgare flore luteo. J. B.
Cistus helianthemum. L. *polyand.* 1-*gyn.*

Fleur. Rosacée; cinq pétales sous-orbiculaires, planes, étendus, très-grands; calice de cinq feuillets, dont deux plus petits.

Fruit. Capsule uniloculaire, à trois battans, à trois côtés, obronde, fermée; semences petites, orbiculaires, un peu aplaties.

Feuilles. Oblongues, garnies de quelques poils, repliées, portées sur de courts pétioles.

Racine. Blanche, ligneuse.

Port. Les tiges ligneuses, nombreuses, grêles, cylindriques, velues, couchées par terre; les fleurs jaunes au sommet, disposées en longs épis, soutenues par de longs péduncules, quatre stipules lancéolées à la base; feuilles opposées deux à deux.

Lieu. Dans les pâturages. Lyonnoise; Lithuanienne. Pl. v.

LA TOUTE-SAINE.

Androsæmum maximum frutescens. C. B. P.
Hypericum androsæmum. L. *polyadelph. polyand.*

Fleur. Rosacée, cinq pétales jaunes assez petits,

ovoïdes, alongés, étendus; calice découpé en cinq, trois pistiles.

Fruit. Péricarpe mou et coloré; espèce de baie contenant des semences petites, brunes, oblongues, fixées sur trois placenta.

Feuilles. Grandes, ovoïdes, plus longues que leur pétiole, d'une odeur vineuse.

Racine. Grosse, ligneuse, rougeâtre, avec de longues fibres.

Port. Espèce de sous-arbrisseau; tige de deux ou trois pieds, rougeâtre, à deux angles, ligneuse, lisse; les fleurs naissent au sommet, souvent au nombre de cinq ou sept, disposées presque en ombelle; feuilles opposées.

Lieu. Dans le ci devant Lyonnois, les haies, au bord des ruisseaux; cultivée dans les jardins. Pl. v.

SECTION III.

Des herbes à fleur polypétale, régulière, rosacée, dont le pistile devient un fruit divisé, le plus souvent bicapsulaire ou à deux loges.

LA SAXIFRAGE RONDE ou LE GÉUM.

Geum rotundifolium majus. I. R. H.
Saxifraga rotundifolia. L. 10-*dria*, 1-*gyn*.

Fleur. Rosacée; cinq pétales planes, plus longs que le calice, étroits à leur base; dix étamines.

Fruit. Capsule presque ovoïde, uniloculaire, s'ouvrant par le haut en forme de deux becs, posée sur le réceptacle de la fleur; semences très-menues, rousses.

Feuilles. Les caulinaires réniformes, dentées, pétiolées, entières.

Racine. Fibreuse.

Port. Les tiges s'élèvent d'entre les feuilles, à

la hauteur d'un pied, lisses, foibles et pliantes; les fleurs au sommet, portées sur de longs pédoncules; feuilles alternes.

Lieu. Sur les Alpes et sur les hautes montagnes du ci-devant Lyonnois. Pl. v.

LA SAXIFRAGE GRENUE.

Saxifraga rotundifolia alba. I. R. H.
Saxifraga granulata. L. 10-*dria*, 2-*gyn.*

Fleur. } *Fruit.* } Comme dans la précédente, mais la capsule et le germe entourés du réceptacle de la fleur; pétales grands, plus longs que le calice.

Feuilles. Alternes, succulentes, velues; les radicales et les inférieures réniformes, découpées en plusieurs lobes ovoïdes; les supérieures cunéiformes, à lobes pointus; les feuilles des rameaux linéaires, entières, sans lobes.

Racine. Fibreuse; les fibres naissant entre de petits tubercules de la grosseur d'un pois, rougeâtres, placés les uns sur les autres.

Port. La tige velue, peu rameuse, d'un rouge pâle; les fleurs au sommet; les pétioles plus longs que les feuilles, s'élargissent à leurs bases.

Lieu. Les bois taillis, les haies. Lyonnoise, Lithuanienne. Pl. v.

LA SALICAIRE VULGAIRE.

Salicaria vulgaris purpurea. I. R. H.
Lythrum salicaria. L. 12-*dria*, 1-*gyn.*

Fleur. Rosacée; six pétales oblongs, ouverts, attachés par leurs onglets aux découpures du calice qui est d'une seule pièce, et à douze denticules; corolle purpurine.

Fruit. Capsule oblongue, terminée en pointe,

fermée, biloculaire ; semences menues et nombreuses.

Feuilles. Un peu velues en-dessous, sessiles, très-entières, oblongues, en forme de cœur lancéolé ; les inférieures opposées, les supérieures éparses.

Racine. De la grosseur du doigt, ligneuse, blanche.

Port. Tiges quelquefois de la hauteur d'un homme, roides, anguleuses, rameuses, rougeâtres, noueuses ; les fleurs naissent en épi, presque verticillées ; les feuilles opposées.

Lieu. Les saussaies, les fossés. Lyonnoise, Lithuanienne. Pl. v.

LE PAVOT CORNU.

Glaucium flore luteo. I. R. H.
Chelidonium glaucium. L. *polyand.* 1-*gynia.*

Fleur. Rosacée ; quatre pétales obronds, planes, ouverts, étroits par le bas ; calice divisé en deux ; un grand nombre d'étamines ; corolle jaune.

Fruit. Silique longue, cylindrique, pliée comme une corne, uniloculaire, bivalve, remplie de semences arrondies, luisantes.

Feuilles. Amplexicaules, sinuées, longues, charnues, velues, blanchâtres.

Racine. De la grosseur du doigt, fusiforme, brune.

Port. Tige herbacée, solide, rameuse, noueuse, glabre, inclinée ; les fleurs axillaires, une seule sur chaque péduncule ; les feuilles partent de chaque nœud, alternes.

Lieu. L'Angleterre, dans les sables au bord de la mer, la Suisse. Pl. b. a.

SECTION IV.

Des herbes à fleur polypétale, régulière, rosacée, dont le pistile devient un fruit divisé en cellules.

LE MILLE-PERTUIS VULGAIRE.

Hypericum vulgare. C. B. P.
Hypericum perforatum. L. *polyadelph. polyand.*

Fleur. Rosacée ; cinq pétales ovales, oblongs, ouverts ; le calice divisé en cinq parties ovales, concaves ; le péricarpe membraneux ; trois pistiles.

Fruit. Capsule obronde, triloculaire, remplie de semences menues, luisantes et oblongues.

Feuilles. Obtuses, sessiles, veinées, marquées de points brillans, diaphanes.

Racine. Ligneuse, fibreuse, jaunâtre.

Port. Tiges hautes d'une coudée, nombreuses, roides, ligneuses, cylindriques, rougeâtres, branchues; les fleurs jaunes au sommet des rameaux; les feuilles opposées deux à deux; elles paroissent percées de plusieurs trous; ce sont des glandes vésiculaires, semées sur les deux surfaces avec des points noirs, semblables à ceux qu'on observe sur les folioles du calice.

Lieu. Les prairies, le long des chemins. Lyonnoise, Lithuanienne. Pl. v.

L'ASCIRUM ou MILLE-PERTUIS QUADRANGULAIRE.

Hypericum ascirum dictum, caule quadrangulo. J. B.
Hypericum quadrangulum. L. *polyadelph. polyand.*

Fleur. } *Fruit.* } Caractères de la précédente; les pétales très-petits, jaunes, à points noirâtres.

Feuilles. Ovoïdes, sessiles, simples, entières, perforées, et à points noirs.

Racine. Fibreuse, ligneuse.

Port. La tige herbacée, de deux pieds de haut, quadrangulaire; les fleurs au sommet disposées en corymbe; feuilles opposées.

Lieu. Les prairies, les fossés. Lyonnoise, Lithuanienne. Pl. v.

LA PIROLE.

Pyrola rotundifolia major. C. B. P.
Pyrola rotundifolia. L. 10-*dria*, 1-*gyn.*

Fleur. Rosacée, un peu irrégulière; cinq pétales sous-orbiculaires, concaves, ouverts; le pistile recourbé en manière de trompe; dix étamines droites; stigmate à cinq dents.

Fruit. Capsule obronde, pentagone, divisée en cinq loges, s'ouvrant par les angles; les semences roussâtres et menues.

Feuilles. Radicales pétiolées, rondes, épaisses, lisses.

Racine. Presque horizontale, en forme de corde.

Port. La tige s'élève d'entre les feuilles à la hauteur d'un pied, droite, ferme, anguleuse, simple, couverte de quelques écailles; les fleurs blanches naissent au sommet, disposées en grappe; on trouve des feuilles florales à la base des péduncules; la plante est toujours verte.

Lieu. Les terrains humides et ombragés; les bois. Lyonnoise, Lithuanienne. Pl. v.

LA RUE DES JARDINS.

Ruta hortensis latifolia. C. B. P.
Ruta graveolens. L. 10-*dria*, 1-*gynia.*

Fleur. Rosacée; quatre ou cinq pétales concaves,

attachés par des onglets étroits; le calice divisé en quatre ou cinq segmens ; le réceptacle environné par dix points ou mielliers.

Fruit. Capsule divisée en autant de lobes qu'il y a de pétales; elle a le même nombre de cavités, et s'ouvre par le haut; plusieurs semences rudes, anguleuses et réniformes.

Feuilles. Décomposées, découpées, petites, oblongues, charnues, lisses, rangées comme par paires sur une côte terminée par une foliole impaire.

Racine. Jaune, ligneuse, très-fibreuse.

Port. Plusieurs tiges ponctuées s'élevant quelquefois à la hauteur de trois pieds, ligneuses, rameuses, l'écorce blanchâtre; les fleurs naissent au sommet; les feuilles alternes.

Lieu. Dans la ci-devant Provence, dans les jardins. Pl. v.

LA RUE SAUVAGE.

Harmala. Dod. Pempt.
Peganum harmala. L. 12-*dria*, 1-*gynia*.

Fleur. Rosacée; cinq pétales oblongs, ovoïdes, droits, ouverts; les cinq folioles du calice linéaires, de la longueur des pétales.

Fruit. Capsule obronde, à trois côtés, triloculaire, trivalve; semences ovales, pointues.

Feuilles. Sessiles, épaisses, succulentes, simples, linéaires, découpées en plusieurs parties.

Racine. Fusiforme, assez simple.

Port. Tige cannelée, herbacée, rameuse, assez basse; les fleurs opposées aux feuilles; les feuilles alternes.

Lieu. L'Espagne, l'Italie, l'Egypte. Pl. v.

LA NIELLE ou TOUTE-EPICE.

Nigella arvensis cornuta. C. B. P.
Nigella arvensis. L. *polyand.* 5-*gyn.*

Fleur. Rosacée ; cinq pétales ovales, planes, obtus, ouverts ; huit nectars disposés en rond ; calice nul ; des feuilles florales nulles, ou très-courtes,

Fruit. Composé de cinq capsules turbinées, oblongues, comprimées, réunies, surmontées de cinq cornes, s'ouvrant par le haut ; semences noires, ridées, anguleuses.

Feuilles. Presque velues, sessiles, découpées en petits filamens.

Racine. Fibreuse, petite, blanchâtre.

Port. Les tiges foibles, de la hauteur d'un pied, grêlés, cannelées, quelquefois rameuses ; une fleur au sommet des tiges ; les feuilles alternes, assises.

Lieu. Les champs. Lyonnoise, Lithuanienne. Pl. a.

LE FABAGO.

Fabago Belgarum, sive Peplus Parisiensium. I. R. H.
Zigophyllum fabago. L. 10-*dria*, 1-*gyn.*

Fleur. Rosacée ; cinq pétales larges, obtus, plus longs que le calice qui a cinq feuillets ovales ; un nectar divisé en dix écailles qui couvrent le germe.

Fruit. Capsule oblongue en forme de prisme, à cinq côtés, à cinq loges, à cinq valves ; les semences sous-orbiculaires et aplaties.

Feuilles. Comme ovales, arrondies, grasses, charnues, pétiolées deux à deux.

Racine. Rameuse.

Port. Tige herbacée, cylindrique, rameuse, articulée, diffuse ; les fleurs entre les feuilles, alternes, géminées, soutenues par des péduncules qui ne portent qu'une seule fleur ; une stipule très-entière à la base des péduncules ; feuilles opposées.

Lieu. La Syrie, les jardins. Pl. v.

LE CISTE QUI PORTE LE LABDANUM.

Cistus ladanifera Hispanica, salicis folio, flore candido. I. R. H.
Cistus ladanifera. L. *polyand.* 1-*gyn.*

Fleur. Rosacée ; cinq pétales ouverts, grands ; le calice divisé en cinq folioles, dont deux alternes sont très-petites.

Fruit. Capsule obronde, à dix loges ; plusieurs semences arrondies, petites, brunes.

Feuilles. Lancéolées, lisses en dessus, ondées à leurs bords, pétiolées ; les pétioles élargis et réunis à leur base.

Racine. Ligneuse, blanchâtre en dedans, noirâtre en dehors, fibreuse.

Port. Port d'un arbrisseau branchu, rameux, de la hauteur de deux pieds, la tige rougeâtre ; les feuilles sont couvertes d'une matière résineuse qu'on ramasse avec des fouets de cuir. *Tournef. Voyage du Levant.*

Lieu. Le Levant. Pl. v.

LE CISTE DE MONTPELLIER.

Cistus ladanifera Monspeliensium. C. B. P.
Cistus Monspeliensis. L. *polyand.* 1-*gynia.*

Fleur. } *Fruit.* } Rosacée, caractères de la précédente.

Feuilles. Lancéolées, sessiles, pointues, velues des deux côtés, avec trois nervures.

Racine. Ligneuse.

Port. Arbrisseau qui conserve sa verdure tout

l'hiver; les fleurs naissent au sommet des branches; les feuilles opposées.

Lieu. Les départemens méridionaux de la France. Pl. v.

LE NÉNUPHAR BLANC ou NYMPHEA.

Nymphæa alba major. C. B. P.
Nymphæa alba. L. *polyand*. 1-*gyn*.

Fleur. Rosacée, très grande; environ quinze pétales, plus grands que le calice qui est formé par quatre feuillets.

Fruit. Ressemblant à une tête de pavot ovale; baie couronnée, partagée dans sa longueur en plusieurs loges; les semences oblongues, noirâtres, luisantes.

Feuilles. Très-grandes, cordiformes, très-entières, épaisses, charnues, veinées, pétiolées, en rondache, surnageant sur l'eau.

Racine. Très-grosse, horizontale, brune dehors, blanche en dedans.

Port. La tige vit dans l'eau; chaque tige ne porte qu'une fleur à son sommet; aucuns supports.

Lieu. Les étangs, les eaux dormantes. Lyonnoise, Lithuanienne. Pl. v.

SECTION V.

Des herbes à fleur polypétale, régulière, rosacée, dont le pistile devient un fruit qui dans son épaisseur renferme plusieurs semences.

LE CAPRIER.

Capparis spinosa, fructu minore, folio rotundo. C. B. P.
Capparis spinosa. L. *polyand*. 1-*gynia*.

Fleur. Rosacée; quatre pétales sous-orbiculaires,

échancrés, grands, ouverts ; le calice coriacé, divisé en quatre parties ovales ; les étamines très-longues.

Fruit. Baie charnue, à péduncule de la grosseur d'un gland, de la forme d'une poire, uniloculaire ; les semences menues et blanches.

Feuilles. Réniformes, sous-orbiculaires, pétiolées, simples, très-entières, un peu épaisses.

Racine. Ligneuse, rameuse, revêtue d'une écorce épaisse.

Port. Espèce d'arbuste qui dans nos climats perd, en hiver, une partie de ses tiges ; elles s'élèvent de deux coudées, ligneuses, lisses, pliantes, armées d'épines roides ; de l'aisselle de chaque feuille, naît un long péduncule qui supporte une fleur blanche ; ce péduncule de la longueur des feuilles est du double plus long que les corolles ; les feuilles alternes.

Lieu. Les départemens méridionaux de France, et dans nos climats contre le pied d'un mur, à l'abri du Nord. Pl. v.

SECTION VI.

Des herbes à fleur polypétale, régulière, rosacée, dont le pistile devient un fruit composé de plusieurs pièces ou capsules.

LA GRANDE JOUBARBE.

Sedum majus vulgare. C. B. P.
Sempervivum tectornm. L. 12-*dria, polygyn.*

Fleur. Rosacée ; douze pétales lancéolés, ovales, concaves, un peu plus grands que le calice qui est également divisé en douze parties concaves et aiguës.

Fruit. Douze capsules disposées en rond, courtes, comprimées, pointues en-dehors, et qui s'ouvrent en-dedans ; plusieurs semences obrondes, petites.

Feuilles. Oblongues, charnues, succulentes, convexes en-dehors, aplaties en-dedans, ciliées en leurs bords, attachées à la racine ; conglobées, rasemblées en forme d'hémisphère.

Racine. Petite, fibreuse.

Port. La tige s'élève du milieu des feuilles, à la hauteur d'un pied, droite, rougeâtre, pleine de moëlle, revêtue de feuilles plus étroites que les radicales ; elle se seche dès que la semence est mûre ; les fleurs rouges naissent au sommet en bouquet ou corymbe, dont les rameaux sont recourbés.

Lieu. Les vieux murs, les rochers. Lyonnoise, Lithuanienne. Pl. v.

LA PETITE JOUBARBE ou TRIQUE-MADAME.

Sedum minus teretifolium album. C. B. P.
Sedum album. L. 10-*dria*, 5-*gynia*.

Fleur. Rosacée ; calice à cinq segmens succulens ; cinq pétales lancéolés, pointus, planes, ouverts ; cinq nectars en forme d'écailles adhérentes au germe ; corolle blanche.

Fruit. Cinq capsules droites, comprimées, échancrées à leurs bases, s'ouvrant pour laisser sortir plusieurs petites semences.

Feuilles. Succulentes, divergentes, oblongues, obtuses, presque cylindriques, sessiles, d'un verd luisant.

Racine. Menue, fibreuse.

Port

Port. Tige d'un demi-pied, rougeâtre, succulente, dure dans sa maturité, rameuse à son sommet; les fleurs en corymbe; les feuilles alternes.

Lieu. Les vieux murs, les rochers, les toits. Lyonnoise. Pl. v.

LA VERMICULAIRE BRULANTE.

Sedum parvum acre, flore luteo. C. B. P.
Sedum acre. L. 10-*dria*, 5-*gyn*..

Fleur. } *Fruit.* } Comme dans la précédente; corolle jaune.

Feuilles. Presque ovoïdes, sessiles, droites, charnues, grasses, comme collées à la tige, entassées.

Racine. Petite, fibreuse.

Port. Les tiges basses, menues; trois grappes de fleurs au sommet qui se divise en trois; feuilles alternes.

Lieu. Les vieux murs, les toits des maisons, les rochers. Lyonnoise, Lithuanienne. Pl. v.

L'ORPIN, REPRISE, JOUBARBE DES VIGNES.

Anacampseros, vulgo faba crassa. J. B.
Telephium vulgare. C. B. P.
Sedum telephium. L. 10-*dria*, 5-*gynia*.

Fleur } *Fruit.* } Caractères des précédentes; corolle rougeâtre ou blanche.

Feuilles. Aplaties, droites, très-épaisses, charnues, en forme de coin, succulentes, quelquefois crénelées en leurs bords, très-entières.

Racine. Charnue, à tubercules blancs.

Port. La tige paroît aussitôt que les feuilles, ce qui la distingue des joubarbes; cette tige tachetée de pointes rouges s'élève d'un pied et demi, courbée, cylindrique, solide, avec quelques rameaux revêtus de feuilles ; les fleurs au sommet disposées en bouquet ; feuilles opposées.

Lieu. Les terrains pierreux, les vignes. Lyonnoise ; Lithuanienne. Pl. v.

L'ORPIN ROSE.

Anacampseros radice rosam spirante. I. R. H.
Rhodiola rosea. L. *diœc. 8 dria.*

Fleur. Rosacée, mâle et femelle sur des pieds différens ; les fleurs femelles ont quatre pétales égaux au calice ; ceux des fleurs mâles sont deux fois plus longs. Les unes et les autres ont quatre nectairs droits, échancrés, plus courts que le calice.

Fruit. Quatre capsules en forme de cornes aplaties, univalves, s'ouvrant en dedans ; semences nombreuses, sous-orbiculaires.

Feuilles. Sessiles, simples, entières, épaisses, succulentes, dentées au sommet en manière de scie, ovales, lancéolées.

Racine. Fusiforme ; son odeur semblable à celle de la rose.

Port. Tige herbacée, simple, succulente ; les fleurs en faisceaux au sommet des tiges ; aucuns supports.

Lieu. Les Alpes. Pl. v.

LA REINE-DES-PRÉS.

Ulmaria Clusii. I. R. H.
Spiræa ulmaria. L. *icosand. 5 gynia.*

Fleur. Rosacée ; cinq pétales attachés par leurs onglets au calice, vingt étamines au moins adhérentes à la base du calice.

Fruit. Plusieurs capsules oblongues, pointues, comprimées, bivalves, contournées comme des chevilles ; quelques semences petites et pointues.

Feuilles. Dentées, ailées, à folioles petites et grandes alternativement ; terminées par une impaire plus grande et plus arrondie que les autres folioles.

Racine. Odorante, fibreuse, noirâtre en dehors, d'un rouge brun en dedans.

Port. La tige presque ligneuse, haute de deux ou trois coudées, lisse, rougeâtre, creuse et rameuse ; les fleurs formant un grand bouquet au sommet des tiges et des rameaux ; feuilles alternes.

Lieu. Les prairies un peu humides. Lyonnoise, Lithuanienne. Pl. v.

LA CROIX DE CHEVALIER.

Tribulus terrestris, ciceris folio, fructu aculeato. C. B. P.

Tribulus terrestris. L. 10-*dria*, 1-*gynia.*

Fleur. Rosacée ; cinq pétales oblongs, obtus, ouverts ; le calice divisé en cinq parties plus courtes que les pétales ; germe sans style.

Fruit. Obrond, avec des angles aigus, composé de cinq capsules bossuées, armées de trois ou quatre piquans, imitant en quelque sorte une croix de chevalier ; semences turbinées, oblongues.

Feuilles. Ailées, rangées par paire le long d'une côte simple ; les folioles au nombre de six de chaque côté, presque égales.

Racine. Simple, blanche, petite, fibreuse.

Port. Les tiges longues de demi-pied, couchées par terre, velues, rougeâtres, rameuses ; les fleurs axillaires, solitaires, pédunculées ; les feuilles opposées ; les folioles garnies de cils à leurs bords, velues en dessous ; deux stipules entières.

Lieu. Les départemens méridionaux de la France, dans le ci devant Dauphiné. Pl. a.

LE TROSCART DES MARAIS.

Juncago palustris et vulgaris. T.
Gramen junceum spicatum, seu Triglochin. C. B.
Triglochin palustre. L. 6-*dria*, 3-*gyn*.

Fleur. Calice de trois feuillets; corolle de trois pétales, droits, assez semblables au calice; trois styles plumeux.

Fruit. Capsule linéaire, à trois loges qui s'ouvrent par la base; une semence dans chaque loge.

Feuilles. Radicales, graminées, droites, très-étroites.

Racine. Chevelue.

Port. Tige d'un pied, nue, terminée par un épi de fleurs jaunes, resserrées.

Lieu. Dans les prés aquatiques. Lyonnoise, Lithuanienne.

LE BEC-DE-GRUE SANGUIN.

Geranium sanguineum maximo flore. C. B. P.
Geranium sanguineum. L. *monadelph.* 10-*dria*.

Fleur. Polypétale, régulière, rosacée; cinq pétales cordiformes; calice de cinq feuillets, ovales, aigus, concaves; dix étamines; corolle grande et violette.

Fruit. En forme de bec alongé, marqué longitudinalement de cinq stries, divisé en cinq battans, qui lors de la maturité se détachent par leur base et se relèvent en se roulant sur eux-mêmes pour laisser sortir des semences réniformes.

Feuilles. Arrondies, découpées en cinq parties qui sont divisées en trois, velues, vertes en dessus, blanchâtres en dessous.

Racine. Epaisse, rouge et fibreuse.

Port. Les tiges droites, de la hauteur d'une coudée, nombreuses, rougeâtres, velues, noueuses. Les péduncules axillaires, portant une seule fleur; deux feuilles florales sur le péduncule le plus élevé; les feuilles opposées; celles du sommet portées par de courts pétioles.

Lieu. Les bords des chemins. Lyonnoise, Lithuanienne. Pl. v.

L'HERBE A ROBERT.

Geranium Robertianum viride. C. B. P.
Geranium Robertianum. L. *monadelph.* 10-*dria.*

Fleur. } Caractères de la précédente; le calice
Fruit. } velu, à dix angles; corolle plus petite.

Feuilles. Velues, divisées en cinq lobes étroits qui sont encore découpés en manière d'aile, d'une couleur souvent rougeâtre.

Racine. Menue, jaune.

Port. Les tiges s'élèvent à la hauteur d'une coudée, velues, noueuses, rougeâtres, branchues, couvertes de poils. Les péduncules axillaires portent deux fleurs; les feuilles opposées, leurs pétioles presque rouges, velus.

Lieu. Les rochers, les décombres. Lyonnoise, Lithuanienne. Pl. v.

LE PIED-DE-PIGEON.

Geranium folio malvæ rotundo. C. B. P.
Geranium rotundifolium. L. *monadelph.* L. 10-*dria.*

Fleur. } Caractères des précédentes; les pétales
Fruit. } presqu'entiers; les feuillets du calice longs et pointus; les capsules glabres.

Feuilles. Découpées en cinq parties principales qui se subdivisent en plusieurs petites découpures aiguës.

Racine. Simple et branchue.

Port. Les tiges visqueuses, de la hauteur de quelques pouces, nombreuses, inclinées vers la terre; les feuilles des tiges souvent au nombre de cinq, longuement pétiolées, moins lisses, plus blanches, plus petites que les radicales; les fleurs petites, rougeâtres, axillaires, deux fleurs sur un pédu ncule; feuilles opposées.

Lieu. Les prés, les jardins. Lyonnoise, Lithuanienne. Pl. a.

LE GÉRANIUM CICUTUM.

Geranium cicutæ folio minus et supinum. C. B. P.
Geranium cicutarium. L. Syst. Nat. 1143. *monadelph. 10-dria*.

Fleur. } Caractères des précédentes. Les fleurs
Fruit. } ont cinq étamines; les calices divisés en cinq parties.

Feuilles. Ailées, découpées finement, obtuses, ressemblant à celles de la cigue, moins grandes, rampantes.

Racine. Epaisse et d'une mauvaise odeur.

Port. Tige rameuse, très-basse; les pédoncules axillaires portent plusieurs fleurs; stipules membraneuses; les feuilles opposées; les folioles linéaires.

Lieu. Les terrains stériles. Lyonnoise, Lithuanienne. Pl. a.

LE PIGAMON JAUNE ou LA RUE DES PRÉS.

Thalictrum majus siliqua angulosa aut striata. C. B. P.
Thalictrum flavum. L. *polyand. polygyn*.

Fleur. Rosacée; quatre pétales jaunes, sous-orbiculaires, obtus, concaves, qui tombent et tiennent lieu de calice; étamines nombreuses.

Fruit. Plusieurs capsules anguleuses, striées; les semences oblongues, solitaires, très-menues.

Feuilles. Amplexicaules, trois fois ailées; les folioles ovales; à trois lobes obtus.

Racine. Jaunâtre, horizontale, stolonifère.

Port. Tiges d'environ deux pieds, roides, sillonnées, rameuses, feuillées, cylindriques; les fleurs au sommet, disposées en panicule droit, un peu étalé; feuilles alternes.

Lieu. Les prés, les lieux humides. Lyonnoise, Lithuanienne. Pl. v.

L'HELLÉBORE NOIR ou PIED DE GRIFFON.

Helleborus niger fœtidus. C. B. P.
Helleborus fœtidus. L. *polyand. polygynia.*

Fleur. Rosacée; cinq pétales obronds, obtus, larges, persistans, verdâtres, rouges à leurs bords, point de calice; plusieurs nectars en rond, tubulés, à deux lèvres échancrées.

Fruit. Plusieurs capsules comprimées, à double carène, membraneuses, dures, renfermant des semences rondes, nombreuses.

Feuilles. Radicales et caulinaires, soutenues par plusieurs pétioles qui se réunissent en un pétiole commun; elles sont d'un verd brun.

Racine. Fibreuse.

Port. Tige feuillée de la hauteur d'un pied et demi; les fleurs pendantes au sommet, disposées comme en ombelle; une feuille florale au bas de chaque péduncule; la plante répand une odeur fétide; elle est toujours verte et fleurit en tout tems.

Lieu. Les grands chemins sablonneux, les bords des rivières. Pl. v.

L'HELLÉBORE NOIR A FLEUR VERTE.

Helleborus niger hortensis flore viridi. C. B. P.
Helleborus viridis. L. *polyand. polygyn.*

Fleur. } *Fruit.* } Caractère du précédent ; la corolle verdâtre ; pistiles, trois, quatre, cinq ; étamines courtes.

Feuilles. Radicales, pétiolées, coriacées, seches, digitées, en quatre, cinq, six ou huit parties, souvent dentelées et laciniées ; les feuilles des péduncules petites et sessiles.

Racine. Rameuse, de couleur noire.

Port. La plante s'élève à la hauteur d'un pied ; les fleurs pendantes au haut des péduncules qui prennent naissance de la racine.

Lieu. Les montagnes d'Allemagne, les jardins. Pl. v.

L'HELLÉBORE BLANC A FLEUR ROUGE.

Veratrum flore atro rubente. I. R. H.
Veratrum nigrum. L. *polygam. monœc.*

Fleur. Rosacée, hermaphrodite et mâle sur la même plante ; six pétales oblongs, d'un rouge noirâtre, lancéolés, dentelés, très-ouverts.

Fruit. Trois capsules uniloculaires, univalves, s'ouvrant en-dedans, oblongues, droites, comprimés ; semences oblongues, obtuses à l'une des extrémités.

Feuilles. Sessiles, simples, entières, ovales, embrassant la tige en manière de gaîne.

Racine. Fibreuse, presque tubéreuse.

Port. La tige herbacée, simple, haute de trois ou quatre pieds, terminée par des bouquets de fleurs de différens sexes et disposées en grappe ; les péduncules velues ; une feuille florale à la base de chaque péduncule ; feuilles alternes.

Lieu. Les lieux humides, dans la ci-devant Alsace et aux Pyrénées. Pl. v.

L'HELLÉBORE BLANC A FLEUR PALE.

Veratrum flore subviridi. I. R. H.
Veratrum album. L. *polygam. monœc.*

Fleur. } Caractères du précédent; corolles droites,
Fruit. } blanchâtres.

Feuilles. Ovoïdes, simples, entières, qui embrassent la tige en manière de gaîne.

Racine. Presque tubéreuse.

Port. Tige plus basse que la précédente, terminée par un panicule plus composé; les feuilles florales moins nombreuses; la corolle quelquefois verte.

Lieu. Les Alpes suisses, les montagnes, aux Pyrénées et en Lithuanie. Pl. v.

LE SOUCI DES MARAIS.

Populago flore majore. I. R. H.
Caltha palustris. L. *polyand. polygyn.*

Fleur. Rosacée; cinq pétales ovales, grands; beaucoup d'étamines; cinq ou dix pistiles; la corolle jaune, quelquefois double.

Fruit. Cinq ou dix capsules, petites, pointues, comprimées, à double carène, s'ouvrant par la suture supérieure; plusieurs semences ovales, lisses, brunes, terminées par un chaperon jaunâtre.

Feuilles. Pétiolées; les pétioles en gaînes blanches, simples, entières, arrondies, presque réniformes, crénelées; les inférieures orbiculaires, portées par des pétioles plus longs.

Racine. Presque horizontale, fibreuse.

Port. La tige lisse, haute d'un pied; fleurs pédonculées, axillaires, solitaires, souvent au sommet des tiges; feuilles grandes, alternes.

Lieu. Les endroits humides. Lyonnoise, Lithuanienne.

LA MORENE GRENOUILLETTE.

Morsus ranæ foliis circinatis, floribus albis.
Nymphœa alba minima. C. B.
Hydrocharis morsus ranæ. L. Vaill. Par. *diœc. enneand.*

Fleur. A calice de trois feuillets; à corolle de trois pétales arrondis; les fleurs mâles, à neuf étamines, dont trois au centre, produisent un stylet de leur base; les fleurs femelles à ovaire sous la corolle, qui est chargé de six styles.

Fruit. Capsule coriacée, à six loges, renfermant chacune plusieurs semences très-petites.

Feuilles. Pétiolées, réniformes, lisses, luisantes, orbiculaires, flottantes sur l'eau, d'un verd foncé.

Racine. D'une tige traçante naissent plusieurs radicules à chaque nœud.

Port. De distance en distance naissent de la tige traçante des feuilles disposées comme par paquets; péduncules, quatre ou cinq des aisselles des feuilles, portant chacun une, deux, trois fleurs à pétales blancs; fleurs mâles et femelles sur des pieds différens.

Lieu. Sur les eaux tranquilles. Lyonnoise, Lithuanienne.

LE TROLLE GLOBULEUX.

Helleborus niger ranunculifolio, flore globoso majore. T.
Trollius Europæus. L. *polyandr. polyg.*

Fleur. Grande, jaune, composée de douze à qu

torze pétales ramassés en boule. Miellier : dix à douze languettes tubulées.

Fruit. Plusieurs capsules ovales, renfermant plusieurs semences.

Feuilles. Palmées, à cinq lobes incisés.

Port. Tige d'un pied, simple, feuillée, le plus souvent simple, portant au sommet une seule fleur.

Lieu. Très-commune dans les forêts de Lithuanie, dans nos départemens. On ne la trouve que sur les plus hautes montagnes.

L'ISOPIRE RENONCULE.

Thalictrum montanum præcox. T.
Isopyrum thalictroides. L. *polyand. polyg.*

Fleur. Sans calice ; corolle de cinq pétales ; nectaires tubulés, fendus au sommet en trois.

Fruit. Capsules recourbées à plusieurs semences.

Feuilles. A pétioles, une ou deux fois ternées ; à folioles ovales, en lobes tendres, d'un verd de mer.

Port. Tige de cinq à six pouces, grêle, rougeâtre, rameuse, fleurs petites, blanches, à pétales émoussés ; stipules ovales.

Lieu. Sur les montagnes du ci-devant Dauphiné.

LA PIVOINE MALE.

Pæonia folio nigricante splendido, quæ mas. C. B. P.
Pæonia officinalis. Mascula. L. *polyand. 2-gynia.*

Fleur. Rosacée ; cinq pétales orbiculaires, grands, étroits à leur base ; le calice divisé en cinq folioles, concaves, inégales en grandeur.

Fruit. Plusieurs capsules ovales, oblongues, velues, uniloculaires, univalves, s'ouvrant en-dedans longitudinalement ; semences nombreuses, presque sous-orbiculaires et noires dans leur maturité.

Feuilles. Simples, découpées en lobes, de trois en trois, ovoïdes et lancéolées.

Racine. Tubéreuse, en faisceaux.

Port. Les tiges de la hauteur de deux pieds, rameuses, un peu rougeâtres; les fleurs au sommet, très-simples et solitaires; feuilles alternes.

Lieu. En Suisse et dans les environs de Montpellier; on la cultive dans nos jardins. Pl. v.

LA PIVOINE FEMELLE.

Pæonia communis vel femina. C. B. P.
Pæonia officinalis, feminea. L. *polyand. 2-gynia.*

Fleur. } Variété de la précédente; les semences
Fruit. } oblongues et plus petites.

Feuilles. Doublement ternées, elles diffèrent des précédentes par leurs lobes qui sont difformes.

Racine. Tubéreuse, fibreuse.

Port. La tige et les fleurs moins grandes que dans la précédente.

Lieu. Le même. Pl. v.

SECTION VII.

Des herbes à fleur polypétale, régulière, rosacée, dont le pistile devient un fruit composé de plusieurs semences disposées en manière de tête.

L'ANÉMONE SAUVAGE.

Anemone sylvestris alba major. C. B. P.
Anemone sylvestris. L. *polyand. polyg.*

Fleur. Rosacée, composée de cinq ou six pétales ovales, oblongs, rangés en deux ou trois ordres; point de calice; corolle blanche, velue en-dehors.

Fruit. Point de péricarpe; réceptacle globuleux,

alongé, couvert de points concaves ; plusieurs semences obrondes, velues, surmontées du style.

Feuilles. Radicales avec de longs pétioles, composées de cinq digitations velues, incisées et anguleuses.

Racine. Fibreuse, horizontale.

Port. Des renoncules ; la tige foible s'élève à la hauteur de six pouces ; le péduncule nu. A quelques pouces au-dessous de la fleur une collerette de trois à cinq feuilles partagées en lobes profonds et incisés.

Lieu. A l'ombre dans les bois, les haies. Lyonnoise, Lithuanienne. Pl. v.

LA PULSATILLE ou COQUELOURDE, Herbe au Vent.

Pulsatilla folio crassiore et majore flore. C. B. P.
Anemone pulsatilla. L. *polyand. polyg*.

Fleur. Rosacée ; six pétales épais, très-velus, droits ; une espèce de calice ou d'enveloppe foliacée, découpée en plusieurs parties embrassant le sommet de la tige et la base du péduncule.

Fruit. Disposé en manière de tête arrondie, composé de plusieurs semences surmontées du style alongé en forme de queue ; les semences velues.

Feuilles. Deux fois aîlées, velues, couchées sur terre, attachées par des pétioles longs et velus.

Racine. Ligneuse, grosse comme le doigt, chevelue.

Port. La tige s'élève du milieu des feuilles, à la hauteur d'un demi-pied, ronde, cylindrique, duvetée, nue ; les fleurs pendantes, solitaires au sommet, agitées par le moindre vent ; péduncule d'un pouce ; feuilles florales, découpées profondément.

Lieu. Les prés, les taillis, les terrains incultes. Lyonnoise, Lithuanienne. Pl. v.

LA RENONCULE TUBÉREUSE,

Grenouillette.

Ranunculus pratensis radice verticilli modo rotunda. C. B. P.
Ranunculus bulbosus. L. *polyabd. polygyn.*

Fleur. Rosacée ; cinq pétales obtus, luisans, jaunes ; l'onglet petit, à nectaire pulpeux, fendu ; le calice formé par cinq folioles concaves, un peu colorées, réfléchies en-dehors.

Fruit. En manière de tête, composé d'un réceptacle auquel les semences irrégulières adhèrent par de courts pédicules ; point de péricarpe.

Feuilles. Composées, découpées en plusieurs lanières, étroites et alongées.

Racine. Bulbeuse, arrondie, produisant à sa base plusieurs radicules.

Port. La tige droite, d'un pied de haut, velue et garnie de feuilles ; les fleurs au sommet ; les pédoncules sillonnés ; les feuilles alternes.

Lieu. Les prés. Lyonnoise, Lithuanienne. Pl. v.

LA RENONCULE DES MARAIS.

Ranunculus palustris apiifolio levis. C. B. P.
Ranunculus sceleratus. L. *polyand. polygyn.*

Fleur. Caractères de la précédente.

Fruit. Les semences lisses, menues, ramassées en tête, plus longues et plus déliées que celles des autres renoncules.

Feuilles. Les inférieures palmées, celles des tiges digitées, les supérieures simples, d'un verd pâle.

Racine. Grosse, creuse, fibreuse.

Port. Les tiges creuses, cannelées, rameuses,

d'une coudée ; les fleurs petites au sommet ; feuilles alternes.

Lieu. Les terrains humides et marécageux. Lyonnoise, Lithuanienne. Pl. v.

LA PETITE CHÉLIDOINE.

Ranunculus vernus rotundifolius minor. I. R. H.
Ranunculus ficaria. L. *polyand. polyg.*

Fleur. Rosacée ; le calice formé par trois feuillets creusés en cuiller, huit pétales lingulés.

Fruit. Arrondi, hérissé et couvert de plusieurs petites semences recourbées au sommet.

Feuilles. Pétiolées, cordiformes, anguleuses.

Racine. Divisée en fibres auxquelles sont attachés des tubercules succulens, oblongs, pâles en dehors et blancs en dedans.

Port. Les tiges longues de demi-pied, succulentes, grêles, couchées ; au sommet de chaque tige naît une fleur.

Lieu. Les fossés et les lieux humides. Lyonnoise, Lithuanienne. Pl. v.

L'HÉPATIQUE DES JARDINS.

Ranunculus tridentatus vernus flore simplici, cœruleo. I. R. H.
Anemone hepatica. L. *polyand. polygyn.*

Fleur. Rosacée ; caractère de l'anémone sauvage ; plusieurs rangs de pétales ; un calice formé par trois feuillets, à peine séparées de la fleur ; corolle bleue, blanche ou rouge, simple ou double.

Fruit. Semences ovales, oblongues, velues.

Feuilles. Radicales à longs pétioles, à trois lobes, très-entières ; la forme des lobes varie.

Racine. Divisée en manière de têtes, avec plusieurs fibres capillaires.

Port. Tige sans feuilles, velue, herbacée, basse; les péduncules plus courts que les pétioles; chaque péduncule porte une fleur qui paroît les premiers jours du printems; on trouve trois petites feuilles florales, ovales, lancéolées, concaves au-dessous de la fleur; les feuilles ne se renouvellent que lorsque la fleur est passée.

Lieu. Les pays froids; on en fait des bordures dans les jardins. Lyonnoise, Lithuanienne. Pl. v.

L'ADONIS D'ÉTÉ.

Ranunculus arvensis foliis chamæmili, flore phœniceo. T.
Adonis æstivalis. L. *polyand. polyg.*

Fleur. Cinq feuillets au calice; cinq pétales sans nectaires.

Fruit. Ovale, formé par plusieurs semences nues.

Feuilles. Composées, découpées très-menues, assez semblables à celles de la camomille, mais plus petites.

Port. Tige de huit pouces, foible, grêle, peu rameuse; fleurs terminant la tige, ou les branches solitaires; à pétales étroits, d'un rouge clair, plus longs que les feuillets du calice.

Lieu. Dans les ci-devant Bourgogne et Dauphiné.

LA RENONCULE MINEURE OU LA RATUNCULE.

Ranunculus gramineo folio, flore caudato, seminibus in capitulum spicatum congestis.
Myosurus minimus. L. *pentand. polyg.*

Fleur. Calice de cinq feuillets adhérens à la hampe par leur partie moyenne, étroits, linéaires; cinq pétales ou nectaires linéaires, lingulés, caducs comme le calice.

Fruit.

Fruit. Cylindrique, formé par une foule de semences.

Feuilles. Radicales nombreuses, linéaires, succulentes, droites, plus courtes que la hampe.

Port. Tige sans feuilles, de trois ou quatre pouces, droite; portant au sommet une seule fleur.

Lieu. Commune en Lithuanie; on l'a trouvée dans le ci-devant Dauphiné.

LA SAGITTAIRE AQUATIQUE.

Ranunculus palustris folio sagittato maximo. L. *Sagittaria sagittifolia.* L. *monœc polyand.*

Fleur. Mâle et femelle; à calice de trois feuillets; à corolle de trois pétales; dans la fleur mâle, environ vingt-quatre étamines; dans la fleur femelle, une foule de pistiles.

Fruit. Plusieurs semences nues en tête.

Feuilles. A longs pétioles; radicales lisses, nerveuses, en fer de flèche.

Racine. Fibreuse, blanche.

Port. Tige nue, droite; fleurs en anneaux de trois péduncules ornés d'une bractée; les fleurs supérieures, mâles; les inférieures, femelles.

Lieu. Dans les fossés. Lyonnoise, Lithuanienne. Pl. v.

LE FLUTEAU PLANTAGINÉ.

Ranunculus palustris plantaginis folio ampliore. T. *Alisma plantago.* L. 6-*dria. polyg.*

Fleur. Calice de trois feuillets; corolle de trois pétales; six étamines; plusieurs pistiles.

Fruit. Plusieurs capsules ramassées en cercle, à une semence.

Feuilles. Radicales à longs pétioles, ovales, lancéolées, nerveuses.

Racine. Bulbeuse, succulente, produisant une foule de fibres.

Port. Tige nue de deux pieds, péduncules en anneaux, branchue, formant au sommet de la hampe un panicule; pétales roses, petits; les capsules, dix-sept, forment un triangle à angles obtus.

Lieu. Dans les fossés Lyonnoise, Lithuanienne. Pl. v.

LA FILIPENDULE.

Filipendula vulgaris, an Molon Plinii. C. B. P.
Spiraca filipendula. L. *icosand. 5-gynia.*

Fleur. Caractère de la reine-des-prés; calice à six segmens; six pétales; trente étamines.

Fruit. Plusieurs capsules disposées en rond, de douze à vingt, terminées par un style endurci; semences rudes et aplaties.

Feuilles. Ailées, découpées profondément, dentelées uniformément; d'un verd foncé.

Racine. Fibreuse et tubéreuse; composée de tubercules oblongs, ronds, charnus, qui paroissent disposés sur un filet, comme les grains d'un chapelet.

Port. Ordinairement une tige herbacée qui s'élève jusqu'à un pied, droite, cannelée, branchue, feuillée; les fleurs au sommet disposées en une espèce d'ombelle rameuse; les feuilles alternes.

Lieu. Les prairies seches. Lyonnoise, Lithuanienne. Pl. v.

LA CLÉMATITE ou HERBE AUX GUEUX.

Clematitis sylvestris latifolia. C. B. P.
Clematis vitalba. L. *polyand. polygyn.*

Fleur. Rosacée; quatre pétales lancéolés, coriacés, veloutés en dessous, lâches; point de calice.

Fruit. Point de péricarpe; plusieurs semences

disposées en rond, barbues, chevelues, très-longues.

Feuilles. Ailées, rangées ordinairement au nombre de cinq sur une côte; les folioles cordiformes, entières ou dentelées inégalement.

Racine. Grosse, fibreuse, rougeâtre.

Port. Plante grimpante, elle jette des sarmens ligneux, gros, rudes, plians, anguleux; les fleurs blanches, naissent en grappe ou en manière d'ombelle; les feuilles opposées, dont les pétioles, en se roulant, s'accrochent à tout ce qu'ils rencontrent.

Lieu. Les haies. Lyonnoise. Pl. v.

LA BENOITE ou HERBE DE SAINT-BENOIT.

Caryophyllata vulgaris. C. B. P.
Gum urbanum. L. *icosand. polygyn.*

Fleur. Rosacée; cinq pétales de la grandeur du calice auquel ils sont attachés; le calice d'une seule pièce, les découpures alternativement plus petites.

Fruit. Semences nues en tête, armées de pointes longues, nues, courbées en hameçon.

Feuilles. Pétiolées, en forme de lyre; les inférieures pinnées, terminées par une impaire plus large que les autres, et fendues en trois lobes; les supérieures sessiles, découpées en trois lobes.

Racine. Fibreuse, roussâtre.

Port. Les tiges d'un pied de haut, velues et branchues; les rameaux alternes; les fleurs au sommet, droites; les feuilles alternes.

Lieu. Les terrains ombrageux et humides. Lyonnoise, Lithuanienne. Pl. v.

LE FRAISIER.

Fragaria vulgaris. C. B. P.
Fragaria vesca. L. *icosand. polygyn.*

Fleur. Rosacée; cinq pétales obronds, étendus, adhérens, ainsi que les étamines, à un calice presque découpé en dix parties.

Fruit. Point de péricarpe; réceptacle pulpeux, ovale, coloré de rouge et de blanc, renfermant plusieurs petites semences éparses çà et là sur la superficie de la pulpe.

Feuilles. Les radicales pétiolées et ternées, dentées en manière de scie; les caulinaires sessiles et entières.

Racine. Roussâtre, fibreuse, chevelue.

Port. Tiges rampantes, stolonifères, quatre ou cinq fleurs sur un même péduncule, à la base duquel on trouve une feuille florale.

Lieu. Les bois. Lyonnoise, Lithuanienne. Pl. v.

LA QUINTE-FEUILLE.

Quinquefolium majus repens. I. R. H.
Potentilla reptans. L. *icosand. polyg.*

Fleur. Rosacée; cinq pétales sous-orbiculaires, adhérens, ainsi que les étamines, à un calice presque découpé en dix, les découpures alternes et recourbées.

Fruit. Presque rond; semences ramassées en manière de têtes, enveloppées par le calice.

Feuilles. D'un verd foncé, pétiolées, digitées, peu velues, crénelées en leurs bords; cinq folioles sur un même pétiole; d'où vient le nom de quinte-feuille.

Racine. Longue, fibreuse, noirâtre en dehors, rouge en dedans.

Port. Tiges longues de deux à trois pieds, rondes, grêles, flexibles, velues, genouillées, rampantes, stolonifères; les fleurs jaunes, portées sur de longs péduncules, axillaires; feuilles alternes.

Lieu. Les champs sablonneux, pierreux et humides. Lyonnoise, Lithuanienne. Pl. v.

LA TORMENTILLE.

Tormentilla sylvestris. C. B. P.
Tormentilla erecta. L. *icosand. polyg.*

Fleur. Rosacée; à-peu-près les caractères de la précédente, mais elle n'a que quatre pétales adhérens à un calice velu, presque découpé en huit folioles.

Fruit. Petit réceptacle chargé de semences menues et oblongues.

Feuilles. Pétiolées, ternées; les folioles sessiles, simples et entières.

Racine. Noueuse, traçante.

Port. Les tiges droites, longues de six à huit pouces, grêles, foibles, velues, rougeâtres; les fleurs petites, jaunes, solitaires, opposées aux feuilles et soutenues par des péduncules; feuilles alternes.

Lieu. Les lieux humides. Lyonnoise, Lithuanienne. Pl. v.

L'ARGENTINE.

Pentaphylloides argenteum alatum, seu Potentilla. I. R. H.
Potentilla anserina. L. *icosand. polyg.*

Fleur. Rosacée; caractères de la quinte-feuille.

Fruit. Sphérique, chargé de semences arrondies et jaunâtres.

Feuilles. Ailées, dentées en manière de scie, conjuguées, vertes par-dessus, et d'une couleur argentine par-dessous.

Racine. Noirâtre, fibreuse.

Port. Tige herbacée, rampante, cylindrique; les fleurs jaunes, axillaires, solitaires, portées sur de longs pédoncules.

Lieu. Le bord des rivières, dans les sables humides. Lyonnoise, Lithuanienne. Pl. v.

SECTION VIII.

Des herbes à fleur polypétale, régulière, rosacée, dont le pistile ou le calice deviennent des fruits mous.

LE RAISIN D'AMÉRIQUE.

Phytolacca americana majori fructu. I. R. H.
Phytolacca americana. 10-*dria*, 10-*gyn*.

Fleur. Rosacée; cinq pétales ouverts, étendus, concaves, courbés à leur pointe; point de calice.

Fruit. Baie molle, ronde, comprimée, à dix sillons longitudinaux, umbiliquée à l'insertion du pistile; composée de dix loges qui contiennent chacune une semence réniforme, glabre.

Feuilles. Pétiolées, simples, très-entières, lisses, grandes, ovales, lancéolées.

Racine. Fusiforme, blanche, plus grosse que la jambe.

Port. Les tiges s'élèvent quelquefois à la hauteur de six pieds, rondes, fermes, rougeâtres, rameuses, cylindriques; les fleurs blanches, verdâtres, disposées en grappes opposées aux feuilles, soutenues par des péduncules rouges; les baies d'un beau rouge dans leur maturité; feuilles alternes.

Lieu. La Virginie, l'Amérique. On le cultive dans

les jardins, et il ne craint point la rigueur de nos hivers. Pl. v.

L'ASPERGE.

Asparagus sativa. C. B. P.
Asparagus officinalis. L. 6-*dria*, 1-*gyn.*

Fleur. Rosacée; six pétales réunis par leurs onglets, oblongs, droits, en forme de tube; les trois pétales intérieurs réfléchis à leur sommet; point de calice.

Fruit. Baie sphérique, rouge dans sa maturité, renfermant deux ou trois semences anguleuses, noires, dures et glabres.

Feuilles. Sétacées, linéaires, molles, longues d'un pouce.

Racine. Nombreuse, comme attachée à une tête cylindrique et charnue.

Port. Les tiges s'élèvent à la hauteur de deux ou trois pieds, lisses, rameuses; à la base des feuilles et des rameaux on trouve de petites stipules membraneuses; les feuilles en faisceaux, trois à trois, ou quatre à quatre; les fleurs aux aisselles des feuilles à deux péduncules portant chacun une ou deux fleurs, dont les trois pétales extérieurs sont d'un verd rougeâtre.

Lieu. Les terrains sablonneux, les îles du Rhône. Lyonnoise, Lithuanienne. Pl. v.

SECTION IX.

Des herbes à fleur polypétale, régulière, rosacée, dont le calice devient un fruit sec.

LE CUMIN SAUVAGE.

Cuminoides vulgare. I. R. H.
Lagoecia cuminoides. L. *5-dria, 1-gyn.*

Fleur. Rosacée ; cinq pétales fourchus supérieurs; calice de cinq feuillets découpés en filets pinnés.

Fruit. Sous-orbiculaire ; semences solitaires, ovales, oblongues, couronnées par le calice.

Feuilles. Ailées, terminées par une impaire, écartées, plus larges vers le bas.

Racine. Napiforme.

Port. La tige cylindrique, herbacée ; les fleurs axillaires, pédunculées, disposées en ombelle ; à collerette générale et partielle, quelques épines sur les denticules des folioles.

Lieu. Les îles de Crète et de Lemnos. Pl. a.

L'AIGREMOINE.

Agrimonia officinarum. I. R. H.
Agrimonia eupatoria. L. 12-*dria*, 2-*gyn.*

Fleur. Rosacée ; cinq pétales planes, échancrés, attachés par de petits onglets à un calice d'une seule pièce divisée en cinq ; ce calice entouré d'un second calice.

Fruit. Le calice intérieur resserré et endurci tient lieu de péricarpe; il est couvert en dessus de poils rudes, pliés en hameçon ; il renferme deux semences obrondes.

Feuilles. Sessiles, veinées, velues ; les caulinaires ailées avec interruption, terminées par une impaire; leurs folioles dentelées, sessiles, alternativement grandes et petites.

Racine. Horizontale, rameuse, noirâtre.

Port. Tige de deux pieds, simple, velue, cylindrique; les fleurs au sommet, éloignées, disposées en grappe; péduncule à une ou deux fleurs; corolles jaunes, on remarque deux stipules cordiformes; amplexicaules.

Lieu. Les prairies, les champs, les fossés Lyonnoise, Lithuanienne. Pl. v.

LE PETIT LAURIER-ROSE

ou l'herbe de Saint-Antoine. L'épilobe à feuilles étroites.

Chamænerion latifolium vulgare. I. R. H.
Epilobium angustifolium. L. *8-dria, 1-gyn.*

Fleur. Rosacée; quatre pétales obronds; plus larges au sommet et échrancrés; le calice supérieur au germe, divisé en quatre folioles oblongues, aiguës, colorées; le stigmate recourbé; germe grêle, très-alongé.

Fruit. Longue capsule cylindrique, à quatre battans et autant de loges; les semences aigretées, attachées à un placenta tétragone.

Feuilles. Lancéolées, entières.

Racine. Simple, ligneuse, rameuse.

Port. Tige herbacée, cylindrique, rameuse au sommet; les fleurs axillaires, solitaires, péduncu-lées; calice rouge; les corolles irrégulières, pourprès; les feuilles éparses; aucuns supports.

Lieu. Dans les sables aux bords du Rhône, de la rivière d'Aim. La variété à feuilles étroites dans les rochers des montagnes. Lithuanienne. Pl. v.

CLASSE VII.

Des herbes et sous-arbrisseaux à fleurs simples, polypétales, réguliéres, rosacées, disposées en parasol ou en ombelle, nommées *Ombellifères*.

SECTION PREMIERE.

Des herbes à fleurs rosacées, en ombelle, soutenues par des rayons, dont le calice devient un fruit composé de deux petites semences striées ou cannelées.

L'AMMI.

Ammi majus. C. B. P.
Ammi majus. L: 5-*dria*, 2-*gyn*.

Fleur. Rosacée, en ombelle; cinq pétales cordiformes, recourbés et inégaux en grandeur; l'enveloppe générale composée de folioles linéaires, aîlées, à peine de la longueur de l'ombelle; l'enveloppe particulière composée de plusieurs folioles linéaires plus courtes que l'ombelle; l'ombelle générale composée d'un grand nombre de rayons, la partielle courte et ramassée; toutes les fleurs hermaphrodites.

Fruit. Ovale, lisse, composé de deux semences cannelées d'un côté et convexes de l'autre.

Feuilles. Les inférieures aîlées, à folioles lancéolées, dentées; les supérieures très-divisées, à folioles étroites.

Racine. Fusiforme.

Port. Tige d'un pied et demi, simple, herbacée;

les fleurs au sommet en ombelle composée d'un grand nombre de rayons ; les feuilles alternes, amplexicaules.

Lieu. Le départemens méridionaux de la France. Cette plante est rare. Pl. a.

LE PERSIL COMMUN.

Apium hortense, seu Petroselinum vulgo. C. B. P.
Apium petroselinum. L. 5-*dria*, 2-*gyn*.

Fleur. Rosacée, en ombelle ; plusieurs pétales obronds, égaux, recourbés ; l'enveloppe générale composée d'une foliole ; la particulière, de plusieurs folioles très-petites.

Fruit. Ovale, strié, se divisant en deux semences ovales, striées d'un côté, planes de l'autre.

Feuilles. Deux fois aîlées, amplexicaules ; les inférieures à folioles ovales ou cunéiformes, incisées ; celles des tiges linéaires ; celles du sommet aîlées, à trois ou cinq folioles très-entières ; une foliole unique à la base de l'ombelle.

Racine. Fusiforme, de la grosseur du pouce, fibreuse, blanchâtre, pivotante.

Port. Tige de deux ou trois pieds, herbacée, striée, sillonée, nouée, creuse, souvent rameuse ; les feuilles alternes.

Lieu. Les terrains humides ; cultivée dans nos jardins. Pl. b. a.

LE CÉLERI ou PERSIL DES MARAIS.

Apium dulce, Celeri *Italorum*. H. R. Par.
Apium graveolens. L. 5-*dria*, 2-*gyn*.

Fleur, } *Fruit*. } Caractères du précédent.

Feuilles. Pinnées, deux ou trois fois aîlées, à folioles cunéiformes, luisantes, incisées, dentées ;

les caulinaires en forme de coin, dentées, sessiles; les inférieures pétiolées, se divisent en trois.

Racine. Pivotante et fibreuse, rousse en-dehors et blanche en-dedans.

Port. Tiges hautes de deux pieds, cannelées profondément, noueuses; les fleurs ordinairement axillaires, assises quelquefois au sommet des rameaux; les feuilles de la tige alternes, les inférieures opposées; on remarque des points blancs sur les dentelures.

Lieu. Les terrains humides, marécageux. On l'a naturalisé dans les jardins potagers où l'on blanchit les tiges par la culture. Pl. b. a.

LE PERSIL DE MACÉDOINE.

Apium Macedonicum. C. B. P.
Bubon Macedonicum. L. *5-dria*, *2-gynia*.

Fleur. Rosacée, en ombelle; cinq pétales lancéolés, recourbés; l'ombelle universelle, de dix rayons; la partielle de quinze à vingt; l'enveloppe générale divisée en cinq folioles, la partielle en a quelques-unes de plus.

Fruit. Ovale, cannelé, velu, couronné, se divisant en deux semences aplaties d'un côté et convexes de l'autre.

Feuilles. Rhomboïdales, ovales, crénelées; les inférieures deux fois ailées, celles du sommet simplement ailées et cotonneuses.

Racine. Fusiforme, blanche, ridée.

Port. Tige haute d'un pied et demi, velue, rameuse; l'ombelle au sommet, blanche dans les jeunes plantes; les feuilles alternes, amplexicaules.

Lieu. Les rochers et lieux pierreux de la Macédoine. Pl. b. a.

L'ANIS.

Apium anisum dictum, semine suaveolente majori. I. R. H.
Pimpinella anisum L. *5-dria, 2-gynia.*

Fleur. Rosacée, en ombelle; cinq pétales ovales, recourbés, égaux; l'ombelle universelle a plusieurs rayons; la partielle un plus grand nombre; point d'enveloppe générale ni partielle; le calice propre à peine visible, les stigmates globuleux.

Fruit. Oblong, ovoïde, se divisant en deux semences convexes, cannelées d'un côté.

Feuilles. Ailées, les radicales arrondies, découpées et divisées en trois; celles du sommet plus découpées.

Racine. Fusiforme, blanche, fibreuse.

Port. La tige n'a pas un pied; elle est branchue, cannelée, creuse; les fleurs naissent au sommet; les feuilles alternes, amplexicaules.

Lieu. Il vient d'Égypte. On le cultive dans nos jardins. Pl. a.

LA GRANDE CIGUË.

Cicuta major. C. B. P.
Conium maculatum. L. *5-drya, 2-gyn.*

Fleur. Rosacée, en ombelle très-ouverte; cinq pétales en cœur, recourbé; les ombelles ont plusieurs rayons ouverts; l'enveloppe générale est composée de quatre ou cinq folioles très-courtes; la partielle, d'un feuillet, divisé en trois, n'occupant qu'un côté de l'ombellule.

Fruit. Strié, obrond, divisé en deux semences convexes, hémisphériques, crénelées des deux côtés.

Feuilles. Grandes, trois fois ailées; à folioles

lancéolées, découpées, pointues, luisantes, d'un verd noirâtre.

Racine. Fusiforme, jaunâtre en dehors et blanche en-dedans.

Port. La tige s'élève à la hauteur de quatre pieds, lisse, branchue, marquetée de quelques taches d'un rouge noirâtre ; l'ombelle naît au sommet ; fleurs blanches ; les feuilles alternes.

Lieu. Les terrains aquatiques, mais rare dans le ci-devant Lyonnois, commune en Lithuanie ; elle se cultive et se multiplie facilement. Pl. b. a.

LA PETITE CIGUE.

Cicuta minor, Petroselino similis. C. B. P.
Æthusa cynapium, L. 6-*dria*, 2-*gyn.*

Fleur. Rosacée, en ombelle ; cinq pétales inégaux, en forme de cœur recourbé ; les rayons de l'ombelle générale vont en diminuant de grandeur jusqu'au centre ; point d'enveloppe générale ; la partielle composée de trois ou cinq folioles étroites et longues.

Fruit. Presque rond, cannelé, se divisant en deux semences sous-orbiculaires et striées.

Feuilles. Amplexicaules, deux fois ailées ; les folioles sessiles et profondément découpées, comme pinnées.

Racine. Fusiforme.

Port. Cette plante est beaucoup plus basse que la précédente ; les tiges d'un pied et demi, herbacées, cannelées, rameuses ; l'ombelle au sommet ; les feuilles alternes.

Lieu. Dans les jardins où elle ne se mêle que trop souvent avec les herbages. Lyonnoise. Lithuanienne. Pl. a.

LE CARVI ou CUMIN DES PRES.

Carvi cœsalpini. C. B. P.
Carum carvi. L. *5-dria, 2-gynia.*

Fleur. Rosacée, en ombelle; cinq pétales presque égaux, cordiformes, obtus, échancrés, recourbés au sommet; l'ombelle générale composée de dix rayons souvent inégaux; ceux de la partielle rassemblés; enveloppe nulle, ou d'une seule feuille, et le calice peu apparent.

Fruit. Ovale, obrong, strié, se divisant en deux semences aplaties d'un côté, striées du côté convexe.

Feuilles. Amplexicaules, lisses, deux fois allées; les folioles simples et découpées en deux ou trois lobes anguleux.

Racine. Fusiforme, peu fibreuse, de la grosseur du pouce.

Port. Tiges hautes de deux pieds, cannelées, lisses, branchues, rameuses; l'ombelle au sommet; les feuilles alternes.

Lieu. Dans les prés des montagnes. Lyonnoise, Lithuanienne. Pl. b. a.

LA CAROTTE.

Daucus sativus radice lutea et rubra. I. R. H.
Daucus carotta. L. *5-dria, 2-gyn.*

Fleur. Rosacée, en ombelle; cinq pétales en cœur, recourbés; les pétales extérieurs plus grands que les intérieurs; l'ombelle universelle ainsi que la partielle, composée d'un grand nombre de rayons presque égaux, un peu plus courts dans le centre; l'enveloppe générale composée de plusieurs folioles de la longueur de l'ombelle, ces folioles linéaires et allées; l'enveloppe partielle simple et de la longueur des petites ombelles.

Fruit. Ovoïde, couvert de poils rudes, composé de deux semences convexes, hérissées d'un côté, et aplaties de l'autre.

Feuilles. Velues, amplexicaules, à pétioles nerveux en dessous, aîlées; les folioles aîlées et très-découpées.

Racine. Fusiforme, jaune ou rouge, ce qui ne constitue qu'une variété.

Port. Tige de deux ou trois pieds, herbacée, cannelée, rameuse, velue; l'ombelle très-garnie au sommet; fleurs blanches; les feuilles alternes.

Lieu. Les prés, les champs arides; cultivée dans les potagers. Lyonnoise, Lithuanienne. Pl. b. a.

LA PERCE-FEUILLE ou OREILLE-DE LIÈVRE.

Bupleurum perfoliatum, rotundifolium, annuum. I. R. H.

Bupleurum rotundifolium. L. 5-*dria*, 2-*gynia*.

Fleur. Rosacée, en ombelle; cinq pétales recourbés, en forme de cœur; l'ombelle générale à moins de dix rayons, ainsi que la partielle qui est droite et étendue; l'enveloppe générale nulle, la partielle composée de cinq folioles ouvertes, ovales; les trois plus grandes pointues, les deux plus petites obtuses; le calice à peine visible.

Fruit. Sous-orbiculaire, cannelé, aplati, composé de deux semences oblongues, ovales, aplaties d'un côté, convexes et cannelées de l'autre.

Feuilles. Ovales, lancéolées, simples, dures, entières, perfeuillées, lisses, nerveuses.

Racine. Simple, blanche, peu fibreuse.

Port. Tige unique, haute d'un pied et demi, grêle, longue, lisse, cannelée, creuse, noueuse, rameuse; l'ombelle à fleurs jaunes au sommet; les feuilles inférieures finissent en pétiole.

Lieu. En Pologne et dans le ci-devant Dauphiné. Pl. a.

LE BUPLEURUM EN ARBRE
ou Séséli d'Ethiopie.

Bupleurum arborescens salicis folio. I. R. H.
Bupleurum fruticosum. L. 5-*dria*, 2-*gyn*.

Fleur. } Comme dans la précédente.
Fruit. }

Feuilles. Simples, très-entières, en ovale renversé, plus larges dans le haut que dans le bas, traversées dans leur longueur d'une forte nervure qui se confond avec un pétiole creusé en gouttière, et amplexicaule.

Racine. Ligneuse, rameuse.

Port. Cet arbrisseau s'élève de quatre à cinq pieds; les tiges droites, rameuses; la fleur au sommet. Il jette plusieurs rejettons par le pied. On y voit au printems plusieurs feuilles plus grandes que les feuilles ordinaires.

Lieu. Originaire du Levant; il réussit parfaitement dans nos climats. Pl. v.

SECTION II.

Des herbes à fleurs rosacées, en ombelle, soutenues par des rayons, dont le calice se change en deux petites semences oblongues et un peu épaisses.

LE FENOUIL COMMUN.

Fœniculum dulce majore et albo semine. I. R. H.
Anethum fœniculum. L. 5-*dria*, 2 *gyn*.

Fleur. Rosacée, en ombelle; cinq pétales entiers, lancéolés, recourbés; les ombelles composées de plusieurs rayons, aucune enveloppe ; le calice à peine visible.

Fruit. Ovale, composé de deux semences convexes, cannelées d'un côté, aplaties de l'autre, sans être environnées d'une membrane comme l'anet.

Feuilles. Très-grandes, lisses, amplexicaules, plusieurs fois ailées ; les folioles simples, ailées, linéaires, comme cylindriques, terminées en pointe.

Racine. Fusiforme, cylindrique, presque blanche.

Port. Tiges de la hauteur d'un homme, nombreuses, droites, cylindriques, cannelées, noueuses, lisses ; l'ombelle au sommet, grande, concave, à fleurs jaunes ; les feuilles alternes.

Lieu. Dans les vignes pierreuses des départemens méridionaux, dans les jardins. Pl. b. a.

LE SÉSÉLI DE MARSEILLE ou FENOUIL TORTU.

Fœniculum tortuosum. J. B.
Seseli tortuosum. L. 5-*dria*, 2 *gyn.*

Fleur. Rosacée, en ombelle arrondie ; cinq pétales en cœur, recourbés, un peu inégaux ; l'ombelle générale varie dans sa forme ; la partielle est presque ronde et très-courte ; point d'enveloppe générale, la partielle composée de plusieurs folioles linéaires, pointues, de la longueur des petites ombelles.

Fruit. Petit, ovale, strié, divisé en deux semences cannelées, convexes d'un côté, et de l'autre aplaties.

Feuilles. Amplexicaules, deux fois ailées, les folioles linéaires, rassemblées en faisceaux, plus épaisses que celles du fenouil.

Racine. Fusiforme, petite, tortue.

Port. Tige herbacée, haute, droite, roide, tortueuse, cannelée, très-rameuse; l'ombelle au sommet; les feuilles alternes.

Lieu. L'Europe méridionale. Pl. v.

LE MEUM.

Meum foliis anethi. C. B. P.
Athamanta Meum. L. *5-dria*, *2 gyn.*

Fleur. Rosacée, en ombelle; cinq pétales en forme de cœur, recourbés, un peu inégaux; l'enveloppe générale, nulle, ou quelquefois d'un seul feuillet; la partielle de trois feuillets, ornant un seul côté de l'ombellule; l'ombelle générale ouverte, composée de plusieurs rayons, la partielle en a moins.

Fruit. Ovale, oblong, cannelé, divisé en deux semences glabres, cannelées, convexes d'un côté et aplaties de l'autre.

Feuilles. Amplexicaules, deux fois ailées; les folioles courtes, capillaires.

Racine. Fusiforme.

Port. Les tiges d'un ou deux pieds, herbacées, cannelées, l'ombelle au sommet; les feuilles alternes.

Lieu. Les Alpes en Suisse, en Espagne, au mont Pila. Pl. a.

L'OENANTHÉ AQUATIQUE.

OEnanthe aquatica. T.
OEnanthe fistulosa. L. *5 dria*, *2-gyn.*

Fleur. Rosacée, en ombelles irrégulières, celles du disque assises, stériles; la collerette universelle, souvent nulle, ou d'une foliole; l'ombelle composée de trois ou quatre rayons qui soutiennent chacun une ombellule très-ramassée, plane.

Fruit. Oblong, couronné par le calice et les styles persistans.

Feuilles. Les radicales deux fois aîlées ; à folioles planes ; à lobes arrondis ; celles de la tige aîlées, fistuleuses, filiformes, cylindriques.

Racine. Stolonifère; elle produit çà et là dans la vase, des bulbes.

Port. La tige d'un pied, cylindrique, lisse, fistuleuse, presque nue; fleurs blanches.

Lieu. Dans les marais. Lyonnoise, Lithuanienne.

LA LIVÈCHE ou ACHE DE MONTAGNE.

Angelica montana perennis, paludapii folio. I. R. H.
Lingusticum levisticum. L. *5-dria, 2-gynia.*

Fleur. Rosacée, en ombelle ; cinq pétales égaux, blancs, entiers, recourbés au sommet, planes, creusés en forme de carène ; l'enveloppe générale de sept ou huit folioles linéaires, lancéolées, inégales ; la partielle de quatre au plus ; l'ombelle générale est composée de plusieurs rayons, ainsi que la partielle.

Fruit. Oblong, anguleux, sillonné, divisé en deux semences oblongues, glabres, profondément cannelées d'un côté, à cinq sillons, et de l'autre aplaties.

Feuilles. Amplexicaules, deux fois aîlées ; les folioles cunéiformes, opposées, sessiles, simples, lisses, découpées à leur sommet.

Racine. Fusiforme, rameuse, longue d'un pied.

Port. Les tiges de la hauteur d'un homme, de la grosseur du pouce, nombreuses, noueuses, épaisses, creuses, cannelées, peu rameuses; l'ombelle au sommet; les feuilles alternes.

Lieu. Les Alpes, l'Esperou. Pl. v.

LA PETITE ANGELIQUE SAUVAGE.

Angelica sylvestris minor seu erratica. C. B. P.
Ægopodium podagraria. L. 5-*dria*, 2-*gyn*.

Fleur. Rosacée, en ombelle; cinq pétales ovales, concaves; point d'enveloppe; l'ombelle générale de forme convexe, est composée de plusieurs rayons, ainsi que la partielle dont la forme est aplatie.

Fruit. Ovale, oblong, cannelé, divisé en deux semences oblongues, convexes d'un côté et aplaties de l'autre.

Feuilles. Amplexicaules; les inférieures deux fois ternées, leurs folioles sessiles; les supérieures simples, ternées et les folioles pétiolées; toutes les feuilles simples, assez grandes, ovales, entières et dentées.

Racine. Longue, rampante, horizontale, fibreuse.

Port. Tige de deux pieds, droite, anguleuse, herbacée, cannelée; l'ombelle au sommet, dense, inégale, fleurs blanches; les feuilles alternes.

Lieu. Les haies, les bords des vignes. Lyonnoise, Lithuanienne. Pl. V.

LA SANICLE FEMELLE.

Astrantia major, corona floris candida vel purpurascente. I. R. H.
Astrantia major. L. 5-*dria*, 2-*gyn*.

Fleur. Rosacée, en ombelle; plusieurs pétales en forme de cœur, recourbés, divisés en deux à leur extrémité; l'enveloppe générale divisée en plusieurs folioles; la partielle en a une vingtaine, lancéolées, à trois nervures, colorées, plus longues que les petites ombelles; l'ombelle générale composée de trois rayons; la partielle d'un très-grand nombre.

Fruit. Ovale, obtus, cannelé, couronné, composé de deux semences ovales, oblongues.

Feuilles. Palmées, divisées en cinq lobes qui se subdivisent en trois parties; les radicales pétiolées, les caulinaires sessiles.

Racine. Fusiforme, accompagnée de petites racines de la même forme et parallèles.

Port. Tige haute d'un pied; l'ombelle au sommet; les ombelles partielles semblent former une belle fleur radiée, rougeâtre ou blanchâtre; les feuilles ordinairement deux à deux sur la tige, leurs dentelures terminées par des poils.

Lieu. Les Alpes, les Pyrénées, sur les montagnes sous-alpines du Bugey. Pl. v.

LE CERFEUIL.

Chærophyllum sativum. C. B. P.
Scandix cerefolium. L. *5dria, 2-gyn.*

Fleur. Rosacée, en ombelle; cinq pétales en cœur, recourbés, les extérieurs plus grands que les intérieurs; point d'enveloppe générale; la partielle de deux, trois ou cinq folioles de la longueur des petites ombelles; l'ombelle générale longue, composée de peu de rayons, la partielle plus nombreuse.

Fruit. Long, subulé, ovale, strié, composé de deux semences sillonnées d'un côté, planes de l'autre, luisantes.

Feuilles. Amplexicaules, deux ou trois fois ailées; les folioles un peu élargies, obtuses, découpées, un peu velues, imitant celles du persil.

Racine. Fusiforme, menue, blanche, fibreuse.

Port. Tige d'une coudée, cylindrique, cannelée, noueuse, lisse, branchue; l'ombelle au sommet, ou assise, latérale; les feuilles alternes; toutes les fleurs hermaphrodites.

Lieu. Les jardins potagers; spontanée dans les champs des départemens méridionaux. Pl. a.

LE CERFEUIL SAUVAGE.

Chærophyllum sylvestre perenne, cicutæ folio. I. R. H.
Chærophyllum sylvestre. L. 5-*dria*, 2-*gyn*.

Fleur. Rosacée, en ombelle; cinq pétales en forme de cœur, recourbés, les extérieurs un peu plus longs que les intérieurs; point d'enveloppe générale; la partielle divisée en cinq ou dix folioles lancéolées, concaves, recourbées; l'ombelle générale ouverte, la partielle composée d'un nombre de rayons presque égal à ceux de l'ombelle générale.

Fruit. Ovale, oblong, pointu, divisé en deux semences oblongues, très-menues à leur pointe, lisses, convexes d'un côté, aplaties de l'autre.

Feuilles. Amplexicaules, deux ou trois fois ailées; les folioles pinnatifides et pointues, imitant celles de la ciguë.

Racine. Fusiforme.

Port. Tige herbacée, striée, rameuse, de deux à quatre pieds, un peu enflée à chaque nœud; l'ombelle au sommet; les feuilles alternes; toutes les fleurs hermaphrodites.

Lieu. Les vergers, les lieux cultivés. Lyonnoise, Lithuanienne. Pl. v.

SECTION III.

Des herbes à fleurs rosacées, en ombelle, soutenues par des rayons, dont le calice devient un fruit arrondi, un peu épais et de médiocre grosseur.

LA CORIANDRE.

Coriandrum majus. C. B. P.
Idem. L. 8-*dria*, 2-*gynia*.

Fleur. Rosacée, en ombelle; cinq pétales en forme de cœur, recourbés; ceux du disque sont égaux; ceux de la circonférence inégaux; les extérieurs plus grands et divisés en deux : l'enveloppe générale d'une seule foliole; la partielle divisée en trois folioles linéaires : l'ombelle composée d'un très-petit nombre de rayons; la partielle de plusieurs.

Fruit. Rond, sphérique, ridé, strié, composé de deux semences hémisphériques à stries légères.

Feuilles. Les inférieures deux fois aîlées, à folioles assez larges, ovales, lobées ou dentées, amplexicaules, aîlées; les caulinaires découpées, très-menues.

Racine. Fusiforme, foible, blanche, peu fibreuse.

Port. Tige simple, grêle, cylindrique, pleine de moelle. haute de deux ou trois pieds; l'ombelle au sommet; les feuilles alternes; les fleurs du disque ne produisent souvent point de semences.

Lieu. L'Italie; on la cultive aisément dans les jardins. Pl. a.

SECTION IV.

Des herbes à fleurs rosacées, en ombelle, soutenues par des rayons, dont le calice devient deux semences ovales, aplaties et assez petites.

L'IMPÉRATOIRE.

Imperatoria major. C. B. P.
Imperatoria ostruthium. *5-dria, 2-gyn.*

Fleur. Rosacée, en ombelle ; cinq pétales en cœur, recourbés, presqu'égaux ; point d'enveloppe universelle ; la partielle composée de plusieurs folioles ténues, de la longueur de la petite ombelle ; l'ombelle universelle plane, composée de plusieurs rayons ; la partielle inégale.

Fruit. Obrond, comprimé, se divisant en deux semences arrondies, ou formant une bosse au centre, marquées de deux sillons, entourées d'un large rebord.

Feuilles. Radicales, trois fois subdivisées par trois folioles larges, ovales, à grandes dentelures, quelquefois trois fois ternées, à trois lobes ; les feuilles florales opposées.

Racine. Charnue, tubéreuse, oblongue, épaisse, ridée, articulée, se propageant par des rejettons, grise en dehors, blanche en dedans.

Port. Tige de deux pieds, au sommet de laquelle naît une large ombelle blanche ; les feuilles radicales ; la plante a à peu près le port de l'angélique, mais moins rameuse et moins fistuleuse.

Lieu. Les montagnes d'Italie, d'Allemagne, les Alpes. Lyonnoise. Pl. V.

L'ANGÉLIQUE.

Imperatoria sativa. I. R. H.
Angelica archangelica. L. *5-dria, 2-gyn.*

Fleur. Rosacée, en ombelle; cinq pétales lancéolés, un peu recourbés; ils sont d'un jaune verdâtre, et tombent bientôt; l'enveloppe universelle, petite, divisée en trois ou en cinq folioles, la partielle en huit; l'ombelle générale, obronde, composée de plusieurs rayons; la partielle exactement sphérique lorsqu'elle est en fleur.

Fruit. Obrond, anguleux, divisé en deux semences ovales, planes d'un côté et entourées d'un rebord, convexes de l'autre et marquées de trois lignes.

Feuilles. Amplexicaules, deux fois ailées, terminées par une foliole impaire, divisée en lobes; les folioles opposées, sessiles, ovales, lancéolées, à dents de scie, simples, entières.

Racine. Fusiforme, grande, brune en dehors.

Port. Tige herbacée, fistuleuse, rameuse, de la hauteur de trois ou quatre pieds; l'ombelle au sommet; les feuilles alternes.

Lieu. Les Alpes; cultivée dans les jardins. Pl. V.

L'ANGÉLIQUE DES PRÉS.

Angelica pratensis major. I. R. H.
Angelica sylvestris. L. *5-dria, 2-gyn.*

Fleur. } Caractères de la précédente.
Fruit. }

Feuilles. Deux fois ailées, à folioles égales, ovales, lancéolées, dentées en leurs bords en manière de scie.

Racine. Fusiforme.

Port. Comme la précédente, moins forte, moins nourrie ; les feuilles alternes.

Lieu. Dans les parties froides et humides des forêts. Lyonnoise, Lithuanienne. Pl. v.

LA PERCE-PIERRE, CHRISTE-MARINE ou Fenouil-Marin.

Crithmum seu Fœniculum minus. I. R. H.
Crithmum maritimum. L. *5-dria, 2-gyn.*

Fleur. Rosacée, en ombelle ; cinq pétales ovales, courbés, presqu'égaux ; l'enveloppe universelle horizontale, de cinq folioles lancéolées, obtuses ; la partielle divisée en sept petites folioles linéaires ; l'ombelle générale globuleuse, composée de plusieurs rayons, ainsi que la partielle.

Fruit. Ovale, comprimé, divisé en deux semences elliptiques, comprimées, planes d'un côté, striées de l'autre.

Feuilles. Amplexicaules, deux fois aîlées ; les folioles lancéolées, charnues, succulentes, blanchâtres.

Racine. Fusiforme.

Port. Tige herbacée d'un pied, le plus souvent très-simple, sans rameaux, courbée, cannelée ; l'ombelle au sommet ; les feuilles alternes.

Lieu. Au bord de la mer, sur les rochers ; cultivée dans les jardins. Pl. v.

L'ANET.

Anethum hortense. I. R. H.
Anethum graveolens. L. *5-dria, 2-gyn.*

Fleur. Rosacée, en ombelle, plane ; cinq pétales lancéolés, recourbés ; aucune enveloppe ; les ombelles composées de plusieurs rayons.

Fruit. Presque rond, aplati, divisé en deux semences presque rondes, convexes, cannelées d'un côté, aplaties de l'autre, entourées d'un rebord membraneux, ce qui distingue l'anet du fenouil, dont la semence est sans bordure et ovale.

Feuilles. Amplexicaules, deux fois aîlées; les folioles simples, aîlées, linéaires, aplaties.

Racine. Fusiforme, cylindrique, rameuse, blanche.

Port. Tige d'un ou deux pieds, herbacée, striées; à stries alternativement blanches et rougeâtres; l'ombelle au sommet, à fleurs jaunes; les feuilles alternes.

Lieu. L'Espagne, l'Italie; on la cultive aisément dans nos jardins. Pl. ä.

LE FENOUIL DE PORC ou QUEUE DE POURCEAU.

Peucedanum Germanicum. I. R. H.
Peucedanum officinale. L. *5-dria, 2-dria.*

Fleur. Rosacée, en ombelle; cinq pétales égaux, oblongs, recourbés, entiers; l'enveloppe générale composée de plusieurs petites folioles linéaires, recourbées; la partielle encore plus petite; les rayons de l'ombelle générale très-alongés et ténus; la partielle ouverte; les fleurs du centre avortent souvent.

Fruit. Arrondi, entouré d'un rebord membraneux, strié de deux côtés, divisé en deux semences ovales, alongées, comprimées, marquées de trois stries du côté convexe, entourées d'une membrane échancrée au sommet.

Feuilles. Amplexicaules, aîlées, cinq fois divisées en trois; les folioles linéaires et filiformes.

Racine. Grande, fusiforme, grosse, noire en dehors, blanche en dedans.

Port. Tige de deux pieds, herbacée, creusée, cannelée, rameuse; l'ombelle au sommet; les feuilles alternes.

Lieu. Dans la ci-devant Provence, dans les terrains marécageux et ombrageux. Lyonnoise. Pl. v.

SECTION V.

Des herbes à fleurs rosacées, en ombelle, soutenues par des rayons, dont le calice devient un fruit composé de deux semences ovales, aplaties et d'une grosseur considérable.

LE GRAND PERSIL DE MONTAGNE.

Oreoselinum apiifolio majus. I. R. H.
Athamanta libanotis. L. *5-dria, 2-gyn.*

Fleur. Rosacée, en ombelle ; cinq pétales en cœur, renversés, un peu inégaux ; l'enveloppe générale divisée en plusieurs folioles linéaires, un peu plus courte que l'ombelle ; la partielle égale aux rayons ; l'ombelle générale composée de plusieurs rayons, étendue, hémisphérique ; la partielle moindre.

Fruit. Arrondi, oblong, strié, divisé en deux semences arrondies, velues, convexes et striées d'un côté, planes de l'autre.

Feuilles. Amplexicaules, deux fois ailées, planes, lisses, imitant les feuilles du persil ordinaire.

Racine. Fusiforme, blanche en dehors, noirâtre en dedans, succulente.

Port. Tige de quatre ou cinq pieds, cannelée, divisée ; l'ombelle au sommet ; les feuilles alternes.

Lieu. Sur les montagnes du Bugey et du ci-devant Dauphiné, et en Allemagne dans les terrains sablonneux et marécageux. Pl. v.

LE PERSIL DES MARAIS.

Thysselinum palustre. I. R. H.
Selinum palustre. L. 5-*dria*, 2-*gyn*.

Fleur. Rosacée, en ombelle; cinq pétales en forme de cœur, recourbés, inégaux; l'enveloppe générale divisée en plusieurs folioles lancéolées, linéaires, recourbées; la partielle à peu près semblable; l'ombelle générale composée de plusieurs rayons, étendue, plane; la partielle de même.

Fruit. Comprimé, plane elliptique, oblong, strié dans le milieu; divisé en deux semences oblongues, elliptiques, planes de deux côtés, striées dans leur milieu, membraneuses à leurs bords.

Feuilles. Radicales ou amplexicaules, quatre fois aîlées, les folioles linéaires, les bords des feuilles légèrement crénelées.

Racine. Une seule racine fusiforme.

Port. Tige d'un pied et demi, ferme, droite, striée, noueuse, blanchâtre; l'ombelle au sommet; les feuilles alternes; toute la plante est recouverte d'un suc desseché, blanchâtre.

Lieu. Les prés et terres marécageuses. Lyonnoise, Lithuanienne. Pl. v.

LE PANAIS ou PASTENADE.

Pastinaca sativa (vel sylvestris) latifolia. I. R. H.
Pastinaca sativa. L. 5-*dria*, 2-*gyn*.

Fleur. Rosacée, en ombelle; cinq pétales lancéolés, recourbés, sans enveloppe générale ni particulière; l'ombelle générale plane, composée de plusieurs rayons, ainsi que la particulière.

Fruit. Comprimé, aplati, elliptique, divisé en deux semences presque aplaties de deux côtés et bordées d'une membrane.

Feuilles. Amplexicaules, une fois ailées ; à folioles assez larges, incisées.

Racine. Fusiforme.

Port. Tige herbacée de trois ou quatre pieds, cannelée, creuse, rameuse ; l'ombelle au sommet ; fleurs jaunes ; feuilles alternes.

Lieu. Les jardins potagers. Lyonnoise, Lithuanienne. Pl. a.

LA BERCE ou FAUSSE BRANC-URSINE.

Sphondylium vulgare hirsutum. C. B. P.
Heracleum sphondyl. L. *5-dria, 2-gyn.*

Fleur. Rosacée, en ombelle ; cinq pétales ; les pétales des fleurs du disque recourbés, crochus ; les pétales extérieurs des fleurs de la circonférence plus grands, divisés en deux, oblongs, recourbés ; l'enveloppe universelle polyphille, caduque ; la partielle composée, depuis trois jusqu'à sept folioles linéaires, lancéolées ; cette espèce n'a quelquefois aucune enveloppe ; l'ombelle universelle très-grande ; la partielle plane.

Fruit. Elliptique, aplati, échancré, cannelé dans le milieu des deux côtés, divisé en deux semences ovoïdes, aplaties, feuillées.

Feuilles. Très grandes, amplexicaules, ailées ; les folioles hérissées, découpées profondément en cinq ou sept lobes larges.

Racine. Fusiforme, charnue, blanche, remplie d'un suc jaunâtre.

Port. Tige de trois ou quatre pieds, droite, ronde, noueuse, velue, creuse, rameuse ; l'ombelle au sommet ; feuilles alternes.

Lieu. Les bords des bois, les prés. Lyonnoise, Lithuanienne. Pl. b. a.

LA FÈRULE.

Ferula galbanifera. Lob. Icon.
Bubon galbanum. L. *5-dria*, *2-gyn.*

Fleur. Rosacée, en ombelle ; cinq pétales jaunes, lancéolés, recourbés ; l'enveloppe générale composée de cinq folioles lancéolées, aiguës, étendues, égales ; la partielle d'un plus grand nombre ; l'ombelle générale composée d'environ dix rayons, la partielle de quinze ou vingt.

Fruit. Ovale, strié, velu, couronné, divisé en deux semences ovales, planes d'un côté, convexes de l'autre, striées, velues.

Feuilles. Rhomboïdes, striées, dentées en manière de scie, glabres.

Racine. Fusiforme et fibreuse.

Port. Tiges de cinq ou six pieds, ligneuses, cylindriques, articulées, rameuses, remplies d'une moëlle blanche ; un petit nombre d'ombelles au sommet ; les feuilles et le port de la livèche, caractère générique du persil de Macédoine, dont il diffère par les feuilles et par le petit nombre de ses ombelles.

Lieu. L'Ethiopie. Pl. v.

LA THAPSIE, MALHERBE ou TURBITH BATARD.

Thapsia latifolia villosa. I. R. H.
Thapsia villosa. L. *5 dria*, *2-gyn.*

Fleur. Rosacée, cinq pétales lancéolés, recourbés ; aucune enveloppe ; l'ombelle générale grande, composée d'environ vingt rayons d'une hauteur à peu près égale ; la partielle de même.

Fruit. Oblong, entouré d'une membrane longitudinale ; divisé en deux grandes semences oblongues, pointues aux deux extrémités, entourées d'un

large

large rebord plane, tronqué à la base et à la pointe.

Feuilles. Grandes, larges, velues, blanchâtres en dessous, amplexicaules, deux fois ailées; les folioles dentées, réunies à leur base.

Racine. Fusiforme.

Port. Tige herbacée, de deux ou trois pieds, rameuse, striée; l'ombelle au sommet; feuilles alternes.

Lieu. Les départemens méridionaux, les bords de la mer. Pl. v.

SECTION VI.

Des herbes à fleurs rosacées, en ombelle, soutenues par des rayons, dont le calice se change en deux semences assez grandes et profondément cannelées.

LE CAUCALIS, LE CAUCALIER à grandes fleurs.

Caucalis arvensis echinato magno fructu. I. R. H.
Caucalis grandiflora. L. *5-dria, 2-gyn.*

Fleur. Rosacée, en ombelle; cinq pétales en forme de cœur, recourbés, égaux dans le disque, inégaux à la circonférence, où l'on voit un pétale très-grand et divisé en deux. Les enveloppes composées de cinq rayons lancéolés, aigus, membraneux à leurs bords; l'ombelle générale a peu de rayons, la partielle un plus grand nombre; les cinq extérieurs sont les plus grands.

Fruit. Ovale, oblong, avec des stries longitudinales, hérissé de poils très-rudes; deux semences oblongues, planes d'un côté, convexes de l'autre et couvertes de poils rudes.

Feuilles. Amplexicaules, deux fois ailées; les folioles linéaires, divisées en d'autres folioles finement découpées, un peu velues.

Racine. Fusiforme.

Port. Tige d'un pied, herbacée, foible, cannelée, rameuse ; l'ombelle au sommet ; feuilles alternes.

Lieu. Dans les blés, dans les champs. Lyonnoise. Pl. a.

LE SÉSÉLI DE MONTAGNE.

Ligusticum cicutæ folio glabrum. I. R. H.
Ligusticum austriacum. L. 5-*dria*, 2-*gyn.*

Fleur Rosacée, en ombelle ; cinq pétales égaux, recourbés au sommet, pliés en carène ; l'enveloppe universelle découpée en sept folioles, la partielle en quatre parties au plus ; l'ombelle générale composée de plusieurs rayons, ainsi que la partielle.

Fruit. Oblong, anguleux, sillonné, divisé en deux semences oblongues, glabres, planes d'un côté, marquées de l'autre de cinq stries saillantes.

Feuilles. Amplexicaules, deux fois aîlées ; les folioles découpées, entières, se confondant les unes dans les autres ; à nerfs fistuleux.

Racine. Fusiforme.

Port. Tige herbacée ; l'ombelle au sommet ; feuilles alternes, imitant celles de la ciguë ; la corolle a les caractères de la livèche.

Lieu. Les Alpes. Pl. v.

SECTION VII.

Des herbes à fleurs rosacées, en ombelle, soutenues par des rayons, dont le calice se change en deux semences qui ont une enveloppe spongieuse.

L'AMARINTHE.

Cachrys semine fungoso plano majori, foliis peucedani angustis. Mor. Umb.
Cachrys Libanotis. L. *5 dria, 2-gyn.*

Fleur. Rosacée, en ombelle; cinq pétales jaunes, lancéolés, droits, égaux; l'enveloppe universelle polyphille, les folioles linéaires, lancéolées; la partielle de même; l'ombelle universelle, ainsi que la partielle, composée de plusieurs rayons.

Fruit. Très-gros, ovale, arrondi, anguleux, obtus, divisé en deux semences très-grandes, planes d'un côté, très-convexes de l'autre, fongueuses, dans chacune desquelles est renfermée un noyau.

Feuilles. Amplexicaules, deux fois ailées; les folioles aiguës, linéaires, pointues.

Racine. Fusiforme.

Port. Tiges de deux pieds, herbacées, rameuses, striées; les fleurs jaunes au sommet; feuilles alternes.

Lieu. Nos département méridionaux, Montpellier. Pl. V.

SECTION VIII.

Des herbes à fleurs rosacées, en ombelle, soutenues par des rayons, dont le calice se change en deux semences terminées par une longue queue.

LE PEIGNE DE VÉNUS ou L'AIGUILLE.

Scandix semine rostrato, vulgaris. C. B. P.
Scandix pecten. L. *5-dria, 2-gyn.*

Fleur. Rosacée, en ombelle; hermaphrodite dans le disque, femelle à la circonférence; cinq pétales en cœur, recourbés; les pétales extérieurs plus grands que les intérieurs; point d'enveloppe universelle; la partielle divisée en cinq, et de la longueur des petites ombelles. L'ombelle universelle longue, de deux ou trois rayons; la partielle en a un plus grand nombre.

Fruit. Très-long, en forme d'alêne, divisé en deux semences filiformes, renfermant la semence à leur base, planes d'un côté, convexes et sillonnées de l'autre.

Feuilles. Amplexicaules, ailées, les folioles finement découpées.

Racine. Ténue, fusiforme.

Port. Tiges d'un pied, herbacées, striées, rameuses, velues, légèrement cannelées; les fleurs au sommet; feuilles alternes.

Lieu. Les blés, les champs, les vignes. Lyonnoise. Pl. a.

SECTION IX.

Des herbes à fleurs rosacées, en ombelle, ramassées en forme de tête arrondie.

LA SANICLE.

Sanicula officinarum. C. B. P.
Sanicula officinalis. L. *5-dria*, *2-gyn*.

Fleur. Rosacée, en ombelle ; cinq pétales comprimés, recourbés, découpés en deux à leur sommet ; l'enveloppe universelle placée extérieurement ; la partielle entourant les petites ombelles, et plus courte que les fleurs ; l'ombelle universelle le plus souvent composée de quatre rayons, la particulière globuleuse, de plusieurs rayons ramassés, très-courts.

Fruit. Ovale, aigu, hérissé, rude, divisé en deux semences planes d'un côté, de l'autre convexes et rudes au toucher.

Feuilles. Simples, palmées, digitées, découpées en cinq lobes ovales, lancéolées ; les radicales pétiolées ; les caulinaires presque sessiles, ordinairement solitaires ; une feuille séminale ovale ou cruciforme.

Racine. Napiforme, blanche dans l'intérieur, noirâtre au dehors.

Port. Tiges d'un pied et demi, herbacées, presque nues, simples ; les fleurs sessiles au sommet ; les petites ombelles disposées en rond, ramassées en tête.

Lieu. Les bois de l'Europe. Lyonnoise, Lithuanienne. Pl. v.

LE CHARDON ROLAND, PANICAUT,

Chardon à cent têtes.

Eryngium vulgare. C. B. P.
Eryngium campestre. L. 5-*dria*, 2-*gyn*.

Fleurs. Rosacées en tête, sessiles, sur un réceptacle conique, séparées les unes des autres par des écailles ; cinq pétales oblongs, recourbés à leur extrémité ; l'enveloppe du réceptacle polyphille, plane, en forme d'alène, plus longue que le réceptacle ; le périanthe des fleurs inséré au germe, découpé en cinq folioles droites, aiguës, plus longues que la corolle.

Fruit. Ovale, se divisant en deux parties ; semences oblongues, cylindriques.

Feuilles. Composées, dures, d'un verd foncé, avec de fortes nervûres blanchâtres ; les caulinaires amplexicaules, plusieurs fois ailées ; les radicales pétiolées, leurs folioles subdivisées en trois, celles de l'extrémité courant sur le pétiole, chaque dentelure terminée par une épine jaunâtre.

Racine. Longue, grosse comme le doigt, rameuse, molle, blanche à l'intérieur, noirâtre au dehors.

Port. Tige herbacée, droite, striée, rameuse, de la hauteur d'un pied ou deux ; un grand nombre de fleurs ramassées au sommet, en têtes arrondies et verdâtres, imitant des têtes de chardon ; feuilles alternes.

Lieu. Les terrains incultes, les bords des chemins. Lyonnoise. Pl. V.

LE PANICAUT DE MER.

Eryngium maritimum. C. B. P.
Idem. L. *5-dria, 2-gyn.*

Fleur. } Caractère du précédent ; les enveloppes
Fruit. } foliacées, ovales, de la longueur des têtes.

Feuilles. Les radicales obrondes, plissées, épineuses, pétiolées, les caulinaires amplexicaules.

Racine. Grosse comme le pouce, longue, rameuse, éparse, noueuse, blanchâtre, un peu odorante.

Port. La tige s'élève du milieu des feuilles, à la hauteur d'un pied et plus, herbacée, branchue ; les fleurs au sommet, disposées en petites têtes épineuses, portées sur des péduncules ; feuilles alternes.

Lieu. Aux bords de la mer. Pl. b. a.

CLASSE VIII.

Des herbes et sous-arbrisseaux à fleur polypétale, régulière, disposée en œillet, nommée *Caryophillée*.

SECTION PREMIÈRE.

Des herbes à fleur disposée en œillet, dont le pistile devient le fruit.

L'OEILLET.

Caryophillus maximus ruber. C. B. P.
Dianthus caryophillus coronarius. L. 10-*dria*, 2-*gyn.*

Fleur. Caryophillée ; cinq pétales, les onglets de la longueur du calice, étroits, insérés au réceptacle ; le limbe plane, élargi et crénelé au sommet; calice cylindrique, alongé, découpé en cinq à son extrémité, entouré à sa base de quatre écailles courtes, presque ovales.

Fruit. Capsule cylindrique, uniloculaire, s'ouvrant par la pointe en quatre parties, renfermant plusieurs semences aplaties, obrondes.

Feuilles. Sessiles, très-entières, linéaires, pointues d'un verd tendre.

Racine. Rameuse, très-fibreuse.

Port. Tige de deux ou trois pieds, droite, lisse, noueuse, les nœuds d'un verd clair; les fleurs solitaires, simples ou doubles, de plusieurs couleurs, que la culture fait varier agréablement ; les feuilles rassemblées au bas des tiges, opposées sur leurs articulations.

Lieu. On le croit originaire de Suisse, d'Italie ; on le cultive dans tous les jardins. On soupçonne que toutes les variétés de l'œillet des jardiniers tirent leur origine de la variété sauvage qui est inodore. Pl. v.

LE LYCHNIS SAUVAGE.

Lychnis sylvestris alba simplex. C. B. P.
Lychnis dioica. L. 10-*dria*, 5-*gyn.*

Fleur. Caryophillée ; cinq pétales ; l'onglet de la longueur du calice ; le limbe plane, en cœur ; le calice d'une seule pièce, obrond, renflé, velu, à cinq dentelures. Dans cette espèce de lychnis, on trouve des fleurs mâles et des fleurs femelles sur des pieds différens.

Fruit. Capsule presque ovale, fermée, uniloculaires, ou à une loge ; les semences nombreuses, petites, arrondies.

Feuilles. Sessiles, simples, très-entières, ovales, lancéolées, hérissées.

Racine. Menue, simple.

Port. La tige de deux pieds, articulée, cylindrique, à rameaux dichotomes ; les fleurs blanches entassées au sommet, à péduncules courts, quelquefois axillaires ; feuilles opposées.

Lieu. Les champs. Lyonnoise, Lithuanienne. Pl. a.

LE BEHEN BLANC.

Lychnis sylvestris, quæ Behen album vulgo. C. B. P.
Cocubalus behen. L. 10-*dria*, 3-*gyn.*

Fleur. Caryophillée ; cinq pétales ; les onglets de la longueur du calice ; le limbe plane, profondément fendu ; le calice monophille, globuleux, glabre, veiné en manière de réseau.

Fruit. Capsule pointue, triloculaire, s'ouvrant au sommet en cinq parties ; plusieurs semences obrondes.

Feuilles. Lisses, sessiles, simples, elliptiques, lancéolées, entières, un peu arrondies, d'un verd clair.

Racine. Simples, ténues.

Port. Tige d'un pied de haut, herbacée, cylindrique, rameuse ; les fleurs au sommet ou axillaires, portées par des péduncules dichotomes, c'est-à-dire, qui se divisent en deux ; feuilles opposées.

Lieu. Les champs, les prés secs. Lyonnoise, Lithuanienne. Pl. v.

LA NIELLE DES BLÉS ou AGROSTEME DES BLES.

Lychnis segetum major. C. B P.
Agrostema githago. L. 10-*dria*, 5-*gyn.*

Fleur. Caryophillée ; cinq pétales nus, entiers ; les onglets de la hauteur du tube du calice ; le limbe ouvert, obtus ; le calice d'une seule pièce ; le tube ovale, oblong, coriacé ; corolle rouge, quelquefois blanche.

Fruit. Capsule ovale, oblongue, fermée, uniloculaire, à cinq valvules ; semences noires, rudes, réniformes.

Feuilles. Sessiles, simples, entières, linéaires, aiguës, hérissées de poils.

Racine. Petite, simple, blanche.

Port. Tige de deux pieds, oblongue, velue, articulée, creuse, rameuse ; les fleurs au sommet, solitaires, péduncules ; feuilles opposées.

Lieu. Dans les blés. Lyonnoise, Lithuanienne. Pl. a.

LA COQUELOURDE DES JARDINIERS.

Lychnis coronaria Dioscoridis, sativa. C. B. P.
Agrostema coronaria. L. 10-*drya*, 5-*gyn*.

Fleur. Caryophillée ; caractère de la nielle ; mais les pétales sont couronnées, à la base du limbe, de cinq nectars ; et le calice a dix angles, dont cinq alternativement plus petits ; corolle pourprée.

Fruit. Caractères de la nielle ; la capsule presque anguleuse.

Feuilles. Sessiles, ovales, lancéolées, simples, entières, cotonneuses, blanchâtres.

Racine. Menue, simple.

Port. La tige d'un pied et demi, herbacée, cotonneuse, articulée, cylindrique, rameuse ; les fleurs solitaires, péduncnlées au sommet et axillaires ; feuilles opposées, presque réunies à leurs bases.

Lieu. L'Italie ; cultivée dans les jardins ; indigène dans les montagnes du ci-devant Lyonnois, au-dessus de l'Arbresle. Pl. v.

LA SAPONAIRE OFFICINALE OU SAVONAIRE.

Lychnis sylvestris, quæ Saponaria vulgo. I. R. H.
Saponaria officinalis. L. 5-*dria*, 10-*gyn*.

Fleur. Caryophillée ; cinq pétales, les onglets étroits, anguleux, de la longueur du calice ; le limbe plane, fendu ; le calice d'une seule pièce, cylindrique, divisé en cinq.

Fruit. Capsule de la longueur du calice, uniloculaire, cylindrique ; les semences sous-orbiculaires, rougeâtres.

Feuilles. Sessiles, ovales, lancéolées, simples, entières, lisses, nerveuses.

Racine. Longue, noueuse, rampante, fibreuse.

Port. Les tiges de deux pieds, herbacées, cylindriques, articulées, lisses, dures, courbées, rameuses; plusieurs fleurs incarnates portées sur des pédoncules axillaires, ou qui partent du sommet des tiges; feuilles opposées, presque réunies à leurs bases.

Lieu. Les bords des champs, des ruisseaux. Lyonnoise, Lithuanienne. Pl. v.

LE LIN.

Linum sativum. C. B. P.
Linum usitatissimum. L. *5-dria, 5-gyn.*

Fleur. Caryophillée ou plutôt infundibuliforme; cinq pétales grands, larges et crénelés à leur sommet; calice en cinq pièces lancéolées, droites, aiguës; cinq étamines, ce qui distingue ce genre des caryophillées qui en ont dix.

Fruit. Capsule globuleuse et pointue au sommet, pentagone, à dix loges, à cinq valvules; dix semences lisses, luisantes, oblongues, pointues.

Feuilles. Linéaires, lancéolées, sessiles, très-entières.

Port. Les tiges de la hauteur d'un ou deux pieds, cylindriques, grêles, lisses, ordinairement solitaires; les fleurs bleues au sommet en panicule lâche; les feuilles alternes.

Lieu. On le cultive dans les terres fortes et un peu humides; il devient indigène dans nos départemens Pl. a.

LE LIN PURGATIF.

Linum pratense flosculis exiguis. C. B. P.
Linum catharticum. L. *5-dria, 5-gyn.*

Fleur.} Caractères du précédent; les pétales très-
Fruit.} petits, aigus.

Feuilles. Opposées, petites, lancéolées, ovales, sessiles ; les radicales ovales, arrondies à la pointe ; les caulinaires lancéolées, linéaires, lisses.

Racine. Menue, blanche, ligneuse.

Port. Petite plante dont les tiges grêles, lisses, s'élèvent de quatre à cinq pouces, à rameaux dichotomes ; péduncules rameux, se bifurquant dans toutes leurs divisions ; les fleurs blanches, à onglets jaunes, portées par de longs péduncules.

Lieu. Les champs, les prés, Lyonnoise, Lithuanienne. Pl. a.

SECTION II.

Des herbes à fleur disposée en œillet, dont le pistile devient une semence renfermée dans le calice.

LE BEHEN ROUGE.

Limonium maritimum majus. C. B. P.
Statice limonium. L. *5-dria, 5-gyn.*

Fleur. } *Fruit.* } Caractères de la précédente ; le calice commun est tuilé ; le calice propre, grand et évasé.

Feuilles. Radicales, sessiles, lancéolées, ovales, glabres, douces au toucher.

Racine. Menue, fibreuse.

Port. Tige nue, cylindrique, en panicule ; les fleurs petites, violettes ou blanches, ramassées en têtes oblongues, disposées en série, d'un seul côté.

Lieu. Les bords de la mer. Pl. v.

CLASSE IX.

Des herbes et sous-arbrisseaux à fleurs régulières, qui imitent en quèlque sorte celles du lis, produisent comme lui un fruit tricapsulaire, et sont nommés fleurs en lis ou *Liliacées.*

SECTION PREMIERE.

Des herbes à fleur régulière, liliacée, monopétale, divisée en six parties, et dont le pistile devient le fruit.

LA COLCHIQUE OU TUE-CHIEN.

Colchicum commune. C. B. P.
Colchicum autumnale. L. 6-*dria*, 3-*gyn.*

Fleur. Liliacée ; corolle divisée en six parties ; le tube anguleux et très-alongé part de la racine ; les découpures du limbe lancéolées, ovales, concaves, droites ; point de calice, si ce n'est quelques sphatès informes ; trois styles filiformes, très-longs ; les stygmates pourpres.

Fruit. Capsule à trois lobes obtus, triloculaire, s'ouvrant par les sutures des lobes pour laisser sortir plusieurs semences globuleuses et ridées.

Feuilles. Radicales, lancéolées, droites, planes, simples, très-entières.

Racine. Tubéreuse, aplatie, d'un côté, sillonnée pendant la fleuraison ; couverte de pellicules noirâtres, et remplies d'un suc laiteux.

Port. La fleur paroît en automne ; elle s'élève à la hauteur de trois ou quatre pouces, unique, sortant immédiatement de la racine ; elle est d'un bleu incarnat, à gorge jaune ; les feuilles et le fruit paroissent au printems.

Lieu. Les prés. Lyonnoise. Pl. v.

SECTION II.

Des herbes à fleur régulière, liliacée, monopétale, divisée en six parties, et dont le calice devient le fruit.

LE SAFRAN.

Crocus sativus. C. B. P.
Crocus sativus. L. 3-*dria*, 1-*gynia.*

Fleur. Liliacée ; le tube simple, très-alongé, filiforme ; le limbe droit, divisé en six découpures ovales, oblongues, égales ; le calice est un spathe monophille, qui part de la racine ; trois stigmates grêles, roulés.

Fruit. Le germe placé sous le réceptacle de la fleur, devient une capsule arrondie, à trois lobes, à trois loges, trivalve.

Feuilles. Radicales, très-étroites, longues, cylindriques, divisées dans leur longueur par une ligne blanche.

Racine. Bulbeuse, plusieurs oignons les uns sur les autres.

Port. Les fleurs et les feuilles partent de la racine, sans tige ; la fleur gris-de lin ou bleu de ciel, paroît en automne, les feuilles et le fruit au printems.

Lieu. Cultivé dans les départemens méridionaux de France ; il réussit dans nos jardins. Pl. v.

L'IRIS ou FLAMBE.

Iris vulgaris germanica, sive sylvestris. C. B. P.
Iris germanica. L. 3-*dria*, 1-*gyn.*

Fleur. Liliacée, divisée en six pétales oblongs, obtus, réunis par les onglets ; les trois extérieurs recourbés, les intérieurs droits, aigus ; la corolle est barbue dans cette espèce d'Iris, comme dans quelques autres ; sa corolle violette ou pourprée ; chaque fleur est inférieurement entourée de spathes membraneux ; les stigmates en forme de pétales.

Fruit. Capsule oblongue, anguleuse, triloculaire, trivalve ; semences assez grosses, en recouvrement les unes sur les autres.

Feuilles. Fusiformes, simples, entières, terminées en pointe, amplexicaules.

Racine. Charnue, oblongue, rampante, noueuse.

Port. Tiges de deux pieds, plus longues que les feuilles, chargées de plusieurs fleurs ; feuilles alternes.

Lieu. Les bois, les vieux murs. Lyonnoise. Pl. v.

LE GLAYEUL PUANT.

Iris fœtida seu Xyris. I. R. H.
Iris fœtidissima. L. 3-*dria*, 1-*gyn.*

Fleur. } Caractères de la précédente, mais la co-
Fruit. } rolle sans barbe, et les pétales internes de la longueur du stigmate, d'un violet pâle.

Feuilles. Radicales, amplexicaules, ensiformes, plus étroites que celles de l'iris-flambe.

Racine. Tubéreuse, courbée, genouillée, fibreuse.

Port. A peu près semblable à celui de la précédente ; les tiges s'élèvent du milieu des feuilles, droites, à un angle, de la longueur des feuilles, chargées de fleurs qui, pressées entre les doigts, donnent

donnent une mauvaise odeur, ainsi que les feuilles ; les capsules dans leur maturité, s'entr'ouvrent et laissent voir des semences d'un beau rouge.

Lieu. Les bois taillis. Dans le ci-devant Dauphiné, etc. Lyonnoise. Pl. v.

L'IRIS JAUNE ou FAUX ACORUS.

Iris palustris lutea, sive Acorus adulterinus. I. R. H.
Iris pseudo-Acorus. L. 3-*dria*, 1-*gyn.*

Fleur. } Caractères des précédentes ; corolle sans
Fruit. } barbe, jaune ; les pétales intérieurs plus petits que les stigmates.

Feuilles. Ensiformes, plus longues que celles de l'iris-flambe.

Racine. Tubéreuse comme les précédentes.

Port. La tige en zigzag ; les feuilles plus hautes que la tige ; les fleurs plus nombreuses ; la corolle jaune et sans barbe.

Lieu. Les bords des fossés et des étangs. Lyonnoise, Lithuanienne. Pl. v.

LES HERMODACTES.

Hermodactylus folio triangulo. T. C.
Iris tuberosa. L. 3-*dria*, 1-*gyn.*

Fleur. } Caractères des iris dont la corolle n'est
Fruit. } pas barbue ; les stigmates ont à leur côté extérieur deux espèces de folioles semblables à des écailles de nectar.

Feuilles. Oblongues, étroites, quadrangulaires.

Racine. Tubéreuse, digitée, sans chevelu, de couleur brune.

Port. Tige verdâtre, de la hauteur de celle de l'iris jaune ; les fleurs au sommet.

Lieu. L'Orient, la Turquie, les prés d'Italie. Pl. v.

LE GLAYEUL.

Gladiolus floribus uno versu dispositis. I. R. H.
Gladiolus communis. L. 3-*dria*, 1-*gyn*.

Fleur. Liliacée, ressemblant à celle des iris; les trois pétales supérieurs réunis, les inférieurs étendus, terminés par la réunion des onglets en un tube recourbé; le calice est un spathe quelquefois plus long que la corolle, dont la couleur est pourprée; les étamines ascendantes.

Fruit. Capsule oblongue, ventrue, à trois côtés obtus, triloculaire, trivalve; plusieurs semences obrondes, recouvertes d'une coiffe.

Feuilles. Ensiformes, amplexicaules, simples, très-entières.

Racine. Bulbeuse, solide.

Port. La tige s'élève à la hauteur de deux pieds, herbacée, simple; les fleurs au haut des tiges, disposées comme en épi, séparées les unes des autres; le plus souvent d'un seul côté; feuilles alternes.

Lieu. A Montpellier, en Lithuanie, dans les blés. Pl. v.

L'ALOÈS SUCCOTRIN.

Aloë vulgaris. I. R. H.
Aloë perfoliata vera. L. 6-*dria*, 1-*gyn*.

Fleur. Liliacée, monopétale, découpée en six parties oblongues; le tube bossu; le limbe étendu, petit; point de calice.

Fruit. Capsule oblongue, à trois sillons, triloculaire, trivalve; remplie de semences à demi-circulaires, anguleuses, aplaties.

Feuilles. Amplexicaules. radicales, rassemblées, charnues, convexes en dehors, concaves en dedans, armées de fortes épines ; le sommet terminé par une épine ligneuse.

Racine. En forme de corde, charnue, fibreuse.

Port. La tige est une hampe ; les fleurs pédunculées entourant la tige en forme de corymbe ; les feuilles radicales ramassées en rond, au bas de la tige.

Lieu. L'aloès dit *Succotrin*, vient des Indes ; on le cultive dans les jardins en le garantissant des gelées ; il fleurit rarement. Pl. v.

LE BALISIER ou CANNE-D'INDE.

Cannacorus latifolius vulgaris. I. R. H.
Canna Indica. L. 1-*dria*, 1-*gyn*.

Fleur. Imitant les liliacées, monopétale, divisée en six parties lancéolées, réunies à leurs bases ; les trois extérieures droites, deux fois plus grandes que le calice, les intérieures plus longues que le calice qui est divisé en trois folioles, une seule étamine ; la corolle rouge ; il y a une variété jaune.

Fruit. Capsule grande, obronde, raboteuse, couronnée, à trois sillons, triloculaire, trivalve, renfermant plusieurs semences globuleuses, noires.

Feuilles. Pétiolées, ovales, aiguës de chaque côté, nerveuses, roulées en cornet avant leur développement, de manière que le bord d'un des côtés de la feuille enveloppe le bord de l'autre côté.

Racine. En forme de bulbe, charnue, noueuse, horizontale.

Port. Tige solide, feuillée, simple ; les fleurs au sommet, disposées en manière d'épi ; feuilles alternes, embrassant la tige par le bas. Il se ramasse au collet de la racine une sorte de gomme en consistance de gelée.

Lieu. Les Indes ; cultivé dans les jardins. Pl. v.

SECTION III.

Des herbes à fleur régulière, liliacée, composée de trois pétales.

LA TRADESCANTE ou L'ÉPHÉMÈRE DE VIRGINIE.

Tradescantia virginiana. 6-*dria*, 1-*gyn.*
Ephemerum phalangoïdes tripetalum non repens virginianum gramineum. Moris. s. 15, t. 2, s. 3.

Fleur. Calice de trois feuilles ovales, durable; corolle de trois pétales arrondis, grands, plats; filamens barbus.

Fruit. Capsule à trois loges, à trois valves, ovale, couverte par les feuilles du calice; semences anguleuses.

Feuilles. Alternes, étroites, très-entières, engaînant la tige.

Racine. Charnue.

Port. Tige herbacée, droite, lisse, portant au sommet des fleurs entassées en fausse ombelle; à collerette formée par deux bractées plus longues que l'ombelle, ressemblantes aux feuilles, en alêne; péduncules inégaux, plus épais au sommet; calice velu, de la grandeur des pétales.

Lieu. Originaire d'Amérique; cultivée dans nos jardins.

SECTION IV.

Des herbes à fleur régulière, liliacée, composée de six pétales, et dont le pistile devient le fruit.

LE LIS.

Lilium album vulgare. J. B.
Lilium candidum. L. 6-*dria*, 1-*gyn.*

Fleur. Liliacée ; corolle blanche, sans calice, campanulée, sans aucun poil dans l'intérieur, étroite à sa base, composée de six pétales droits, évasés, recourbés et épais à leur sommet ; un nectar en forme de ligne longitudinale, à la base de chaque pétale.

Fruit. Capsule oblongue, marquée de six sillons, triloculaire, trivalve, renfermant deux rangs de semences planes, en recouvrement les unes sur les autres.

Feuilles. Eparses, simples, très-entières ; les radicales longues, pointues ; les caulinaires sessiles, plus étroites et plus petites à mesure qu'elles approchent du sommet.

Racine. Bulbeuse, écailleuse.

Port. La tige s'élève à la hauteur de deux ou trois pieds, herbacée, feuillée, très-simple ; les fleurs au sommet ; une ou deux stipules au bas de chaque péduncule.

Lieu. La Palestine ; il vient sans culture dans les jardins. Pl. V.

LA SQUILLE, ou SCILLE ROUGE.

Ornithogalum maritimum seu Scilla *radice rubra.* I. R. H.
Scilla maritima. L. 6-*dria*, 1-*gyn.*

Fleur. Liliacée; corolle plane, composée de six pétales ovales, étendus, caduques; filamens filiformes; point de calice.

Fruit. Capsule arrondie, glabre, à trois sillons, triloculaire, trivalve, renfermant plusieurs semences obrondes.

Feuilles. Longues d'un pied au moins, radicales, simples, très-entières, vertes, charnues, visqueuses.

Racine. Bulbe très-grosse, rougeâtre, formée de plusieurs tuniques épaisses, charnues.

Port. Du milieu des feuilles, sort une hampe ou tige qui part de la racine et s'élève à plusieurs pieds; les fleurs blanches; les bractées linéaires, lancéolées, comme brisées, au sommet, disposées en corymbe; la bulbe pousse ses feuilles, sa tige et ses fleurs sans être mise en terre.

Lieu. L'Espagne; dans les sables des bords de la mer. Pl. v.

LE PORREAU, ou POIREAU.

Porrum commune capitatum. C. B. P.
Allium porrum. L. 6-*dria*, 1-*gyn.*

Fleur. Liliacée; six pétales oblongs, étroits, concaves, droits; le calice est un spathe ovale qui s'ouvre pour laisser sortir plusieurs fleurs.

Fruit. Petite capsule large, à trois lobes, triloculaire, trivalve, renfermant plusieurs semences obrondes.

Feuilles. Radicales, sessiles, amplexicaules, planes, repliées en gouttières, longues, terminées en pointe.

Racine. Bulbeuse, oblongue, composée de tuniques blanches.

Port. La tige s'élève d'entre les feuilles, à la hauteur de deux pieds, droite, ferme, pleine de suc; les fleurs au sommet, disposées en manière de tête ou d'ombelle.

Lieu. Les jardins potagers. Pl. b. a.

L'OIGNON.

Cepa vulgaris. I. R. H.
Allium cepa. L. 6-*dria*, 1-*gyn.*

Fleur.} Comme dans le précédent; les semences
Fruit.} anguleuses; les étamines alternativement trifides.

Feuilles. Radicales simples, cylindriques, pointues, fistuleuses.

Racine. Bulbe déprimée, arrondie, composée de tuniques charnues, solides, rougeâtres ou blanches; ce qui constitue deux variétés, sous le nom d'*Oignon rouge* et d'*Oignon blanc.*

Port. La tige s'élève à la hauteur de trois pieds, du milieu des feuilles, en forme de hampe nue, cylindrique, renflée dans le milieu, fistuleuse; les fleurs au sommet, ramassées en tête arrondie.

Lieu. Les jardins potagers. Pl. b. a.

L'AIL VULGAIRE.

Allium sativum. C. B. P.
Idem. L. 6-*dria*, 1-*gyn.*

Fleur.} Comme dans les précédens; étamines tri-
Fruit.} fides; semences sous-orbiculaires.

Feuilles. Caulinaires, aplaties, linéaires, en quoi elles diffèrent de celles de l'oignon.

Racine. Plusieurs bulbes couvertes de tuniques fort minces. Ces bulbes sont improprement appelées *gousse d'ail*.

Port. La tige s'élève de la racine, à la hauteur d'un pied; les fleurs en ombelle, bulbifère, arrondie.

Lieu. Les jardins potagers; il vient de la Sicile. Pl. b. a.

CLASSE X.

Des herbes et sous-arbrisseaux à fleur polypétale, irrégulière, dont la forme imite un papillon, dont le fruit est une gousse ou légume : ce qui la fait appeller *légumineuse* ou *papilonacée*.

SECTION PREMIÈRE.

Des herbes à fleur polypétale, irrégulière, papilionacée, dont le pistile devient une gousse courte et unicapsulaire.

LA RÉGLISSE ORDINAIRE.

Glycyrrhiza glabra et germanica, radice repente. I. R. H.

Glycyrrhiza glabra. L. *diadelph.* 10-*dria.*

Fleur. Papilionacée, à quatre pétales ; l'étendard ou pavillon ovale, lancéolé, droit, alongé ; les aîles oblongues, semblables à la carêne, mais un peu plus grandes ; la carêne composée de deux pétales ; le calice tubulé, à deux lèvres, la supérieure fendue en trois, l'inférieure simple et linéaire.

Fruit. Légume ovale, aplati, terminé en po i glabre, uniloculaire, contenant ordinairement une seule semence réniforme.

Feuilles. Aîlées, terminées par une foliole impaire et pétiolée ; les folioles au nombre de treize à quinze, ovales et pointues, un peu visqueuses.

Racine. Rameuse, rampante, traçante, jaune en dedans, roussâtre en dehors.

Port. Les tiges de trois pieds et plus, branchues, ligneuses; les fleurs petites, rougeâtres, péduneulées, axillaires, rassemblées en épis grêles un peu lâches; feuilles alternes, sans stipules.

Lieu. L'Italie, le ci-devant Languedoc, les jardins. Pl. v.

LE POIS CHICHE.

Cicer sativum. I. R. H.
Cicer arietinum. L. *diadelph.* 10-*dria.*

Fleur. Papilionacée; l'étendard plane, arrondi, grand, recourbé à ses bords; les aîles obtuses, beaucoup plus courtes que l'étendard; la carêne aigue, plus courte que les aîles; le calice hérissé, découpé en cinq, de la longueur à-peu-près de la corolle.

Fruit. Légume rhomboïdal, renflé, contenant deux semences obrondes, bossues.

Feuilles. Aîlées avec une impaire; quinze ou dix-sept folioles ovales, dentées, entières à leur base, presque sessiles.

Racine. Fibreuse, rameuse.

Port. Tige d'une coudée, herbacée, branchue, droite, anguleuse, velue; la fleur pourpre, axillaire, pédunculée; les péduncules de la longueur des folioles, terminées par un filet; stipules, grandes, peu dentées; feuilles alternes.

Lieu. Le ci-devant Languedoc, la Suisse, le ci-devant Dauphiné, les champs. Pl. a.

LA LENTILLE.

Lens major. C. B. P.
Ervum lens. L. *diadelph.* 10-*dria.*

Fleur. Papilionacée ; l'étendard plane, un peu recourbé, arrondi, plus grand que les aîles, qui sont obtuses ; la carène pointue, plus courte que les aîles ; le calice divisé en cinq découpures, étroites, pointues, presque égales, de la longueur à-peu-près de la corolle.

Fruit. Légume court, large, obtus cylindrique, contenant quatre semences comprimées, convexes, orbiculaires, rousses ou noirâtres.

Feuilles. Aîlées ; dix à douze folioles ovales, sessiles, entières, obtuses.

Racine. Fibreuse, rameuse.

Port. Tige herbacée, de huit à neuf pouces, rameuse, velue et anguleuse ; les fleurs axillaires ; les péduncules de la grandeur des feuilles, portent ordinairement deux ou trois fleurs blanchâtres, à étendard rayé de bleu ; stipules deux à deux ; des vrilles simples ; les feuilles alternes.

Lieu. Les champs, les jardins potagers. Lyonnoise. Pl. a.

SECTION II.

Des herbes à fleur polypétale, irrégulière, papilionacée, dont le pistile devient une gousse longue et unicapsulaire.

LA FÈVE DE MARAIS.

Faba rotunda oblonga. I. R. H.
Vicia faba. L. *diadelph.* 10-*dria.*

Fleur. Papilionacée ; l'étendard ovale, son onglet

élargi, son sommet échancré, avec une petite pointe; ses côtés recourbés; les aîles oblongues, presque cordiformes, plus courtes que l'étendard; la carène sous-orbiculaire, plus courte que les aîles; son onglet est divisé en deux; un nectar en forme de glande, placé sur le réceptacle, entre le germe et les étamines.

Fruit. Légume long, coriace, terminé en pointe, renfermant plusieurs semences ovales, oblongues et aplaties.

Feuilles. Aîlées, les folioles entières, presque sessiles, ovales, oblongues, un peu épaisses, blanchâtres et veinées, trois ou cinq sur chaque pétiole.

Racine. Droite ou rampante, fibreuse.

Port. Les tiges d'un ou deux pieds, droites quadrangulaires, creuses; les fleurs axillaires, presque sessiles, plusieurs attachées au même péduncule; feuilles alternes; les pétioles n'ont point de vrilles.

Lieu. Les champs et les potagers. Originaire de Perse. Pl. a.

LE LUPIN BLANC.

Lupinus sativus flore albo. C. B. P.
Lupinus albus. L. *diadèlph.* 10-*dria.*

Fleur. Papilionacée; l'étendard cordiforme, échancré; ses côtés recourbés et aplatis; les aîles ovales, à-peu-près de la longueur de l'étendard, unies à leur base, détachées de la carène qui est divisée à sa base, courbée au sommet en manière de faux, pointue, plus étroite et aussi longue que les aîles; le calice monophille, divisé en deux lèvres, la supérieure entière, l'inférieure à trois dentelures.

Fruit. Légume grand, oblong, coriage, pointu, aplati, uniloculaire; plusieurs semences sous-orbiculaires et aplaties.

Feuilles. Velues en dessous, cotonneuses en dessus, pétiolées, digitées, composées de sept folioles étroites, oblongues.

Racine. Rameuse, ligneuse, fibreuse.

Port. Tige haute, au plus, de deux pieds, droite, cylindrique, un peu velue, communément à trois rameaux; les fleurs blanches au sommet; les calices alternes, ainsi que les feuilles; les folioles se replient sur elles-mêmes au coucher du soleil.

Lieu. On ignore son pays natal; on le seme dans les champs, il y sert d'engrais. Pl. a.

LE POIS CULTIVÉ.

Pisum hortense majus. I. R. H.
Pisum sativum. L. *diadelph.* 10-*dria.*

Fleur. Papilionacée, à quatre pétales; l'étendard très-large, en cœur recourbé, échancré avec une pointe; les aîles orbiculaires, réunies, plus courtes que l'étendard; la carêne aplatie en demi-lune, plus courte que les aîles, le calice d'une seule pièce, à cinq découpures, dont les deux supérieures sont les plus larges.

Fruit. Legume grand, long, presque cylindrique, avec une pointe recourbée à son extrémité, uniloculaire, bivalve, renfermant plusieurs semences presque rondes, marquées en pointe par où elles s'attachent au légume, d'une cicatrice arrondie.

Feuilles. Aîlées; les folioles très-entières et sessiles.

Racine. Grêle et fibreuse.

Port. Tiges longues, fistuleuses, rameuses, couchées par terre si on ne les soutient; et qui s'entortillent; péduncules axillaires qui portent plusieurs fleurs; stipules crénelées, arrondies à leur base; feuilles alternes; les pétioles cylindriques; vrilles rameuses à l'extrémité des feuilles.

Lieu. Les jardins potagers. Pl. a.

LA VESCE.

Vicia vulgaris semine nigro. C. B. P.
Vicia sativa. L. *diadelph.* 10-*dria.*

Fleur. Caractères de la fève de marais.

Fruit. Deux légumes sessiles, presque réunis à leur base, d'une forme semblable au légume de la fève de marais, mais les semences plus petites et obrondes.

Feuilles. Ailées, sans impaire, terminées par une vrille; les folioles très-entières, presque sessiles, velues, linéaires, lancéolées, avec un stylet à leur sommet.

Port. Les tiges s'élèvent à un pied, droites, herbacées, rameuses, presque quadrangulaires; deux fleurs bleues et blanches, axillaires, de la grandeur des folioles; stipulès dentelées, marquées d'une tache noire; feuilles alternes.

Lieu. Les champs. Lyonnoise, Lithuanienne. Pl. a.

SECTION III.

Des herbes à fleur polypétale, irrégulière, papilionacée, dont le pistile devient une gousse articulée.

LE PIED D'OISEAU.

Ornithopodium majus. I. R. H.
Ornithopus perpusillus. L. *diadelphia,* 10-*dria.*

Fleur. Papilionacée, très-petite; l'étendard entier, cordiforme; les aîles ovales, droites, à peine de la grandeur de l'étendard; la carêne très-petite et aplatie; le calice tubulé, d'une seule pièce, avec cinq dentelures presque égales.

Fruit. Légume alongé en forme d'alêne, cylindrique, arqué, à plusieurs articulations; les semences sous-orbiculaires et solitaires.

Feuilles. Aîlées; petites folioles opposées, presque sessiles, très-entières, au nombre de cinq ou six de chaque côté.

Racine. Petite, blanche, chevelue; la racine noueuse constitue une variété.

Port. Les tiges ont à peine quelques pouces de haut, menues, foibles, rameuses, couchées par terre; les péduncules axillaires, plus longs que les feuilles, portent plusieurs fleurs; feuilles alternes. La plante varie en grandeur.

Lieu. Les champs, les collines. Lyonnoise, Lithuanienne. Pl. a.

LE FER-A-CHEVAL VIVACE.

Ferrum equinum Germanicum, siliquis in summitate. C. B. P.

Hippocrepis comosa. L. *diadelphia, 10-dria.*

Fleur. Papilionacée; l'étendard cordiforme; porté par un onglet de la longueur du calice; les aîles ovales, oblongues, obtuses; la carêne en forme de croissant et aplatie; le calice d'une seule pièce, à cinq dentelures, dont les deux supérieures se réunissent.

Fruit. Légume aplati, long, recourbé en fer-à-cheval, composé d'articulations formées par de profondes échancrures; dans chaque articulation une semence solitaire, oblongue recourbée.

Feuilles. Aîlées, terminées par une impaire; les folioles petites, étroites, presque sessiles, très-entières.

Racine. Menue, ligneuse.

Port. Les tiges d'un pied, herbacées, anguleuses, rameuses, rampantes; les légumes ramassés au sommet, comme en ombelle; les feuilles alternes.

Lieu. Les terrains secs et sablonneux. Pl. v.

LE FER-A-CHEVAL ANNUEL.

Ferrum equinum, siliqua singulari C. B. P.
Hippocrepis unisiliquosa. L. *diadelphia*, 10-*dria.*

Fleur. } Comme dans la précédente; les articu-
Fruit. } lations du légume plus marquées; les échancrures plus profondes, intérieurement arrondies.

Feuilles. Aîlées, à sept ou neuf folioles échancrées, presque ovales.

Racine. La même que la précédente.

Port. Les tiges couchées par terre, longues d'un pied et plus; cette espèce diffère de la première, en ce que ses légumes sont solitaires, sessiles, égaux aux feuilles en longueur; feuilles alternes.

Lieu. L'Italie, le ci-devant Languedoc. Pl. a.

SECTION IV.

Des herbes à fleur polypétale, irrégulière, papilionacée, qui portent trois feuilles sur une même queue.

LE LOTHIER, ou TREFLE JAUNE.

Lotus corniculata et hirsuta minor. I. R. H.
Lotus corniculata. L. *diadelphia*, 10-*dria.*

Fleur. Papilionacée, corolle jaune; l'étendard voûté, recourbé en dehors, son onglet oblong et concave; les aîles sous-orbiculaires, larges, unies par le haut, et plus courtes que l'étendard, la carène renflée à sa base, pointue, droite, courte; le calice

lice d'une seule pièce, cylindrique, divisé en cinq petites dentelures, aigues, égales et droites.

Fruit. Légume cylindrique, étroit, uniloculaire, quoique au dehors il paroisse divisé, bivalve, renfermant plusieurs semences sous-orbiculaires.

Feuilles. Ternées sur un pétiole; les folioles égales, entières, sessiles.

Racine. Ligneuse, longue, noire, branchue, à fibres rampantes.

Port. Les tiges menues, couchées, feuillées; péduncules axillaires qui portent plusieurs fleurs disposées en manière de têtes; deux stipules de la grandeur des folioles; feuilles alternes.

Lieu. Les prés, les pâturages. Pl. v.

LE LOTHIER, ou TREFLE HÉMORROIDAL.

Lotus hemorroïdalis, humilior et candidior. I. R. H.
Lotus hirsuta. L. *diadelphia*, 10-*dria*.

Fleur. Papilionacée; caractères du précédent; l'étendard d'un rouge clair; les aîles blanchâtres, la carêne brune au sommet; le calice rouge au-dessus, sa dentelure inférieure plus longue que les autres.

Fruit. Légume gros, court, ovale; les semences rondes, jaunâtres en dedans.

Feuilles. Lanugineuses, blanchâtres, arrondies, trois à trois.

Racine. Longue, dure, ligneuse.

Port. Tiges hautes de deux ou trois pieds, droites, velues, ligneuses, rameuses; les fleurs au sommet, ramassées en têtes velues, au nombre de sept ou neuf; deux stipules à la base des pétioles; feuilles alternes.

Lieu. Les départemens méridionaux de France. Pl. v.

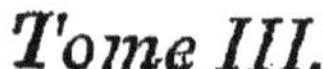

LE TREFLE, ou TRIOLET DES PRÉS.

Trifolium pratense purpureum C. B. P.
Trifolium pratense. L. *diadelph.* 10-*dria.*

Fleur. Papilionacée, quoique la corolle soit réellement monopétale ; on y distingue un étendard réfléchi, des aîles plus courtes que l'étendard, une carêne plus courte que les aîles ; le calice est d'une seule pièce, tubulé, à cinq dentelures, et ne tombe pas avec la fleur dont la couleur est ordinairement pourprée.

Fruit. Légume court, guère plus long que le calice, univalve, contenant un petit nombre de semences obrondes.

Feuilles. Trois à trois, sur de courts pétioles, ovales, entières, finement dentelées, quelquefois terminées par un stylet, souvent marquées d'une tache blanche ou noire, placée dans le milieu de la foliole en demi-cercle.

Racine. Longue, ligneuse, rampante, fibreuse.

Port. Tige d'un pied environ, grêles, cannelées, quelquefois velues ; les fleurs au sommet, en épis obtus, qui paroissent velues, et qui sont entourés de feuilles florales, membraneuses, nerveuses ; feuilles alternes.

Lieu. Tous les prés. Pl. t. a.

LE MÉLILOT.

Melilotus officinarum Germaniæ. C. B. P.
Trifolium melilotus officinalis. L. *diadelph.* 10-*dria.*

Fleur. Caractères des précédens ; corolle jaune, blanche dans une variété.

Fruit. Légume plus long que le calice, en quoi il diffère des précédens ; deux semences arrondies et jaunâtres.

Feuilles. Trois à trois, ovales, légèrement dentées, la foliole impaire pétiolée.

Racine. Blanche, pliante, garnie de quelques fibres capillaires et fort courtes.

Port. Tiges droites, quelquefois à la hauteur d'un homme; les fleurs en grappe, pendantes et axillaires; feuilles florales, à peine visibles; les feuilles alternes.

Lieu. Les haies, les buissons. Pl. b. a.

LE MÉLILOT, ou LOTHIER ODORANT.

Melilotus major odorata violace. I. R. H.
Trifolium melilotus cœrulea. L. *diadelph.* 10-*dria.*

Fleur. Caractères des précédens; corolle d'un bleu-violet.

Fruit. Légume, court, pointu, plus long que le calice; semences jaunes, arrondies et odorantes.

Feuilles. Trois à trois, sur un long pétiole; lisses, dentelées.

Racine. Menue, simple blanche, ligneuse, peu fibreuse.

Port. Tige de deux ou trois pieds, grêle, cannelée, un peu anguleuse, lisse, creuse, branchue; les fleurs en grappes axillaires, de la longueur des feuilles et peu garnies de fleurs; sans feuilles florales; feuilles alternes.

Lieu. La Bohême; cultivé dans les jardins. Pl. v.

L'ARRÊTE-BOEUF.

Anonis spinosa, flore purpureo. C. B. P.
Anonis spinosa. L. *diadelph.* 10-*dria.*

Fleur. Papilionacée; l'étendard en cœur, aplati par ses côtés; les ailes ovales, plus courtes de moitié que l'étendard; la carêne pointue, un peu plus longue que les ailes; le calice presque aussi long

X 2

que la corolle, divisé en cinq découpures linéaires, pointues, légèrement arquées en dessus; corolle purpurine.

Fruit. Légume renflé, velu, uniloculaire, bivalve; semences réniformes.

Feuilles. Trois à trois, pétiolées, ovales, entières, un peu gluantes.

Racine. Longue, rampante, brune en dehors, et blanche en dedans.

Port. Espèce de sous-arbrisseau, tige d'un pied environ, velue, rameuse; les rameaux épineux; les fleurs en grappes ou latérales, deux à deux et sessiles; les feuilles alternes.

Lieu. Les terrains incultes, les champs, aux labours desquels elle est nuisible. Pl. V.

L'ARRÊTE-BOEUF A FLEUR JAUNE.

Anonis viscosa, spinis carens, lutea major. C. B. P.
Anonis natrix. L. *diadelphia, 10-dria.*

Fleur.
Fruit.
Feuilles.
Racine.
} Caractères du précédent; corolle jaune, et le légume moins velu.

Port. Tige comme le précédent, un peu plus forte; les péduncules ne portent qu'une fleur, et sont terminés par un filet; point d'épines; stipules très-entières.

Lieu. Lyonnoise, aux Brotteaux.

LE FENU-GREC.

Fœnum Græcum sativum. C. B. P.
Trigonella Fœnum Græcum. L. *diadelph. 10-dria.*

Fleur. Papilionacée; l'étendard presque ovale, obtus, ouvert et réfléchi; les ailes ovales et oblongues, ouvertes et réfléchies extérieurement; la carêne très-courte, obtuse, placée dans le centre de la fleur.

Fruit. Légume alongé, étroit, courbé en forme de faulx, et terminé en pointe; les semences rhomboïdales, sillonnées.

Feuilles. Ternées, ovales, en forme de coin, dentées en manière de scie à leur sommet.

Racine. Menue, blanche, simple, ligneuse.

Port. La tige droite, d'un pied, grêle, creuse, rameuse; les fleurs jaunâtres, axillaires et sessiles; les légumes plus longs que les folioles; deux stipules rapprochées; feuilles alternes.

Lieu. Dans la ci-devant province de Languedoc; cultivé dans les jardins. Pl. v.

LA LUSERNE.

Medica major, erectior, floribus purpureis. I. R. H.
Medicago sativa. L. *diadelph. 10-dria.*

Fleur. Papilionacée; l'étendard ovale, entier, réfléchi, recourbé par ses bords; les aîles ovales, oblongues, attachées par un appendice à la carène, réunis en dessous par leurs côtés, la carène oblongue, divisée en deux, obtuse, réfléchie, le calice d'une pièce, droit, campanulé, cylindrique, à cinq petites découpures aiguës et égales.

Fruit. Légume aplati, long, contourné; les semences réniformes.

Feuilles. Ternées, pétiolées; les folioles ovales ou lancéolées, dentées à leur sommet.

Racine. Blanche, ligneuse.

Port. Tige d'un pied au moins, sans poils, lisse et droite; les fleurs violettes ou purpurines, pédunculées, disposées en grappes, deux fois plus longues que les feuilles; les pédoncules terminés par un filet: feuilles alternes, avec des stipules au bas des pétioles.

Lieu. Les prés ; la luserne en prairie artificielle prend, dans les bons fonds, la consistance d'un arbuste. Lyonnoise, Lithuanienne. Pl. v.

LE HARICOT.

Phaseolus vulgaris. Lob. Icon.
Phaseolus vulgaris. L. *diadelph*. 10-*dria*.

Fleur. Papilionacée; l'étendard cordiforme, obtus, échancré, penché et ses côtés réfléchis; les aîles ovales, de la longueur de l'étendard, portées par de longs onglets; la carêne étroite, roulée en spirale; le calice d'une seule pièce, à deux lèvres, la supérieure échancrée; l'inférieure à trois dentelures.

Fruit. Légume, long, droit, coriace, obtus, mais terminé par une pointe; la semence réniforme, oblongue, comprimée.

Feuilles Pétiolées, ternées; les folioles très entières.

Racine. Grêle, fibreuse.

Port. Tige longue, rameuse, qui s'entortille; les fleurs axillaires, disposées en grappes, deux à deux; légumes pendans; feuilles florales, plus grandes que les calices; feuilles alternes, avec de petites stipules.

Lieu. L'Inde; cultivé dans les potagers. Pl. a.

SECTION V.

Des herbes à fleur polypétale, irrégulière, papilionacée, dont le pistile devient une gousse bicapsulaire ou divisée en deux loges selon sa longueur.

L'ADRAGANT ou BARBE DE RENARD.

Tragacantha Massiliensis. J. B.
Astragalus tragacantha. L. *diadelph.* 10-*dria.*

Fleur. } Caractères du précédent ; le légume moins
Fruit. } grand, terminé par une pointe.

Feuilles. Aîlées, sur un long pétiole, souvent terminé par un filet ; les folioles petites, blanchâtres et un peu soyeuses.

Racine. Rameuse.

Port. Cette espèce diffère de la précédente, par sa tige velue qui monte en arbrisseau ; et par ses pétioles qui sont comme épineux ; toute la plante est velue ; les fleurs purpurines.

Lieu. Dans les ci-devant provinces de Languedoc et de Provence ; en Suisse. Pl. v.

CLASSE XI.

Des herbes et sous-arbrisseaux à fleur polypétale proprement dite, irrégulière, nommée *Anomale*.

SECTION PREMIÈRE.

Des herbes à fleur polypétale, irrégulière, anomale, dont le pistile devient un fruit unicapsulaire.

LA VIOLETTE.

Viola martia purpürea, flore simplici odoro. C. B. P.
Viola odorata. L. *syng. monogam.*

Fleur. ANOMALE; à cinq pétales inégaux, dont l'arrangement a quelque ressemblance avec celui des papilionacées; le supérieur droit, grand, échancré, terminé à sa base par un nectar obtus et recourbé; les deux latéraux opposés, droits; les inférieurs grands, réfléchis en dessus; le calice petit et divisé en cinq pièces; la corolle ordinairement violette, quelquefois blanche.

Fruit. Capsule ovale, à trois côtés, uniloculaire, trivalve; contenant plusieurs semences ovoïdes.

Feuilles. Cordiformes, dentées en leurs bords, les radicales pétiolées, les caulinaires pétiolées ou sessiles.

Racine. Fibreuse, sarmenteuse, stolonifère, rampante.

Port. Tiges de quelques pouces, quelquefois en espèce de hampe, quelquefois rameuse, cylindrique, anguleuse; les péduncules des fleurs partent de la tige ou de la racine; petites stipules qui naissent deux à deux.

Lieu. Les bois, les prés. Lyonnoise, Lithuanienne. Pl. v.

LA FUMETERRE.

Fumaria officinarum. L. R. H.
Fumaria officinalis. L. *diadelph. 6-dria.*

Fleur. Anomale, imitant les papilionacées; corolle purpurine, oblongue, tubulée, divisée en deux espèces de lèvres; la supérieure plane, obtuse, échancrée, réfléchie; l'inférieure semblable, mais à sa base imitant une carêne, qui forme un nectar; l'ouverture des lèvres est tétragone, obtuse et perpendiculairement divisée en deux.

Fruit. Petite silicule uniloculaire, contenant des semences obrondes.

Feuilles. Pétiolées, ailées, terminées par une impaire; les folioles pareillement ailées et plusieurs fois découpées, obtuses.

Racine. Menue, peu fibreuse, perpendiculaire, blanchâtre.

Port. Une tige creuse, lisse, avec plusieurs rameaux anguleux, opposés aux feuilles, ainsi que les fleurs en grappes; les feuilles alternes.

Lieu. Les champs, les jardins. Pl. a.

SECTION II.

Des herbes à fleur polypétale, irrégulière, anomale, dont le pistile devient un fruit multicapsulaire.

L'ACONIT ou ANTITHORA.

Aconitum salutiferum, sive Anthora. Barr. Ic.
Aconitum anthora. L. *polyand. 3-gynia.*

Fleur. Anomale ; cinq pétales inégaux ; le supérieur tubulé, en forme de casque renversé ; les deux latéraux larges, obronds, opposés ; les deux inférieurs alongés, regardant en arrière ; deux nectars renfermés dans le pétale supérieur, fistuleux, portés sur des péduncules longs, en forme d'alêne ; beaucoup d'étamines ; cinq pistiles dans cette espèce.

Fruit. Cinq capsules ovales et en forme d'alêne, rassemblées en manière de tête, univalves, ressemblant à des cornes, renfermant des semences anguleuses, ridées et noirâtres.

Feuilles. Pétiolées, simples, digitées, découpées et blanchâtres en dessous.

Racine. Tubéreuse, en faisceau composé de deux ou trois tubercules bruns en dehors, blancs en dedans.

Port Tige unique, d'un pied environ, ferme, anguleuse, un peu velue ; les fleurs pourpres au sommet, disposées en grappe ; les feuilles alternes.

Lieu. Les Alpes et les montagnes du ci-devant Dauphiné. Pl. V.

LA STAPHISAIGRE ou L'HERBE AUX POUX.

Delphinium plantani folio, Staphisagria dictum. I. R. H.
Delphinium staphisagria. L. *polyand. 3-gynia.*

Fleur. Anomale, à cinq pétales inégaux, disposés en rond ; le supérieur échancré, antérieurement plus obtus que les autres, postérieurement tubulé, finissant en une corne longue ; les autres pétales ovales, lancéolés, ouverts, presqu'égaux ; un nectar de quatre pièces.

Fruit. Tricapsulaire, à lobes obtus.

Feuilles. Palmées, velues, portées sur de longs pétioles.

Racine. Longue, ligneuse, fibreuse.

Port. Tige d'un pied ou deux, droite, ronde, velue, rameuse ; les fleurs bleues et velues au sommet, plus grandes que celles du pied-d'alouette ; feuilles alternes.

Lieu. Les ci-devant provinces du Languedoc et de Provence ; dans les terrains ombrageux. Pl. a.

LA FRAXINELLE.

Fraxinella clusii. T. I. R. H.
Dictamus albus. L. 10-*dria*, 1-*gynia.*

Fleur. A calice de cinq feuillets ; à corolle de cinq pétales inégaux, dont deux renversés en dessus, et le cinquième renversé en dessous ; sur les filamens on voit des points glanduleux.

Fruit. Cinq capsules réunies en dedans par la base, les sommets étant séparés.

Feuilles. Alternes, ailées, avec une impaire, ressemblant à peu près à celles de frêne ; à folioles ovales, dentelées, luisantes.

Racine. Menue, blanche.

Port. Tige d'un pied et demi, velue, droite, rameuse; les fleurs en grappe, droite, terminale.

Lieu. Dans le ci-devant Languedoc. Pl. v.

SECTION III.

Des herbes à fleur polypétale, irrégulière, anomale, dont le calice devient le fruit.

LE SATIRION MALE.

Orchis morio mas. C. B. P.
Orchis mascula. L. *gynand. 2-dria.*

Fleur. Anomale, soutenue par le germe; quelques spathes épars; cinq pétales, trois extérieurs, deux intérieurs réunis en forme de casque; un nectar d'une seule pièce, coloré, attaché au réceptacle entre la division des pétales, composé d'une lèvre supérieure, droite, très-courte; d'une inférieure, grande, ouverte, large, avec un tube alongé en dessous en manière de corne. Dans cette espèce la lèvre inférieure est divisée en quatre lobes, et crénelée; le tube en forme de corne, est court et obtus; les pétales du dos sont recourbés.

Fruit. Capsule oblongue, uniloculaire; à trois sillons, à trois valvules, et s'ouvrent en trois; les semences nombreuses, petites, en forme de sciure de bois.

Feuilles. Très-entières, alongées, embrassant la tige en manière de gaîne, lisses, quelquefois marquées de taches d'un rouge-brun.

Racine. Bulbes, ordinairement deux, arrondies en forme de testicules, d'où vient le nom d'*orchis* et de *plantes orchidées*.

Port. Tige haute d'environ un demi-pied, herbacée, ronde, droite, cannelée; les fleurs au sommet, disposées en longs épis ; les feuilles alternes. La présence ou l'absence des taches sur les feuilles, ne forment que des variétés.

Lieu. Les prés, les terrains humides. Pl. v.

CLASSE XII.

Des herbes et sous-arbrisseaux à fleur composée, formée de l'agrégation de plusieurs petites corolles, nommées *fleurons* ou *fleurons à tuyau*, lesquelles sont monopétales, infundibuliformes, ramassées et réunies dans un calice commun. La fleur est appellée *fleur à fleuron* ou *flosculeuse*.

SECTION PREMIÈRE.

Des herbes à fleur à fleurons qui ne laisse aucune semence après elle.

LE PETIT GLOUTERON.

Xanthium. Dod. Pempt.
Xanthium strumarium. L. *monœc. 5-dria.*

Fleur. MALE ou femelle sur le même pied. La fleur mâle composée, de forme hémisphérique ; le calice commun écailleux, de la longueur des fleurons ; le réceptacle garni d'écailles ou pailles ; les fleurons stériles, infundibuliformes, découpés en cinq parties à leurs bords. La fleur femelle placée au dessous des mâles, composée d'un calice commun, sans corolle, composée de deux feuillets renfermant deux germes couverts d'épines recourbées.

Fruit. Noix seche, ovale, oblongue, couverte de pointes dures et recourbées, avec deux espèces de crochets à son sommet, biloculaire, contenant dans chaque loge une semence oblongue, convexe d'un côté, plane de l'autre.

Feuilles. Alternes, pétiolées, simples, ou trois lobes quelquefois dentés.

Racine. Petite, blanche, rameuse.

Port. Tige de deux pieds, herbacée, rameuse, sans défences ; les fleurs axillaires, sessiles, rassemblées au nombre de trois ou quatre ; feuilles alternes.

Lieu. Le long des chemins, dans les champs, Lyonnoise, Lithuanienne. Pl. a.

SECTION II.

Des herbes à fleur à fleurons, qui laisse après elle des semences aigrettées.

LE CARDON ÉTOILÉ ou CHAUSSE-TRAPE.

Carduus stellatus, sive calçitrapa. J. B.
Centaurea calcitrapa. L. *syng. polygam. frustran.*

Fleur. Composée, flosculeuse, remarquable par un calice qui porte deux rangs de longues épines jaunâtres ; les fleurons de couleur pourpre, rassemblés sous une forme tubulée, peu régulière ; ceux du disque hermaphrodites ; ceux de la circonférence femelles, stériles, plus grands que les hermaphrodites et en plus petit nombre.

Fruit. Semences luisantes, petites, oblongues, aigrettées, contenues par le calice, et portées sur un réceptacle couvert d'un duvet soyeux.

Feuilles. Sessiles ; les latérales étroites, linéaires, quelquefois ailées, dentées.

Racine. Blanche, longue, succulente.

Port. Les tiges s'élèvent à la hauteur d'un pied

anguleuses, branchues, épineuses; fleurs axillaires; feuilles alternes, éparses ou radicales.

Lieu. Les bords des chemins. Lyonnoise. Pl. a.

LA GRANDE CENTAURÉE.

Centaurium majus, folio in plures lacinias diviso. C. B. P.

Centaurea centaurium. L. *syngen. polygam. frustran.*

Fleur. } *Fruit* } Caractères du chardon étoilé, mais le calice plus grand : ses écailles unies et sans piquans.

Feuilles. Lisses, ailées; les découpures supérieures plus grandes que les inférieures ; les folioles dentées en manière de scie, et courantes.

Racine. Solide, grosse, noirâtre en dehors, rougeâtre en dedans, pleine de suc.

Port. Les tiges de trois ou quatre pieds, cylindriques, branchues; les fleurs au sommet; feuilles alternes.

Lieu. Les Alpes, cultivée dans les jardins. Pl. v.

LA BARDANE ou GLOUTERON.

Lappa major, arctium Dioscoridis. C. B. P.

Arctium lappa. L. *syng. polyg. æquel.*

Fleur. Composée, flosculeuse ; fleurons hermaphrodites dans le disque et à la circonférence, monopétales, tubulés, découpés en cinq parties linéaires, égales ; le calice globleux, composé d'écailles placées en recouvrement les unes sur les autres, lancéolées, terminées en pointes aiguës, recourbées en manière d'hameçon.

Fruit. Semences solitaires, à deux angles opposés, couronnées d'une aigrette simple et très-courte, contenues,

contenues par le calice, posées sur un réceptacle plane, garni de petites lames sétacées.

Feuilles. Longues d'un pied, simples, entières, cordiformes, sans piquans, velues, blanchâtres en dessous, pétiolées.

Racine. Epaisse, spongieuse, longue, fusiforme, noirâtre en dehors et blanche en dedans.

Port. La tige s'élève à deux ou trois pieds, herbacée, striée, rameuse; les fleurs solitaires, axillaires sur les branches; feuilles alternes.

Lieu. Les prés, les grands chemins. Pl. a.

LE CHARDON-BÉNIT.

Cnicus sylvestris, hirsutior, sive carduus benedictus. C. B. P.
Centaurea benedicta. L. *syng. polyg. æqual.*

Fleur. Composée, flosculeuse; fleurons hermaphrodites dans le disque et à la circonférence, infundibuliformes, irréguliers, rassemblés dans un calice ovale, tuilé, composé d'écailles ovales, resserrées, terminées vers le sommet du calice, par des épines rameuses.

Fruit. Semences oblongues, tronquées à leur base d'un seul côté, rayées de filets durs et jaunâtres dans leur maturité, couronnées, renfermées dans le calice, placées sur un réceptacle plane et velu.

Feuilles. Sinuées, dentées, velues, sessiles, terminées par des épines courtes et molles.

Racine. Fusiforme, rameuse, avec des fibres blanches.

Port. Tige droite, de deux pieds, branchue, velue, cannelée; les fleurs jaunes, une ou deux au sommet, soutenues par des péduncules hérissés et cotonneux; on trouve quelques fleurons femelles à la circonférence; feuilles alternes.

Lieu. Les départemens méridionaux de France; il se cultive facilement dans nos jardins. Pl. a.

LE PIED-DE-CHAT.

Elichrysum montanum flore rotundo, subpurpureo. C. B. P.
Gnaphalium dioicum. L. *syng. polygam. superfl.*

Fleur.} *Fruit.*} Caractères du précédent, dont il diffère en ce que sur certains pieds on ne trouve que des fleurons hermaphrodites stériles; sur d'autres, des fleurons femelles qui produisent les semences; les écailles du calice sont blanches, luisantes; la fleur composée, de forme ronde, blanche ou rose.

Feuilles. Sessiles, très-simples, cotonneuses, blanchâtres, les inférieures sont quelquefois en spatule, quelquefois linéaires.

Racine. Rampante.

Port. Tige de quelques pouces, très-simple, avec des rameaux rampans; les fleurs au sommet, disposées en corymbe; feuilles alternes, les inférieures rassemblées.

Lieu. Les Alpes, les prés des montagnes, dans lesquels il est très-nuisible. Pl. v.

L'EUPATOIRE.

Eupatorium cannabinum. C. B. P.
Eupatorium cannabinum. L. *syngen. polygam. æqual.*

Fleur. Composée, flosculeuse; fleurons hermaphrodites dans le disque et à la circonférence, au nombre de cinq, infundibuliformes leur limbe, ouvert, divisé en cinq; rassemblés dans un calice oblong, tuilé, composé d'écailles linéaires, lancéolées, droites, inégales.

Fruit. Semences longues, grêles, ornées d'une aigrette longue; contenues par le calice, sur un receptacle nu.

Feuilles. Sessiles, ternées, digitées, très-entières, quelquefois dentées, imitant celles du chanvre; les supérieures sont simples.

Racine. Fusiforme, avec de grosses fibres blanchâtres.

Port. Tige herbacée, de trois ou quatre pieds, cylindrique, velue, blanche, pleine de moëlle, rameuse; elles sont petites, pourpres.

Lieu. Les terrains humides. Pl. v.

SECTION III.

Des herbes à fleur flosculeuse qui laisse après elle des semences sans aigrettes.

LE CARTAME, ou SAFRAN BATARD.

Carthamus officinarum, flore croceo. I. R. H.
Carthamus tinctorius. L. *syng. polygam. æqual.*

Fleur. Composée, flosculeuse; calice ovale, tuilé, composé de plusieurs écailles serrées par le bas, élargies par le haut; fleurons d'un jaune rougeâtre, leurs tubes très-longs.

Fruit. Semences cunéiformes, quadrangulaires, solitaires, blanches, lisses, luisantes, pointues et sans aigrette.

Feuilles. Sessiles, simples, entières, ovales, dentées; les dentelures pointues, piquantes, la surface glabre, avec trois nervures.

Racine. Fusiforme.

Port. Tige blanchâtre, solide, herbacée, haute de trois pieds; la fleur au sommet, solitaire et pédunculée; les feuilles alternes.

Lieu. L'Egypte; cultivé dans les jardins. Pl. a.

LA GRANDE ABSINTHE, ALUYNE.

Absinthium ponticum, seu Romanum, seu Dioscoridis. C. B. P.
Artemisa absinthium. L. *syng. polyg. æqual.*

Fleur. Composée, flosculeuse; fleurons hermaphrodites dans le disque, femelles à la circonférence; tubulés, rassemblés dans un calice commun, obrond, globuleux dans cette espèce, tuilé, les écailles rondes et réunies.

Fruit. Les semences des fleurons hermaphrodites ou femelles, sont solitaires, nues, placées dans le calice, sur un receptacle velu.

Feuilles. Pétiolées, blanchâtres, composées, très-decoupées, les découpures linéaires.

Racine. Ligneuse, fibreuse.

Port. Les tiges de deux pieds, cannelées, fermes, ligneuses, branchues, blanchâtres, pleines d'une moëlle blanche; les fleurs axillaires, presque rondes, pendantes et péduneulées; feuilles alternes.

Lieu. Les terrains incultes et arides. Pl. v.

LA PETITE ABSINTHE PONTIQUE.

Absinthium ponticum tenuifolium incanum. C. B. P.
Artemisia pontica. L. *syng. polyg. superfl.*

Fleur. } Comme dans la précédente; le recepta-
Fruit. } cle nu.

Feuilles. Pétiolées, très-divisées, découpées très-finement, couvertes en dessous d'un duvet blanchâtre.

Racine. Ligneuse, fibreuse, rampante.

Port. Les tiges d'un pied et demi environ, cylindriques, branchues; les feuilles axillaires, rondes, penchées; feuilles alternes.

Lieu. La Hongrie, la Thrace, les jardins. Pl. v.

L'AURONE MALE.

Abrotanum mas angustifolium majus. C. B. P.
Artemisia abrotanum. L. *syng. polyg. superfl.*

Fleur. } Comme dans la précédente ; le recepta-
Fruit. } cle nu ; les semences plus petites.

Feuilles. Très-nombreuses, découpées en plusieurs folioles linéaires, sétacées, verdâtres.

Racine. Ligneuse, avec quelques fibres.

Port. Espèce de sous-arbrisseau ; la tige haute de deux ou trois pieds, dure, cassante, droite cannelée, branchue ; les fleurs en grand nombre, le long des tiges ; les feuilles alternes.

Lieu. Au bord des vignes, dans les départemens méridionaux de France. Pl. V.

L'ARMOISE.

Artemisia vulgaris, major. I. R. H.
Artemisia vulgaris. L. *syng. polyg. sup.*

Fleur. } Caractères des précédentes ; le recepta-
Fruit. } cle nu ; la fleur ovale, cinq fleurons à la circonférence.

Feuilles. Ailées, planes, découpées, velues et blanches à leur surface inférieure.

Racine. Rampante, fibreuse.

Port. Les tiges herbacées, hautes de trois pieds, droites, dures, cannelées, cylindriques, un peu velues, rougeâtres, moelleuses ; les fleurs au sommet, disposées en grappes simples ; feuilles alternes.

Lieu. Les terrains incultes. Lyonnoise, Lithuanienne. Pl. V.

LA TANAISIE.

Tanacetum vulgare luteum. C. B. P.
Tanacetum vulgare. L. *syng. polyg. sup.*

Fleur. Composée, flosculeuse; fleurons hermaphrodites dans le disque, femelles à la circonférence; les hermaphrodites divisés en cinq, les femelles en trois; rassemblés dans un calice hémisphérique, tuilé, dont les écailles sont aigues, serrées les unes contre les autres.

Fruit. Semences solitaires, oblongues, nues, placées dans le calice qui a conservé sa forme, et posées sur un receptacle nu et convexe.

Feuilles. Deux fois ailées, découpées comme par paire, dentées en manière de scie à leurs bords, très-vertes, on en trouve une variété dont les feuilles sont plissées, crépues.

Racine. Longue, ligneuse, rameuse.

Port. Tiges de trois pieds au moins, rondes, rayées, remplies de moëlle, légèrement velues; les fleurs au sommet, disposées en corymbe, ou bouquet arrondi; feuilles alternes.

Lieu. Dans les jardins. Pl. v.

SECTION IV.

Des herbes à fleurs flosculeuses, ramassées en boule, et soutenues chacune par un calice particulier.

LA BOULETTE, ou L'ÉCHINOPE.

Echinopus major. J. B.
Echinops sphærocephalus. L. *syng. polygam. segregata.*

Fleur. A fleurons infundibuliformes, dont le limbe

est divisé en cinq parties ouvertes et recourbées, tous les fleurons posés sur un receptacle commun, en forme de boule, renfermés chacun dans un calice propre, oblong, tuilé, anguleux, composé de folioles droites, en forme d'alêne.

Fruit. Une seule semence ovale, oblongue, étroite à sa base, obtuse au sommet, et velue, renfermée dans chaque calice un peu renflé.

Feuilles. Aîlées, épineuses, cotonneuses en dessous, hérissées en dessus.

Racine. Fusiforme.

Port. Tige herbacée, haute de deux ou trois pieds, cannelée, rameuse; les fleurs blanchâtres au sommet, disposées en tête ronde; feuilles alternes.

Lieu. L'Italie. Pl. v.

SECTION V.

Des herbes à fleurs flosculeuses, dont les fleurons ordinairement divisés en découpures inégales, sont portés chacun dans un calice particulier.

LA SCABIEUSE DES PRÉS.

Scabiosa pratensis hirsuta, quæ officinarum. C. B. P.
Scabiosa arvensis. L. *4-dria, 1-gyn.*

Fleur. Composée, flosculeuse; fleurons dont les étamines ne sont pas réunies par les sommets, irréguliers, tubulés, divisés en quatre ou cinq découpures, plus grandes du côté extérieur; dans l'espèce présente les fleurons violets, divisés en quatre; dans toutes les espèces, les fleurons rassemblés dans un calice commun, divisé en plusieurs folioles qui entourent un receptacle convexe; chaque fleuron renfermé en particulier dans un double calice qui repose sur le germe.

Fruit. Semences solitaires, ovales, oblongues placées sur le receptacle et dessous le calice propre, qui leur tient lieu de couronne.

Feuilles. Ailées, les radicales plus grandes que les caulinaires, oblongues, lanugineuses.

Racine. Droite, longue.

Port. Tige d'un pied ou deux, ronde, velue, creuse, les fleurs au sommet disposées en bouquets ronds, ainsi que les fruits après la fleuraion; fleurs opposées deux à deux.

Lieu. Les champs. Pl. v.

LA SCABIEUSE DES BOIS,

Mors-du diable.

Scabiosa folio integro hirsuto. I. R. H.
Scabiosa succisa. L. 4-*dria*, 1-*gyn.*

Fleur. } Caractères de la précédente; fleurons le
Fruit. } plus souvent divisés en quatre, quelquefois cependant en cinq parties; même couleur.

Feuilles. Lancéolées, ovales, entières, pétiolées; les supérieures sessiles, crénelées en leurs bords, rudes et garnies de poils.

Racine. Courte, fibreuse, comme mordue et rongée dans le milieu.

Port. Tiges de deux pieds, simples, rondes, fermes, velues, rameuses; les branches rapprochées, portant deux petites feuilles à chaque articulation; les fleurs au sommet, disposées comme dans la précédente; feuilles opposées.

Lieu. Les bois, les prés. Pl. v.

CLASSE XIII.

Des herbes et sous-arbrisseaux à fleurs *composée*, formée de l'aggrégation de plusieurs petites corolles monopétales, nommées *demi-fleurons*, dont la partie inférieure est un tuyau étroit, la supérieure une petite langue dentelée à son extrémité, ramassées et réunies dans un calice commun. Cette fleur est appellée *fleur à demi-fleurons*, ou *sémi-flosculeuse.*

SECTION PREMIERE.

Des herbes à fleur sémiflosculeuse, dont les semences sont aigrettées.

LE PISSENLIT, ou DENT-DE-LION.

Dens leonis latiore folio. C. B. P.
Leontodon taraxacum. L. *syng. polygam. œqual.*

Fleur. SÉMI-FLOSCULEUSE, composée de demi-fleurons hermaphrodites, égaux, linéaires, tronquées, à cinq dentelures, rassemblés dans un calice tuilé, oblong, dont les écailles intérieures sont linéaires, parallèles, égales, les extérieures moins nombreuses, et recourbées en dessous dans cette espèce.

Fruit. Semences solitaires, oblongues, raboteuses, couronnées d'une aigrette plumeuse, portée sur un pied très-long, renfermées dans le calice alongé, posées sur un receptacle nu et ponctué.

Feuilles. Lisses, oblongues, découpées profondement des deux côtés, en folioles quelquefois triangulaires. On trouve une variété à feuilles plus larges et arrondies.

Racine. Fusiforme, laiteuse.

Port. La tige en forme de hampe, s'élève du milieu des feuilles, à la hauteur d'un demi-pied; fistuleuse, quelquefois velue; les fleurs solitaires terminant la tige; les feuilles radicales et rampantes.

Lieu. Toute l'Europe. Pl. v.

LA LAITUE POMMÉE.

Lactuca capitata. C. B. P.
Lactuca sativa capitata. L. *syng. polyg. æqual.*

Fleur. Sémi-flosculeuse, composée de demi-fleurons hermaphrodites, plus courts que le calice, et dont la languette est découpée en quatre ou cinq dentelures; ils sont rassemblés dans un calice tuilé, ovale, oblong, dont les écailles sont pointues.

Fruit. Semences solitaires, ovales, pointues, comprimées, terminées par une aigrette simple qui est portée sur un long pédicule élargi par le haut; le receptacle nu.

Feuilles. Presque amplexicaules, simples, entières, arrondies, rangées les unes sur les autres en tête ronde, avant leur entier développement.

Racine. Fusiforme, fibreuse.

Port. Tige haute de deux pieds, ferme, épaisse, cylindrique, feuillée, branchue; les fleurs au sommet, disposées en corymbe; feuilles alternes.

Lieu. Les jardins potagers. Pl. a.

LA SCORSONERE.

Scorsonera latifolia sinuata. C. B. P.
Scorsonera Hispanica. L. *syng. polyg. æqual.*

Fleur. Sémi-flosculeuse, composée de demi-fleurons hermaphrodites, dont les extérieurs sont les plus longs, et dont la forme est la même que celle des précédens; ils sont rassemblés dans un calice tuilé, long, presque cylindrique, garni d'environ quinze écailles membraneuses à leurs bords.

Fruit. Semences oblongues, cylindriques, cannelées, de la moitié plus courtes que le calice, couronnées d'une aigrette plumeuse; le réceptacle nu.

Feuilles. Amplexicaules, entières, ondulées, dentées en manière de scie.

Racine. Fusiforme, noirâtre en dehors, blanche en dedans, remplie d'un suc laiteux.

Port. Tige haute de deux pieds, rameuse, ronde, cannelée, creuse, un peu velue; les fleurs au sommet, pédunculées, solitaires; feuilles alternes.

Lieu. L'Espagne, les jardins potagers. Pl. v.

SECTION II.

Des herbes à fleur sémi-flosculeuse, dont les semences sont sans aigrettes.

LA CHICORÉE SAUVAGE,

Chicorium sylvestre sive officinarum. C. B. P.
Chicorium intybus. L. *syng. polygam. æqual.*

Fleur. Sémi flosculeuse; composée d'une vingtaine de demi-fleurons bleus, rangés en rond, tronqués, à cinq profondes dentelures, rassemblés dans un calice cylindrique, avant son développement, composé de huit écailles lancéolées, étroites, égales, qui forment le cylindre, et de cinq plus courtes qui se rebaissent.

Fruit. Semences solitaires, aplaties, à angles aigus, couronnées d'un petit rebord à cinq dents; renfermées dans le calice et posées sur un réceptacle garni de lames.

Feuilles. Sessiles, dentées, sinuées.

Racine. Fusiforme, fibreuse, remplie d'un suc laiteux.

Port. Tige d'un pied et demi, simple, ferme, tortueuse, herbacée, rameuse; les fleurs au sommet, presque axillaires; feuilles alternes.

Lieu. Les bords des champs, des chemins; cultivée dans les jardins. Pl. v.

CLASSE XIV.

Des herbes et sous-arbrisseaux à fleur *composée* de *fleurons* et de *demi-fleurons* rassemblés et réunis dans un calice commun, de manière que les fleurons occupent le centre de la fleur qu'on nomme *disque*, et les demi-fleurons, la circonférence, appellée *couronne*. Cette disposition a fait donner à cette fleur le nom de *radiée*.

NOTA. Les étamines réunies par leurs sommets, comme dans les deux classes précédentes.

SECTION PREMIERE.

Des herbes à fleur radiée et à semences aigrettées.

L'ÉNULE CAMPANE, AUNÉE.

Aster omnium maximus, Helenium *dictus*. I. R. H.
Inula helenium L. *syng. polyg. superfl.*

Fleur. RADIÉE, jaune, composée de fleurons hermaphrodites dans le disque, de demi-fleurons femelles à la circonférence ; leurs anthères terminées à leur base par des soies ; les fleurons infundibuliformes, droits, découpés en cinq ; les demi-fleurons linéaires, entiers ; le calice commun tuilé, les écailles ovales.

Fruit. Toutes les semences linéaires, quadrangulaires, couronnées d'une aigrette simple, de la longueur des semences placées dans le calice, sur un réceptacle plane et nu.

Feuilles Les radicales sont lancéolées, longues d'un pied et plus, dentelées, ridées, blanchâtres en dessous; les caulinaires presque amplexicaules.

Racine. Grosse, épaisse, charnue, branchue, brune en dessous, blanche en dedans, d'une odeur forte.

Port. Tige de quatre pieds, droite, cannelée, velue, branchue; fleurs au sommet; les pédoncules axillaires ne portent qu'une fleur; feuilles alternes.

Lieu. L'Angleterre, les jardins. Pl. v.

LE TUSSILAGE ou PAS-D'ANE.

Tussilago vulgaris. C. B. P.
Tussilago farfara. L. *syng. polyg. superfl.*

Fleur. Radiée; tous les fleurons femelles à la circonférence, le calice commun cylindrique, ses écailles lancéolées, linéaires, égales, au nombre de quinze ou vingt.

Fruit. Semences solitaires, oblongues, comprimées, couronnées d'une aigrette velue, portée par un filet; contenues par le calice sur un réceptacle nu.

Feuilles. Pétiolées, cordiformes, larges, anguleuses, dentées, vertes en dessus, cotonneuses en dessous.

Racine. Longue, menue, blanchâtre, tendre, rampante.

Port. Tige en forme de hampe, couverte de plusieurs feuilles florales en forme d'écailles, haute d'un demi-pied, sortant de terre au printems, avant les feuilles; fleurs solitaires, au sommet de chaque tige; feuilles radicales.

Lieu. Les bords des rivières, des fontaines, dans les terrains gras. Pl. v.

SECTION II.

Des herbes à fleur radiée, dont les semences sont ornées d'un chapiteau de feuilles.

LE TAUPINAMBOUR.

Corona solis parvo flore, radice tuberosa. I. R. H.
Helianthus tuberosus. L. *syng. polyg. frustran.*

Fleur. Radiée, composée d'un grand nombre de fleurons hermaphrodites dans le disque ; dans la circonférence, de quelques demi-fleurons femelles qui sont stériles ; les fleurons cylindriques plus courts que le calice commun, divisés en cinq, portés sur de petits calices dyphilles ; les demi-fleurons à languette, lancéolés, entiers, très-longs.

Fruit. Semences solitaires, oblongues, obtuses, à quatre angles opposés, couronnées par les calices, propres de chaque fleuron, qui tombent dans leur maturité, contenues par le calice commun, sur un large réceptacle plane, garni de lames lancéolées, aigues.

Feuilles. Ovales, cordiformes, dentelées à leurs bords, rudes au toucher, se prolongeant sur le pétiole ; les nervures réunies sur le corps de la feuille.

Racine. Tubereuse.

Port. Tige de sept ou huit pieds, droite, rude, rameuse, remplie d'une moëlle blanche ; la fleur au sommet pédunculée et solitaire ; les feuilles supérieures alternes, les inférieures opposées.

Lieu. Le Brésil ; cultivé dans les champs. Pl. v.

SECTION III.

Des herbes à fleur radiée, dont les semences n'ont ni aigrette, ni chapiteau de feuilles.

LA MATRICAIRE.

Matricaria vulgaris, seu sativa. C. B. P.
Matricaria parthenium. L. *syng. polyg. superfl.*

Fleur. Radiée, composée de fleurons hermaphrodites tubulés, nombreux, rangés dans le disque qui est hémisphérique, et de demi-fleurons à la circonférence; le calice commun hémisphérique, tuilé; ses écailles linéaires, en carêne, égales, solides à leurs bords.

Fruit. Toutes les semences solitaires, oblongues, sans aigrettes, renfermées dans le calice, sur un réceptacle nu et convexe.

Feuilles. Composées, planes; les folioles ovales, très-découpées.

Racine. Blanche, rameuse, fibreuse.

Port. Tiges nombreuses, hautes de deux pieds, droites, cannelées, lisses, moelleuses; les fleurs au sommet pédunculées, disposées en corymbe; feuilles alternes.

Lieu. Elle réussit dans les terrains cultivés ou incultes. Pl. v.

LA CAMOMILLE ROMAINE.

Chamæmelum nobile, flore multiplici. C. B. P.
Anthemis nobilis. L. *syng. polyg. sup.*

Fleur. Radiée, composée de fleurons hermaphrodites dans le disque qui est convexe, et de demi-fleurons à la circonférence; les fleurons divisés

visés en cinq ; les demi-fleurons lancéolés, quelquefois à trois dentelures ; le calice commun hémisphérique ; les écailles linéaires, presque égales.

Fruit. Semences solitaires, oblongues, nues, renfermées dans le calice, sur un réceptacle conique, garni de lames.

Feuilles. Composées, ailées, linéaires, aigues, un peu velues, sessiles.

Racine. Rameuse, fibreuse.

Port. Tiges nombreuses, herbacées, foibles, penchées ; les fleurs au sommet pédunculées, solitaires ; jaunes, souvent doubles ; feuilles alternes.

Lieu. Les campagnes d'Italie, les jardins. Pl. v.

LA MILLE-FEUILLE.

Millefolium vulgare album. C. B. P.
Achillea millefolium. L. *syng. polyg. superfl.*

Fleur. Radiée, blanche et pourpre dans une variété ; composée de plusieurs rayons hermaphrodites dans le disque, et de cinq à dix femelles à la circonférence ; les hermaphrodites ouverts, divisés en cinq ; les femelles presque cordiformes, à trois dentelures ; tous les fleurons rassemblés dans un calice ovale, oblong, écailleux ; les écailles ovales, aigues, rapprochées.

Fruit. Toutes les semences solitaires et ovales, placées dans le calice sur un réceptacle conique, oblong, garni de lames lancéolées, plus longues que les fleurons.

Feuilles. Sessiles, oblongues, deux fois ailées, nues ; les découpures linéaires, dentées.

Racine. Ligneuse, fibreuse, noirâtre, traçante.

Port. Tiges d'un pied et demi, roides, menues, cylindriques, cannelées, velues, rameuses ; les fleurs au sommet, en forme de corymbe aplati (*fastigiati*) ; feuilles alternes.

Lieu. Les bords des chemins. Pl. v.

SECTION IV.

Des herbes à fleur radiée, dont les semences sont renfermées dans des capsules.

LE SOUCI.

Caltha vulgaris. C. B. P.
Calendula officinalis. L. *syng. polyg. necess.*

Fleur. Radiée, composée de plusieurs fleurons jaunes, hermaphrodites dans le disque, et femelles à la circonférence; les fleurons hermaphrodites de la longueur du calice; les femelles très-longs et à trois dentelures; le calice commun polyphille, divisée en quatorze ou vingt segmens linéaires, lancéolés, presque égaux.

Fruit. Les fleurons hermaphrodites dans le centre du disque, n'en ont point; ceux du disque produisent quelques semences membraneuses, oblongues, à deux cornes; les fleurons femelles en produisent de plus grandes, qui sont recourbées, triangulaires, de la forme d'un bateau, hérissées de pointes; les unes et les autres renfermées dans des espèces de capsules, contenues par le calice aplati, sur un réceptacle nu et plane.

Feuilles Simples entières, ovales, plus étroites à la base qu'au sommet, velues, sessiles, presque amplexicaules.

Racine. Fusiforme, fibreuse, blanchâtre.

Port. Tige herbacée, grêle, cylindrique, rameuse; les fleurs au sommet, portées sur des péduncules; feuilles alternes; la plante fleurit en tout tems.

Lieu. Les champs; cultivé dans les jardins. Pl. b. a.

LA CARLINE ou CAMÉLÉON BLANC.

Carlina acaulos magno flore albo. C. B. P.
Carlina acaulis. L. *syng. polyg. æqual.*

Fleur. Radiée, composée de fleurons blancs, hermaphrodites dans le disque et à la circonférence ; leur tube court, leur limbe campanulé, divisé en cinq ; le calice commun renflé, large, évasé, tuilé, composé d'un grand nombre d'écailles aigues, les intérieures très-longues, luisantes, colorées, formant une couronne autour de la fleur.

Fruit. Semences solitaires, presque cylindriques, velues, couronnées d'une aigrette rameuse, qui ressemble à une plume, rassemblées dans le calice, sur un réceptacle plane, couvert de lames.

Feuilles. Sessiles, simples, presqu'ailées, avec quelques épines à leurs bords.

Racine. Fusiforme.

Port. Quelquefois sans tige, la fleur paroissant sortir de la racine ; la tige est toujours plus courte que la fleur qui est solitaire ; feuilles alternes étendues en rond sur la terre.

Lieu. Les montagnes d'Italie et de la ci-devant province de Languedoc. Pl. v.

CLASSE XV.

Des herbes et sous-arbrisseaux apétales, c'est-à-dire, à fleur qui n'a point de pétales, et dont les étamines sont très-apparentes, nommée *fleur à étamines*.

SECTION PREMIERE.

Des herbes à fleur à étamines, dont la partie inférieure du calice devient le fruit.

LE CABARET.

Asarum. Dod. Pempt.
Asarum Europœum. L. 12-*dria*, 1-*gyn*.

Fleur. Apétale, à étamines, composée de douze étamines placées dans un calice épais, coriacé, coloré, campanulé, divisé en trois parties, droites, recourbés en dedans au sommet.

Fruit. Capsule coriacée, renfermée dans la substance du calice, divisée en six loges, qui contiennent des semences ovales.

Feuilles. Simples, entières, un peu velues, réniformes, obtuses, pétiolées, luisantes.

Racine. Menue, rampante, fibreuse.

Port. Tige herbacée, simple, basse; les fleurs au sommet, solitaires, extérieurement velues, verdâtres intérieurement, d'un pourpre foncé, portées sur un péduncule très-court, qui se recourbe après

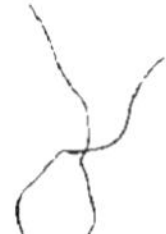

la fleuraison ; les feuilles sortent deux à deux, attachées à des pétioles qui s'allongent lorsque la plante a fleuri.

Lieu. Les montagnes du Bugey, les Alpes. Pl. v.

LA POIRÉE OU BETTE.

Beta alba, vel pallescens quæ Cicla *officinarum.* C. B. P.

Beta vulgaris. L. 5 *dria*, 2 *gynia.*

Fleur. Apétale, à étamines, composée de cinq étamines placées dans un calice divisé en cinq pièces ovales, oblongues, obtuses.

Fruit. Espèce de capsule uniloculaire, qui renferme une semence réniforme, comprimée, entourée du calice, et comprise dans sa substance.

Feuilles. Grandes, longues, très-entières, se prolongeant sur le pétiole qui est aplati, épais, large et blanc.

Racine. Cylindrique, fusiforme, longue et blanche.

Port. Tiges de deux coudées, cannelées, branchues ; les fleurs au sommet, ou axillaires ; feuilles alternes.

Lieu. Les bords de la mer ; cultivé dans les jardins potagers. Pl. b. a.

SECTION II.

Des fleurs apétales, à étamines, dont le pistile devient une semence enveloppée par le calice.

L'OSEILLE DES PRÉS.

Acetosa pratensis. C. B. P.

Rumex acetosa. L. 6-*dria*, 3-*gynia.*

Fleur. Apétale, à étamines, composée de six étamines logées dans un calice découpé en six folioles ovales, obtuses, réfléchies, trois intérieures, trois extérieures; on peut considérer les premières comme des pétales, les secondes comme le vrai calice. Dans cette espèce, les fleurs mâles sont séparées des femelles, sur des pieds différens.

Fruit. Une semence à trois côtés, contenue dans les folioles intérieures du calice qui ont pris la même forme.

Feuilles. Pointues, oblongues, en fer de flèche, amplexicaules.

Racine. Fibreuse, longue, jaunâtre.

Port. Tige d'un pied et demi, cannelée, branchue; les fleurs au sommet ou axillaires, pendantes; feuilles alternes.

Lieu. Les prés. Pl. v.

LA PATIENCE ou RHUBARBE DES MOINES.

Lapathum hortense latifolium. C. B. P.
Rumex patientia. L. *6-dria*, *3-gynia*.

Fleur. } Caractères de la précédente. Toutes les
Fruit. } fleurs sont hermaphrodites, et garnies de valvules membraneuses; on trouve un petit grain sur une des valvules. Les patiences ne sont distinguées des oseilles que par leur saveur.

Feuilles. Longues d'un pied, oblongues, cordiformes, larges, rondes, lisses, sur un long pétiole.

Racine. Longue, épaisse, fibreuse, brune en dehors, jaune en dedans.

Port. La tige s'élève à la hauteur de six pieds, cannelée, rougeâtre, rameuse à son sommet; les feuilles radicales ou alternes.

Lieu. Les Alpes de l'Italie, les jardins. Pl. v.

L'ARROCHE ou BONNEDAME.

Atriplex hortensis alba, sive pallide virens. C. B. P.
Atriplex hortensis. L. *polyg. monœc.*

Fleur. Apétales, à étamines, hermaphrodites ou femelles sur le même pied; les hermaphrodites placées dans un calice concave, divisé en cinq parties; les femelles dans un calice divisé en deux folioles planes, droites, ovales, aiguës, comprimées.

Fruit. Une semence orbiculaire, comprimée, celle de la fleur hermaphrodite renfermée dans le calice devenu pentagone; celle de la fleur femelle contenue par les deux folioles de son calice.

Feuilles. Sinuées, crénelées, triangulaires.

Racine. Longue d'un demi-pied, fibreuse.

Port. Tige herbacée, très-haute, droite, cylindrique dans le bas, anguleuse et branchue vers le haut; fleurs au sommet, ramassées en espèce d'épis; feuilles alternes.

Lieu. La Tartarie; cultivée dans les jardins. Pl. a.

LA CAMPHRÉE.

Camphorata hirsuta. C. B. P.
Camphorosma Monspeliaca. L. *4-dria, 1-gynia.*

Fleur. Apétale, à étamines, composée de quatre étamines dans un calice monophille, qui a la forme d'un petit vase comprimé et un peu enflé, divisé en quatre segmens inégaux, dont les deux plus grands sont opposés.

Fruit. Capsule uniloculaire, s'ouvrant par en-haut, recouverte par le calice, et renfermant une seule semence ovale, aplatie, luisante.

Feuilles. En forme d'alène, linéaires, sessiles, simples, entières, velues.

Racine. Ligneuse, rameuse.

Port. Espèce de sous-arbrisseau d'un pied de haut ; tiges nombreuses, ligneuses, vivaces, un peu velues, blanchâtres, avec des feuilles à leurs nœuds ; les fleurs petites, axillaires, rassemblées ; feuilles alternes.

Lieu. Les terrains incultes de l'Espagne, du ci-devant Languedoc. Pl. v.

LA TURQUETTE ou HERNIAIRE.

Herniaria glabra. C. B. P.
Herniaria glabra. L. *5-dria, 2-gynia.*

Fleur. Apétale, à étamines, composée de cinq étamines, disposées dans un calice monophille, ouvert, divisé en cinq parties aiguës, intérieurement coloré.

Fruit. Petite capsule cachée dans le fond du calice, renfermant une semence ovale, pointue, luisante.

Feuilles. Petites, simples, sessiles, entières, ovales, glabres.

Racine. Menue, peu rameuse.

Port. Petite plante ; tiges articulées, grêles, herbacées, très-rameuses, couchées à terre ; les fleurs axillaires, sessiles, rassemblées par pelotons ; les feuilles opposées ; petites stipules membraneuses à la naissance des feuilles.

Lieu. Les lieux secs, sablonneux. Pl. v.

LA PARIÉTAIRE.

Parietaria officinarum et Dioscoridis. C. B. P.
Parietaria officinalis. L. *polygam. monœc.*

Fleur. Apétales, hermaphrodites ou femelles sur le même pied ; une femelle contenue dans une même enveloppe, avec deux hermaphrodites composées de quatre étamines qui sont placées dans un périanthe monophille, découpé en quatre parties.

Fruit. Toutes les semences solitaires, ovoïdes, renfermées dans le calice particulier qui est alongé et refermée par ses bords.

Feuilles. Pétiolées, simples, très-entières, lancéolées, ovales, un peu luisantes en dessus, velues et nerveuses en dessous.

Racine. Fibreuse, rougeâtre.

Port. Tiges d'un ou deux pieds, rougeâtres, rondes, cassantes, rameuses; les fleurs petites, axillaires, sessiles, rassemblées en pelotons; feuilles alternes.

Lieu. Sur les murailles humides. Pl. v.

LA PERSICAIRE.

Persicaria mitis, maculosa et non maculosa. C. B. P.

Polygonum persicaria. L. 8-*dria*, 3-*gyn.*

Fleur. Apétale, à étamines, composée de six étamines et de deux pistiles placées dans un calice qui peut passer pour une corolle; il est d'une seule pièce, ouvert et divisé par ses bords, en cinq parties ovales, obtuses.

Fruit. Une seule semence plane, ovale, à trois côtés, aiguë à son sommet, renfermée dans une espèce de capsule qui n'est autre chose que le calice resserré.

Feuilles. Pétiolées, lancéolées, quelquefois tachetées.

Racine. Horizontale, grêle, fibreuse.

Port. Tiges d'un pied, rondes, creuses, rougeâtres, rameuses, nouées; les fleurs axillaires, disposées en épis ovales, oblongs; feuilles alternes; stipules garnies de cils qui entourent la tige.

Lieu. Les fossés et les terrains humides. Pl. a.

LE BLÉ NOIR ou SARRASIN.

Fagopyrum vulgare, erectum. I. R. H.
Polygonum fagopyrum. L. 8-*dria*, 3-*gyn*.

Fleur.} Caractères de la précédente; huit éta-
Fruit.} mines; semence triangulaire, à trois côtés saillans et égaux.

Feuilles. En forme de cœur, en fer de flèche; les inférieures sur de longs pétioles, les supérieures presque sessiles.

Racine. Fibreuse, composée de fibres capillaires.

Port. Tige de la hauteur de deux pieds, presque droite, simple, cylindrique, lisse, branchue; les fleurs au sommet, axillaires et disposées en bouquets; feuilles alternes.

Lieu. Originaire d'Afrique. Pl. a.

LA GRANDE BISTORTE.

Bistorta major, radice minus interta. C. B. P.
Polygonum bistorta. L. 8-*dria*, 3-*gyn*.

Fleur.} Caractères de la précédente.
Fruit.}

Feuilles. Simples, ovales, oblongues, se terminant à leur base en pétioles; les supérieures sessiles et amplexicaules.

Racine. Presque tubéreuse, grande, comme ligneuse, deux ou trois fois contournée, torse, la partie solide jettant des fibres ramifiées.

Port. Tige très-simple, d'un ou de deux pieds de haut, grêle, lisse, cylindrique, noueuse, ne portant qu'un seul épi dense de fleurs, de forme ovale et de couleur rougeâtre; feuilles alternes.

Lieu. Les montagnes du Bugey, du ci-devant Dauphiné, Pila, les Alpes, dans les prés. Pl. v.

SECTION III.

Des herbes à fleurs apétales, à étamines, qu'on nomme *bleds*, ou *plantes graminées*, parmi lesquelles plusieurs sont propres à faire du pain.

LE FROMENT.

Triticum hybernum, *aristis carens*. C. B. P.
Triticum hybernum. L. 3-*dria*, 2-*gyn*.

Fleur. Apétale, à étamines, composée de trois étamines et d'une espèce de calice écailleux, dans lequel on distingue intérieurement deux battans quelquefois barbus, quelquefois sans barbe, et qu'on peut regarder comme la corolle; extérieurement, le vrai calice ou la balle composée de deux battans ovales, obtus, lisses, renfermant ordinairement trois fleurs.

Fruit. Dans chaque corolle ou balle on trouve une semence ovale, oblongue, obtuse, convexe d'un côté, sillonnée de l'autre, et qui tombe lorsque la maturité fait entr'ouvrir la balle.

Feuilles. Simples, entières, en forme d'alêne, embrassant la tige par leur base, placées sur chaque articulation.

Racine. Fibreuse.

Port. La tige est un chaume, de deux ou trois pieds de haut, articulé, fistuleux, courbé à son sommet dans la maturité; les fleurs au haut des tiges, disposées en épis qui, dans cette espèce, n'ont point de barbe; ce qui le distingue du bled trémois qui est très-barbu (*Triticum æstivum*. Lin.)

Il y a plusieurs sortes de froment, qui ne sont que des variétés occasionnées par la différence des climats et des cultures.

Lieu. On ignore l'origine du froment; il est cultivé dans tous les champs. Pl. a.

LE SEIGLE.

Secale hybernum vel majus. C. B. P.
Secale cereale, hybernum. L. *3-dria, 2-gynia.*

Fleur. Apétale, à étamines, composée de trois étamines et d'une balle ou enveloppe composée de deux folioles opposées, en forme de carêne, renfermant deux fleurs; sous l'enveloppe, on trouve deux autres valvules qu'on peut considérer comme une espèce de corolle; l'intérieure plane, lancéolée; l'extérieure roide, renflée, aiguë, ciliée à ses bords inférieurs, terminée par une longue barbe.

Fruit. Dans chaque espèce de corolle, on trouve une semence oblongue, cylindrique, un peu pointue et qui se détache facilement.

Feuilles. Comme dans la précédente.

Racine. Horizontale, fibreuse.

Port. Les tiges s'élèvent quelquefois à la hauteur de sept à huit pieds, moins fortes, mais semblables à celles du froment; les fleurs au sommet, disposées en épis plus alongés et très-barbus; deux feuilles florales. On distingue le seigle d'hiver et le seigle d'été; le premier est appellé grand-seigle, le second petit-seigle; ce ne sont que des variétés. On nomme bled méteil, le seigle mêlé et cultivé avec le froment.

Lieu. Son origine est inconnue. On le cultive dans les terres qui ne sauroient produire de froment. Pl. a.

L'ORGE.

Hordeum polystichon vernum. C. B. P.
Hordeum vulgare. L. *3-dria, 2-gyn.*

Fleur. Apétale, à étamines, composée de trois étamines et d'un calice ou enveloppe divisée en six folioles linéaires, aiguës, droites, renfermant trois fleurs ; sous l'enveloppe on trouve une espèce de corolle composée de deux battans, dont l'intérieur est lancéolé, plane ; l'intérieur renflé, anguleux, ovale, aigu, plus long que l'enveloppe, se terminant en une longue barbe.

Fruit. Une semence oblongue, renflée, anguleuse, aiguë à ses deux extrémités, sillonnée dans sa longueur, renfermée dans sa balle qui lui demeure étroitement attachée.

Feuilles. Longues, étroites, embrassant la tige par leurs bases, les inférieures plus étroites que celles du froment.

Racine. Fibreuse, menue.

Port. Tige moins haute que celle des précédentes, plus succulente ; les fleurs au sommet, disposées en longs épis droits, renflés à leur base, garnis et surmontés de barbes très-longues ; feuilles florales divisées en six.

Lieu. cultivé dans les champs. Pl. a.

AVOINE.

Avena vulgaris seu alba. C. B. P.
Avena sativa. L. 3-*dria*, 2-*gyn*.

Fleur. Apétale, à étamines, composée de trois étamines et d'un calice ou balle qui renferme plusieurs fleurs, et se divise en deux valvules lancéolées, renflées, larges, sans barbe ; sous la balle on trouve deux autres valvules qu'on peut considérer comme une corolle, du dos de laquelle s'élève une barbe très-longe, torse et articulée.

Fruit. Semence solitaire, oblongue, aiguë aux deux extrémités, avec un sillon qui s'étend sur toute sa longneur ; dans cette espèce, chaque balle renferme deux semences.

Feuilles. Comme dans les précédentes.

Racine. Fibreuse.

Port. Tige ou chaume articulé, haut d'un pied ou deux, les fleurs au sommet, pédunculées, disposées en panicule. L'avoine blanche et la noire ne sont que des variétés.

Lieu. Plante annuelle.

LE CHIENDENT ou PIED-DE-POULE.

Gramen dactylon radice repente sive officinarum. I. R. H.

Panicum dactylon. L. *3-dria, 2-gynia.*

Fleur. Apétale, à étamines, solitaires, composée de trois étamines et d'une balle qui ne contient qu'une fleur, et qui est divisée en trois valvules dont l'une est très-petite; les balles sont portées par un court pédoncule; dans la balle on trouve deux autres valvules qui sont ovales et aiguës comme les précédentes, et qui tiennent lieu de corolle.

Fruit. Semence ovoïde, un peu aplatie d'un côté, luisante, lisse, jaune ou noire, renfermée dans les valvules intérieures.

Feuilles. Roides, courtes, velues, embrassant le chaume, plus longues vers le haut.

Racine. Longue, noueuse, genouillée, sarmenteuse, rampante.

Port. Chaume d'un demi-pied, articulé; trois ou quatre épis disposés au sommet, ouverts, étroits, digités, velus à leur base intérieure.

Lieu. Au bord des rues et des chemins. Pl. V.

SECTION IV.

Des herbes à fleurs apétales, à étamines, rassemblées dans des têtes écailleuses.

LE SOUCHET LONG.

Cyperus odoratus radice longa, sive Cyperus officinarum. C. B. P.
Cyperus longus. L. *3-dria, 1-gynia.*

Fleurs. Apétales, à trois étamines, rassemblées en épis qui sont divisés par étages; les fleurs séparées par des écailles ovales, en carène, planes et courbées.

Fruit. Une semence triangulaire, aiguë, sans poils.

Feuilles. Longues, roides, terminées en pointe.

Racine. Longue, fibreuse.

Port. Chaume feuillé, triangulaire; les fleurs au sommet, en épis alternes, sans péduncules, formant une espèce d'ombelle feuillée, décomposée par le haut.

Lieu. Les terrains humides, les marais. Pl. v.

Il y a une autre sorte de souchet, que l'on appelle *souchet rond;* mais il est de peu d'usage en médecine.

SECTION V.

Des herbes à fleurs à étamines, séparées des fruits, sur le même pied.

LE RICIN ou PALME DE CHRIST.

Ricinus, Galtis palma Christi. Lob. Hist.
Ricinus communis. L. *monœc. monadelph.*

Fleurs. Apétales, composées de plusieurs étamines réunies par leurs filets en plusieurs corps, mâles et femelles sur le même pied ; les fleurs mâles placées dans un périanthe monophille, divisé en cinq parties ovales, concaves ; le périanthe des femelles divisé en trois parties seulement.

Fruit. Capsule sous-orbiculaire, verdâtre, couverte d'épines molles et flexibles, à trois sillons, à trois loges, à trois valvules, renfermant trois semences solitaires, ovales, luisantes, d'une couleur brune, mouchetées de noir.

Feuilles. Simples, pétiolées, palmées ; les découpures pointues, dentées en manière de scie.

Racine. Fusiforme ; assez simple.

Port. Tige de la hauteur de six pieds, rougeâtre, herbacée, rameuse, cylindrique, fistuleuse, lisse ; les fleurs à l'extrémité des rameaux, disposées en grappe ; feuilles alternes avec de longs pétioles sur lesquels on trouve ordinairement trois glandes.

Lieu. Les Indes, l'Afrique. Pl. b. a.

SECTION VI.

Des herbes à fleurs apétales, à étamines, ordinairement séparées des fruits, sur des pieds différens.

LA PRÊLE.

Equisetum palustre longioribus setis. C. B. P.
Equisetum fluviatile. L. *cryptog.*

Fleur. Apétale ; fructification obscure, disposée en épi ovale, oblong.

Fruit. Semences noires et rudes, au rapport de Cæsalpin.

Feuilles. Rudes, cannelées, composées de petits tuyaux emboîtés les uns dans les autres.

Racine. Longue, fibreuse, stolonifère, noirâtre.

Port. Tiges de deux pieds de haut, fistuleuses, striées, articulées, chaque articulation dentée à son sommet, et embrassant l'articulation supérieure, les jeunes tiges sortant de terre comme les asperges ; la fructification disposée au sommet, en épi ; feuilles verticillées, très-nombreuses. Le nom de la plante lui vient de la ressemblance de ses feuilles avec les crins disposés autour de la queue du cheval.

Lieu. Les marais et lieux humides. Pl. v.

Il y a une autre espèce de prêle que l'on nomme *Equisetum arvense longioribus setis ;* elle a à peu de chose près les mêmes caractères de la précédente, et les mêmes vertus.

LES ÉPINARDS.

Spinacia vulgaris, capsula seminis aculeata. L. R. H.
Spinacia oleracea. L. *diœc. 5-dria.*

Fleurs. Apétales, mâles ou femelles, sur des pieds différens ; les fleurs mâles composées de cinq étamines dans un calice divisé en cinq découpures concaves, oblongues, obtuses ; les fleurs femelles composées de quatre pistiles dans un calice monophille, divisé en quatre découpures dont les deux plus petites sont opposées.

Fruit. Le calice des fleurs femelles se durcit et renferme une semence obronde ; la forme du fruit varie, elle est tantôt obronde, tantôt anguleuse.

Feuilles. Pétiolées, simples, entières ; les inférieures quelquefois découpées des deux côtés, terminées en pointes aigues ; celles du sommet ont seulement deux prolongemens à leur base.

Racine. Blanche, simple, peu fibreuse.

Port. Tiges d'un pied, creuses, cylindriques, cannelées, rameuses ; les fleurs mâles, disposées en grappes, depuis le milieu de la tige jusqu'au sommet ; les femelles axillaires et rassemblées ; feuilles alternes.

Lieu. On ignore son pays natal. Elle est cultivée dans les jardins potagers. Pl. a.

LA MERCURIALE MALE OU FEMELLE.

Mercurialis testiculata, sive mas. C. B. P.
Mercurialis spicata, sive fœmina. C. B. P.
Mercurialis annua. L. *diœc. 9-dria.*

Fleurs. Apétales mâles ou femelles, sur des pieds différens ; les fleurs mâles composées d'environ une douzaine d'étamines placées dans un calice divisé en trois parties lancéolées, ovales, concaves ; les femelles composées de deux pistiles et de deux nectars pointus, insérés sur chaque côté du germe; leur calice semblable à celui des mâles.

Fruit. Aucun sur la plante mâle; la femelle produit des capsules obrondes, de la forme d'un scrotum, biloculaires, contenant des semences solitaires, obrondes.

Feuilles. Glabres, simples, entières, pointues, souvent ovales et dentées en manière de scie.

Racine. Fibreuse.

Port. Tiges d'environ un pied, anguleuses, noueuses, lisses, polies, rameuses; les fleurs opposées et axillaires; les mâles pédunculées, rassemblées en épi; les femelles presque sessiles, et souvent deux à deux; feuilles opposées, stipules, géminées.

Lieu. Les champs, les vignes, les cours et les lieux ombrageux. Pl. v.

LA GRANDE ORTIE.

Urtica urens maxima. C. B. P.
Urtica dioïca. L. *monœc. 4-dria.*

Fleurs. Apétales, mâles ou femelles sur le même pied; les mâles composées de quatre étamines placées dans un calice, divisé en quatre folioles obrondes, concaves, obtuses, et au milieu duquel on trouve dans l'intérieur un petit nectar en forme de vase; les fleurs femelles quelquefois placées sur des pieds différens, comme dans cette espèce, sont composées d'un pistile, renfermé dans un calice ovale, concave, droit, divisé en deux parties.

Fruit. Semence solitaire, ovale, obtuse, luisante, un peu aplatie, renfermée dans le calice qui s'est contracté.

Feuilles. Pétiolées, simples, entières, cordiformes, couvertes de poils.

Racine. Rameuse, fibreuse, jaunâtre.

Port. Tiges de deux ou trois pieds, carrées, cannelées, roides, hérissées de poils, creuses, rameuses, feuillées ; les fleurs au sommet, axillaires, en forme de grappe ; feuilles opposées ; toutes les parties de la plante couvertes de poils articulés, figurés en alêne, piquans, et qui causent des inflammations sur la peau.

Lieu. Les jardins et les bords des champs. Pl. v.

L'ORTIE ROMAINE.

Urtica urens pilulas ferens. C. B. P.
Urtica pilulifera. L. *monœc. 4-dria.*

Cette espèce d'ortie a les mêmes propriétés que la précédente.

LE HOUBLON MALE OU FEMELLE.

Lupulus mas. C. B. P.
Humulus lupulus. L. *diœc. 5-dria.*

Fleur. Apétales, mâles ou femelles, sur des pieds distincts; les mâles composées de cinq étamines, dans un calice divisé en cinq folioles oblongues, concaves, obtuses ; les femelles composées d'un petit pistile renfermé dans un calice monophille, ovale, très-grand, rassemblées dans des enveloppes générales et particulières qui sont divisées en quatre parties ovales.

Fruit. Semences sous-orbiculaires, dans des tuniques écailleuses qui forment une tête ronde.

Feuilles. Pétiolées, simples, entières, cordiformes ou à trois lobes, dentées en manière de scie.

Racine. Horizontale, rameuse, stolonifère.

Port. Tiges anguleuses, herbacées, rudes au toucher, creuses qui grimpent et s'entortillent ; les fleurs femelles pédunculées, axillaires, rassemblées, formant des espèces de cônes écailleux, portées sur des pédoncules de la longueur des pétioles; feuilles opposées.

Lieu. Les terrains sabloneux, les haies. Pl. v.

CLASSE XVI.

Des herbes et sous-arbrisseaux apétales, qui n'ont point de fleurs et qui ne portent que des semences, nommés *Apétales sans fleurs*.

SECTION PREMIÈRE.

Des herbes apétales, sans fleurs, dont les fruits naissent sous le dos des feuilles.

LA FOUGÈRE FEMELLE ou COMMUNE.

Filix ramosa major. C. B. P.
Pteris aquilina. L. *cryptogam.*

Fructification. Disposée sur une ligne qui entoure en dessous le bord de la feuille.

Feuilles. Radicales, pétiolées, surcomposées, les folioles découpées à leur tour, en manière d'aîles lancéolées; les supérieures plus petites que les inférieures; celles-ci quelquefois sinuées.

Racine. Charnue, noueuse, horizontale, stolonifère, traçante, jettant des fibres çà et là, noirâtre en dehors, blanchâtre en dedans. On prétend que le nom de la plante vient de ce que sa racine coupée en travers représente l'aigle de l'empire.

Port. Cette plante n'a point de tige, mais les pétioles s'élèvent à la hauteur de deux coudées, roides, solides, anguleux, très-glabres, partant immédiatement de la racine ; les feuilles sont grandes, très-larges par le bas, roulées sur elles-mêmes en spirale avant leur développement, et couvertes de petites écailles brunes qui s'en détachent dans la suite.

Lieu. Les bois, les terrains incultes et stériles. Pl. v.

LA FOUGERE MALE.

Filix non ramosa dentata. C. B. P.
Polypodium filix mas. L. *cryptogam.*

Fructification. Disposée en petits paquets ou points ronds, épars sur le dos des feuilles.

Feuilles. Radicales, pétiolées, deux fois aîlées ; les folioles obtuses, crénélées, ovales, lancéolées, presque aîlées.

Racine. Epaisse, branchue, fibreuse, noirâtre en dehors, pâle en dedans.

Port. Les pétioles sortent de la racine, portant les feuilles roulées sur elles-mêmes, en spirale, couvertes d'un duvet blanchâtre qui tombe après leur développement; le pétiole vers la racine et à l'insertion des folioles, est garni d'un duvet composé de petites lamelles brunes.

Lieu. Les bois. Pl. v.

LE POLYTRIC.

Trichomanes, seu Polytricum officinarum. C. B. P.
Asplenium trichomanes. L. *cryptogam.*

Fructification. Disposée en lignes droites, sur le disque des folioles.

Feuilles. Aîlées ; les folioles sous-orbiculaires, crénelées, sessiles.

Racine. Chevelue, fibreuse, brune.

Port. Les pétioles tiennent lieu de tiges, et s'élèvent de la racine, à la hauteur de quelques pouces, cylindriques, roides, cassans, d'un rouge-brun; les folioles opposées; les supérieures plus petites que les inférieures.

Lieu. Sur les vieux murs humides, dans les puits, les fontaines, les fentes des rochers. Pl. v.

LE POLYPODE.

Polypodium vulgare. C. B. P.
Polypodium vulgare. L. *cryptogam*.

Fructification. Semblable à celle de la fougère mâle.

Feuilles. Aîlées; les folioles oblongues, peu dentées, obtuses, sessiles, s'unissant à leur base.

Racine. Ecailleuse, rampante.

Port. Les pétioles tiennent lieu de tige, et s'élèvent de la racine, quelquefois à la hauteur d'un pied; les folioles disposées alternativement le long du pétiole qui est terminé par une foliole impaire.

Lieu. Les fentes des rochers, des murailles, au pied des vieux arbres, etc. Pl. v.

LE CAPILLAIRE ORDINAIRE.

Filicula quæ adianthum nigrum officinarum, pinnulis obtusioribus. I. R. H.
Asplenium, adianthum nigrum. L. *crypt*.

Fructification. Disposée comme dans le polytric.

Feuilles. Deux fois aîlées; les folioles presque ovales, crénelées en dessus; les folioles inférieures plus grandes que les supérieures.

Racine. Oblique, garnie de fibres chevelues et noires.

Port. Le pétiole tient lieu de tige, et s'élève d'un demi-pied, noir, luisant, dur et cassant.

Lieu. Les balmes des bois humides. Pl. v.

LE CAPILLAIRE DE MONTPELLIER.

Adianthum foliis coriandri. C. B. P.
Adianthum. Capillus veneris. L. *crypt.*

Fructification. Disposée en forme de taches ovales, dans les bords du sommet des feuilles qui sont repliés sur eux-mêmes.

Feuilles. Décomposées ; les folioles en forme de coin, découpées en lobes, soutenues par de petits pétioles, imitant en quelque sorte les feuilles de la coriandre.

Racine. Charnue, horizontale, stolonifère.

Port. Les pétioles communs tiennent lieu de tige ; ils sont grêles, longs, courbés, d'un rouge-noir, très-glabres, luisans.

Lieu. Le ci-devant Languedoc ; l'intérieur des puits, la grotte de Fontanières auprès de Commune-Affranchie. Pl. v.

LA LANGUE DE CERF ou SCOLOPENDRE.

Lingua cervina officinarum. C. B. P.
Asplenium scolopendrium. L. *cryptog.*

Fructification du polytric.

Feuilles. Simples, entières, en forme de langue, cordiformes à leur base, lisses, pétiolées.

Racine. Nombreuse, entrelacée dans les pétioles des vieilles feuilles.

Port. Les pétioles partent de la racine en grand nombre, et tiennent lieu de tige ; ils sont recouverts d'un duvet brun, et quelquefois très-long ; la longueur des feuilles varie depuis trois pouces jusqu'à un pied et demi ; elles sont roulées en spirale, sur elles-mêmes, avant leur développement.

Lieu. Les bois des montagnes, les fentes des rochers, les terrains humides. Pl. v.

SECTION II.

Des herbes apétales, sans fleurs, dont les fruits ne naissent pas sous les feuilles, mais en épis, ou dans des capsules.

L'OSMONDE, ou FOUGÈRE FLEURIE.

LA LANGUE DE SERPENT.

Ces deux plantes sont peu en usage en médecine.

L'HÉPATIQUE DES FONTAINES.

Lichen petreus latifolius, sive hepatica fontana. C. B. P.
Marchantia polymorpha L. *cryptag.*

Fructification. Très-apparente dans ce genre; on y distingue même des fleurs mâles et des fleurs femelles; les fleurs mâles sont composées de petites corolles monopétales qui renferment une étamine, et d'un calice pétiolé, en rondache, découpé en dix parties dans cette espèce; les fleurs femelles consistent en un calice campanulé, sessile, et en plusieurs semences obrondes, comprimées, nues, contenues au fond de ce calice.

Feuilles. Ce sont des espèces de membranes vertes, épaisses, qui tiennent à la racine et se prolongent comme par articulations, lamelleuses, en recouvrement les unes sur les autres, fixées contre des écorces ou des pierres; elles varient dans la forme de leurs contours; elles sont simples, sinuées, marquées de petits points.

Racine. Fibreuse, partant de la surface inférieure des feuilles.

Port. Cette plante est rampante; les feuilles sont toujours couchées, étendues; leurs fleurs mâles portées sur de petits péduncules d'un pouce de haut; les femelles sessiles.

Lieu. Les lieux humides, les fontaines, les moulins. Pl. v.

CLASSE XVII.

Des herbes et sous-arbrisseaux apétales qui n'ont ordinairement ni fleurs ni fruits.

NOTA. Cette classe est composée des Mousses, des Champignons, Agarics, Vesses-de-loup, Truffes, et de plusieurs plantes marines, Algues, Fucus, etc.

LES MOUSSES, MUSCI.

Ce sont des plantes vivaces qui, après leur dessication, peuvent être vivifiées en les humectant; elles ont quelque rapport avec les plantes parfaites, par leurs tiges et leurs feuilles; elles poussent aussi des racines distinctes. Les mousses produisent la plupart, ou du sommet, ou des aisselles des feuilles, un péduncule plus ou moins long, terminé par une petite capsule, appellée urne, sur laquelle dans plusieurs reposent une coiffe et un opercule; souvent à la base on observe un tubercule, appellé apophyse. Les mousses se multiplient : 1°. par les organes de la génération, démontrés par Hedwig; ces plantes sont monoïques ou dioïques. Les urnes renferment les semences; il faut chercher les étamines au-dessous, dans de petits paquets. 2°. Semblables aux autres plantes, la plupart des mousses se propagent par rejets, drageons; le plus souvent les rejets qui ne produisent point d'urnes, récelent les boutons à étamines. On trouve les mousses sur toute la surface de la terre; elles s'établissent dans les eaux, sur les arbres, sur les rochers, dans les cavernes, etc. Les urnes paroissent en automne et au printems, elles persistent plusieurs mois.

LES ALGUES, Algae.

Leur substance est, ou pulvérulente comme de la poussière, ou lanugineuse comme de la laine, ou filamenteuse comme des fils, ou en expansion comme des feuilles, ou gélatineuse comme une gelée que la moindre chaleur dessèche. Leurs racines sont ou des empâtemens ou des fils; dans la plupart, les feuilles ne sont point distinctes des tiges; presque toutes sont vivaces et se régénèrent lorsqu'on leur rend l'humidité; plusieurs végetent plus vivement à la fin de l'automne et en hiver. On trouve des algues sur la terre et dans l'eau.

LES LICHENS, Lichenes.

Sont des extensions crustacées, ou coriaces, ou foliacées, ou ramifiées en arbustes, ou enfin filamenteuses, sans véritables feuilles; les fructifications mâles sont des capsules ordinairement orbiculaires, légèrement concaves, quelquefois campanulées, quelquefois planes, et quelquefois convexes ou tuberculeuses; les fructifications femelles sont des poussières farineuses, éparses.

LES CHAMPIGNONS, Fungi.

Ces productions végétales s'éloignent prodigieusement de la forme des autres végétaux; elles sont sans pied, ou supportées par un péduncule à chapiteau ou chapeau de différente forme par dessus et par dessous; leur substance est tendre dans le plus grand nombre, quelques-uns sont ligneux; leur vie dans la plupart est très-courte. Les genres de cette famille sont assez bien prononcés ; mais il est difficile de statuer ce qui est espèce ou variété. Ceux qui veulent connoître presque toutes les espèces et variétés des champignons européens, doivent parcourir le magnifique ouvrage de Schœffer, ou Micheli, Vaillant et Battara.

CLASSE XVIII.

Des arbres et des arbrisseaux à fleurs apétales, nommés *arbres apétales*.

SECTION PREMIÈRE.

Des arbres et des arbrisseaux dont les fleurs sont apétales, et attachées aux fruits.

LE FRÊNE.

Fraxinus excelsior. C. B. P.
Fraxinus excelsior. L. *polygam. diœc.*

Fleur. Apétales, hermaphrodites ou femelles sur des pieds différens, quelquefois sur le même pied; les hermaphrodites composées de deux étamines et d'un pestile conique, divisé en deux à son extrémité supérieure, sans corolle ni calice; les femelles n'ont que le pistile.

Fruit. Semence lancéolée, en forme de langue pointue, comprimée, renfermée dans une pellicule membraneuse, uniloculaire.

Feuilles. Aîlées, terminées par une impaire plus grande; les folioles opposées, oblongues, dentées par leurs bords, au nombre de cinq ou six paires, sur une côte.

Racine. Ligneuse, rameuse.

Port. Cet arbre s'élève fort haut, son écorce est unie, cendrée; son bois blanc, lisse, dur; les branches opposées; les fleurs pédunculées, disposées au sommet, en espèce de grappes ou de panicules; il fleurit avant de feuiller; feuilles opposées.

Lieu. Les terrains humides. Pl. v.

SECTION II.

Des arbres et arbrisseaux à fleurs apétales, séparées des fruits sur le même pied.

LE BUIS ou BOUIS.

Buxus arborescens. C. B. P.
Buxus semper virens. L. *monœc. tetrand.*

Fleur. Apétales, mâles ou femelles sur le même pied; les mâles composées de quatre étamines et d'un calice divisé en quatre folioles extérieures et deux intérieures qu'on peut considérer comme des pétales plus grands que les folioles du calice; les femelles sortant du même bouton que les mâles, composées d'un pistile surmonté de trois styles, dans un calice divisé en quatre folioles extérieures et en trois espèces de pétales internes.

Fruit. Capsule arrondie, à trois loges, avec trois éminences en forme de bec, s'ouvrant avec élasticité, de trois côtés, et renfermant des semences oblongues, arrondies d'un côté, et aplaties de l'autre.

Feuilles. Sessiles, simples, fermes, très-entières, ovales, luisantes.

Racine. Ligneuse, rameuse.

Port. Arbrisseau qui quelquefois s'élève en arbre, dont les branches sont presque carrées, l'écorce blanchâtre, rude; le bois jaune et très-dur, les fleurs sessiles au sommet des rameaux, ou axillaires; feuilles opposées, résistant à l'hiver, toujours vertes.

Lieu. Les montagnes, les bois, sur-tout dans les pays froids. Pl. v.

SECTION III.

SECTION III.

Des arbres et arbrisseaux à fleurs apétales, mâles ou femelles, qui naissent séparément sur différens pieds.

LE TÉRÉBINTHE,

ou Pistachier sauvage, mâle et femelle.

Terebinthus vulgaris. C. B. P.
Pistacia terebinthus. L. *diæc. 3-dria.*

Fleur. Apétales, mâles et femelles séparées sur des pieds différens; les mâles composées d'un châton formé de plusieurs petites écailles, d'un calice propre, découpé en cinq parties, et de cinq étamines; les feuilles n'ont point de châton, et seulement un calice propre qui est divisé en trois, et qui renferme trois styles.

Fruit. A noyau, sec, ovale, lisse, qui se partage en deux, et contient une amande.

Feuilles. Simples, ailées, avec une impaire; les folioles ovales, lancéolées, très-entières ou dentées en manière de scie.

Racine. Rameuse, ligneuse.

Port. Arbre dont l'écorce est épaisse, cendrée; le bois fort dur, très-résineux; les fleurs axillaires, disposées en corymbe, au sommet des petites branches; les péduncules rameux; feuilles alternes.

Lieu. L'isle de Chio; les environs de Montpellier.

LE LENTISQUE MALE ET FEMELLE.

Lentiscus vulgaris. C. B. P.
Pistacia lentiscus. L. *dioec.* *5-dria.*

Fleur. } Caractères du précédent ; le fruit plus
Fruit. } petit.

Feuilles. Ailées, sans impaire, en quoi il diffère principalement du précédent ; les folioles lancéolées, très-entières, au nombre de cinq ou six de chaque côté.

Racine. Rameuse, ligneuse.

Port. A-peu-près semblable au précédent ; les châtons des fleurs mâles sortent deux à deux, sessiles, resserrés ; les fruits axillaires, disposés en grappes ; feuilles alternes ; leurs pétioles ont des rebords.

Lieu. L'Italie, l'isle de Chio, la ci-devant Provence.

CLASSE XIX.

Des arbres et arbrisseaux à fleurs apétales, attachées plusieurs ensemble sur un château, nommés *arbres amentacés*.

SECTION PREMIÈRE.

Des arbres et arbrisseaux amentacés, dont les fleurs mâles sont séparées des femelles, sur le même pied, et dont les fruits sont osseux.

LE NOYER.

Nux juglans sive regia, vulgaris. C. B. P.
Juglans regia. L. *monœc. polyand.*

Fleurs. AMENTACÉES, mâles ou femelles sur le même pied; les fleurs mâles composées de plusieurs étamines, et d'une espèce de corolle divisée en six, rassemblées deux ou trois ensemble, composées de deux pistiles, d'un calice qui couronne le germe, et d'une espèce de corolle divisée en quatre comme le calice, et plus grand que lui.

Fruit. A noyau, pulpe charnue, seche, nommée *brou*, qui renferme un noyau ligneux, sillonné, grand, ovale, uniloculaire, dans lequel on trouve une amande divisée en quatre lobes sinueux.

Feuilles. Ailées, avec une impaire; les folioles sessiles, entières, ovales, glabres, légèrement dentées, presque égales.

Racine. Rameuse, ligneuse.

Port. Grand arbre qui s'élève, et qui forme une large tête; l'écorce du tronc épaisse, cendrée, gersée dans les vieux sujets, lisse sur les jeunes branches; les châtons axillaires, cylindriques, alongés; les fleurs femelles axillaires, sessiles; feuilles alternes; stipules geminées, et qui tombent.

Lieu. Cultivé dans les champs; il ne réussit pas dans les massifs de bois, et veut des terres ameubiles par les labours.

LE NOISETIER.

Corylus sativa, fructu albo minore, sive vulgaris. C. B. P.

Coryllus avellana. L. *monœc. polyand.*

Fleurs. Amentacées, mâles ou femelles sur le même pied; les fleurs mâles composées de huit étamines placées sous les écailles d'un châton très-long; les fleurs femelles composées de deux pistiles logés dans un calice diphille, coriacé, déchiré par ses bords, aussi long que le fruit.

Fruit. Amande renfermée dans une noix qui est presque ovale, un peu comprimée, aigue à son extrémité, et qui repose sur le fond du calice, dont la substance est épaisse et charnue. L'amande est blanche dans cette espèce; la couleur et la grosseur de l'amande ne constituent que des variétés.

Feuilles. Pétiolées, simples, entières, arrondies, pointues, dentelées; les dentelures découpées; la surface couverte d'un duvet velouté.

Racine. Rameuse, ligneuse.

Port. Arbrisseau qui s'élève de dix à douze pieds; les tiges rameuses, droites; l'écorce tachetée, couverte d'un duvet sur les jeunes branches; les châtons des fleurs mâles cylindriques, très-alongés, axillaires; les fleurs femelles sessiles lorsqu'elles sont dans le bouton, rameuses lorsque le fruit est formé; feuilles alternes; stipules ovales, obtuses.

Lieu. Les bois, les haies.

SECTION II.

Des arbres et arbrisseaux amentacés, dont les fleurs mâles sont séparées des femelles sur le même pied, et dont les fruits ont une enveloppe coriacée.

LE CHÊNE.

Quercus latifolia, mas, quæ brevi pediculo est. C. B. P.

Quercus robur. L. *monœc. polyand.*

Fleurs. Amentacées, mâles et femelles, distinctes sur le même pied; les fleurs mâles disposées sur un châton lâche, composées de plusieurs étamines placées dans un calice monophille, divisé en quatre ou cinq découpures; les fleurs femelles composées d'un pistile plus long que leur calice qui est monophille, coriacé, hémisphérique, rude, à peine visible avant la formation du fruit.

Fruit. Connu sous le nom de gland; semence ovale, divisée en deux lobes, recouverte d'une croûte coriacée, d'une seule pièce, lisse, glabre, fixée dans le calice qui s'est accru avec le fruit, sous la forme d'une coupe ou cupule.

Feuilles. Simples, pétiolées, oblongues, plus larges à leur sommet, sinuées; les sinus aigus, les angles obtus.

Racine. Rameuse, ligneuse.

Port. Grand arbre, très-rameux; bois dur; écorce rude et raboteuse sur les troncs, lisse, d'un gris verdâtre, sur les jeunes tiges; les fleurs axillaires, les mâles distribuées d'espace en espace sur un long châton qui n'est qu'un filet, les femelles sessiles; feuilles alternes, qui tombent l'hiver.

Lieu. Les forêts.

L'YEUSE, ou CHÊNE-VERD.

Ilex oblongo serrato folio. C. B. P.
Quercus ilex. L. *monœc. polyand.*

Fleur. } Caractères du précédent.
Fruit. }

Feuilles. Ovales, oblongues, entières, dentées en maniére de scie, plus ou moins piquantes, fermes, velues en dessous.

Racine. Ligneuse, rameuse.

Port. Petit arbre, dont l'écorce est lisse, le bois lourd et dur; les glands semblables à celui du chêne; les feuilles alternes, toujours vertes.

Lieu. L'Italie, les départemens méridionaux de France; dans les bois.

LE LIÈGE.

Suber latifolium perpetuo virens. C. B. P.
Quercus suber. L. *monœc. polyand.*

Fleurs. Caractères des précédens.

Fruit. Le gland plus long, plus obtus que ceux des précédens; la cupule plus grande, plus velue.

Feuilles. Semblables à-peu-près à celles du chêne-verd, plus grandes, plus longues, plus vertes en dessus, résistant comme elles pendant l'hiver.

Racine. Rameuse, ligneuse.

Port. Distingué des précédens par son écorce; qui porte le même nom que l'arbre; elle est épaisse, légère, fongueuse; on en dépouille l'arbre; tous les sept ou huit ans il en reproduit une nouvelle.

Lieu. L'Espagne, les départemens méridionaux de France.

SECTION III.

Des arbres et arbrisseaux amentacés, dont les fleurs mâles sont séparées des femelles sur le même pied, et dont les fruits sont écailleux, quelques-uns en forme de cônes, ce qui leur fait donner le nom de *conifères*.

LE SAPIN.

Abies taxi folio, fructu sursum spectante. T. Ins.
Pinus picea. L. *monœc. monad.*

Fleurs. Amentacées, mâles ou femelles sur le même pied; les fleurs mâles disposées en grappes, composées de plusieurs étamines réunies à leur base, en forme de colonne, et de plusieurs écailles qui leur tiennent lieu de calice et forment un châton écailleux; les fleurs femelles composées d'un pistile, rassemblées deux à deux, sous des écailles qui forment un corps ovale, cylindrique, que l'on nomme cône ou pomme; ces écailles oblongues, tuilées, dures, minces, persistantes.

Fruit. Sous chaque écaille du cône, on trouve deux semences ovales, anguleuses, obtuses, garnies d'une aîle membraneuse.

Feuilles. Etroites, assez longues, échancrées à leur extrémité, solitaires, détachées les unes des autres à leur base, blanchâtres en dessous.

Racine. Rameuse, ligneuse.

Port. Très-grand arbre, tige droite, nue jusqu'à son sommet; les branches parallèles à l'horizon; la tête en pyramide; écorce blanchâtre, sèche, friable; bois tendre et résineux; les fleurs mâles disposées en grappes axillaires; les cônes pédunculés, rougeâtres, leur pointe tournée vers le ciel; les feuilles attachées des deux côtés d'un filet ligneux; à-peu-près sur un même plan.

Lieu. Les forêts, sur les hautes montagnes.

Il découle de cet arbre un suc résineux, que l'on nomme *larme de sapin*; on le nomme aussi *térébenthine de Strasbourg.*

Il est un autre arbre, appellé *mélèse*, qui donne une térébenthine préférable aux autres. On lui donne souvent le nom de *térébenthine de Vénise.*

SECTION IV.

Des arbres et arbrisseaux amentacés, dont les fleurs mâles sont séparées des femelles, et dont les fruits sont des baies molles.

LE GENEVRIER.

Juniperus vulgaris fructicosa. C. B. P.
Juniperus communis. L. *diœc. monad.*

Fleurs. Amentacées, mâles et femelles sur des pieds différens; les mâles rassemblées dans un petit châton conique et écailleux, composées de trois étamines réunies en un seul corps par leurs filets, placées à la base d'une écaille large et courte; les fleurs femelles composées de trois pistiles, de trois espèces de pétales roides et aigus, et d'un petit calice divisé en trois et posé sur le germe.

Fruit. Baie charnue, obronde, couronnée de trois petites dents, ayant en dessous trois petits tubercules, et contenant trois semences ou petits noyaux durs, anguleux, oblongs.

Feuilles. Sessiles, simples, étroites, aplaties, pointues, rangées trois à trois sur les tiges, roides, droites et piquantes.

Racine. Ligneuse, rameuse.

Port. Arbrisseau qui forme ordinairement un buisson, et qui quelquefois s'élève en arbre, ce qui ne forme qu'une variété; l'écorce blanche en dehors, rougeâtre en dedans, raboteuse ; le bois dur. (Les Arabes font des incisions à l'écorce, pour retirer sa résine, qu'on nomme *sandaraque*, ou *vernis des Arabes.*) Les fleurs axillaires rassemblées ; les mâles sur des pieds différens des femelles ; feuilles toujours vertes.

Lieu. Les terrains incultes, les collines sèches et arides.

LA SABINE, OU LE SAVINIER.

Sabina folio cupressi. C. B. P.
Juniperus sabina. L. *diœc. monad.*

Fleurs. } Caractères du précédent; fleurs mâles
Fruit. } et femelles sur des pieds différens ; semences convexes d'un côté, aplaties sur les faces qui se touchent.

Feuilles. Très-petites, droites, aigues, se prolongeant sur la tige, ressemblant à celles du cyprès.

Racine. Rameuse, ligneuse.

Port. Arbrisseau qui ne s'élève pas à une grande hauteur ; l'écorce rougeâtre ; les fleurs et les fruits sessiles, axillaires ; feuilles opposées, d'un beau verd, et toujours vertes.

Lieu. Le Levant, l'Italie, la Sibérie ; cultivé dans les jardins, en plein air.

LE MURIER NOIR.

Morus fructu nigro. C. B. P.
Morus nigra. L. *monœc. 4-dria.*

Fleurs. Amentacées, mâles ou femelles sur le même pied, et quelquefois sur des pieds différens ; les mâles composées de quatre étamines placées dans un calice divisé en quatre folioles ovales et concaves ; les fleurs femelles composées de deux pistiles en forme d'alêne, placés dans un calice à quatre folioles obrondes, obtuses, et qui persistent.

Fruit. Espèce de baie nommée *mûre*, composée de petites baies formées des calices et des germes renflés, devenus charnus et succulens; chaque baie renferme une semence ovale, aiguë.

Feuilles. Pétiolées, simples, entières, faites en cœur, rudes au toucher, dentées par leurs bords, quelquefois découpées en cinq lobes plus ou moins profondément, selon les variétés.

Racine. Rameuse, ligneuse.

Port. Arbre qui ne s'élève pas à une grande hauteur; les branches entrelacées; l'écorce rude et épaisse; le bois jaune, les fleurs pédunculées, axillaires; les baies rassemblées sur un filet en forme de têtes; feuilles alternes, d'un verd luisant.

Lieu. Les bords de la mer en Italie; cultivé facilement dans nos climats.

LE FIGUIER.

Ficus communis. C. B. P.
Ficus carica. L. *polyg. polyœc.*

Fleurs. Amentacées, mâles et femelles, renfermées en très-grand nombre dans l'intérieur d'un calice commun, grand, à peu près ovale, charnu, concave, presque totalement fermé dans la partie qu'on nomme *l'œil de la figue*, par des écailles aiguës, lancéolées, dentées, recourbées; les fleurs mâles logées dans la partie supérieure du calice, les femelles dans l'intérieure; les unes et les autres attachées à de petits pédoncules; les mâles composées de trois étamines, et d'un calice propre divisé en trois; les femelles, d'un pistile et d'un calice particulier, divisé en cinq.

Fruit. Le calice commun qu'on nomme *figue*,

est improprement appellé le fruit; on voit par ce qui précède, qu'il n'est réellement que l'enveloppe des fleurs et des fruits; les fleurs femelles produisent des semences obrondes, comprimées, lenticulaires, qui se trouvent dans le fond du calice commun.

Feuilles. Simples, entières, palmées, découpées profondément, rudes au toucher, avec des nervures saillantes sur leur surface inférieure.

Racine. Ligneuse, rameuse.

Port. Arbre d'une médiocre grandeur; l'écorce blanche; le bois spongieux et tendre; les calices communs qu'on nomme *figues*, varient pour la couleur et pour la grosseur, selon les variétés; ils sont épars sur les tiges, solitaires, sessiles; les feuilles alternes, vertes en dessus, blanchâtres en dessous; les feuilles et l'écorce répandent une liqueur blanche lorsqu'on les coupe.

Lieu. L'Asie, l'Orient, la Louisiane; cultivé en Europe.

SECTION V.

Des arbres et des arbrisseaux amentacés, dont les fleurs mâles sont séparées des femelles sur le même pied, et dont les fruits sont secs.

LE PLATANE D'ORIENT.

Platănus orientalis verus. Park. Theat.
Platanus orientalis. L. *monœc. polyand.*

Fleurs. Amentacées, mâles ou femelles sur le même pied; les fleurs mâles disposées en châtons arrondis, composées et formées chacune d'un calice en forme de tuyau, découpé en franges par ses bords qui portent des étamines; les fleurs femelles rassemblées en boule, composées de plusieurs petits pétales concaves, de quelques écailles qui tiennent lieu de calice, et de plusieurs pistiles dont les styles sont en forme d'alêne, le stigmate recourbé.

Fruit. Les fruits ramassés en boule, consistant en plusieurs semences obrondes, surmontées d'un filet en forme d'alêne, et fixées sur des poils qui composent une espèce de houppe.

Feuilles. Pétiolées, simples, entières, grandes, palmées, tendres, d'un verd luisant par-dessus, un peu velue et nerveuses en dessous, imitant par leurs découpures les feuilles de la vigne.

Racine. Rameuse, ligneuse.

Port. Grand arbre, dont la tige s'élève droite, haute, nue, jusqu'au sommet, et dont la tête forme une touffe très-serrée; l'écorce d'un blanc gris, se détache d'elle-même par grandes pièces; le bois blanc, assez compacte; les fleurs mâles ramassées en boules pédunculées; les femelles disposées en grappes pendantes, colorées; feuilles alternes, moins grandes et plus découpées que celles du Platane de Virginie; on trouve sur l'un et l'autre, à l'insertion du pétiole, une stipule perfeuillée, frangée.

Lieu. Le Levant; cultivé dans les jardins : il exige un terrain moins humide que le platane de Virginie.

On distingue encore une sorte de platane, le platane d'Occident; ses feuilles sont lobées, cotonneuses en dessous : il est originaire de l'Amérique septentrionale.

SECTION VI.

Des arbres et des arbrisseaux amentacés dont les fleurs mâles sont séparées des femelles sur des pieds différens.

LE PEUPLIER NOIR, MALE ou FEMELLE.

Populus nigra. C. B. P.
Populus nigra. L. *diœc.* 8-*dria.*

Fleurs. Amentacées, mâles ou femelles sur des pieds différens; les fleurs mâles composées de huit étamines très-courtes, posées sur un nectar tubulé en forme de godet; chaque fleur placée sous une écaille oblongue, plane, déchiquetée par ses bords; les fleurs disposées sur un filet commun en forme de châton alongé, tuilé, cylindrique; les fleurs femelles rassemblées en un châton semblable, composées d'un pistile et d'un nectar de la forme de celui des mâles.

Fruit. Capsule ovale, à deux loges, à deux valvules recourbées dans la maturité, contenant plusieurs semences ovales qui sont couronnées d'une aigrette capillaire, que le vent emporte facilement.

Feuilles. Pétiolées, rhomboïdales, à quatre angles, dentées en manière de scie, terminées en pointes aiguës, leur surface lisse, d'un verd brun.

Racine. Rameuse, ligneuse.

Port. Arbre qui s'élève en peu de tems à une grande hauteur; l'écorce des troncs grise, brune, raboteuse; celles des jeunes tiges lisse et blanchâtre; le bois blanc; les châtons péduncules, les péduncules rameux; les jeunes feuilles recouvertes d'une liqueur limpide; les yeux ou boutons chargés d'un baume gluant qui répand une odeur agréable.

Lieu. Il ne réussit que dans les lieux humides.

Il y a encore une autre espèce de peuplier, dont on fait peu d'usage en médecine, le peuplier blanc : il a à peu de choses près les mêmes caractères que le précédent.

LE BAUMIER ou TACAMAHACA,

Mâle ou femelle.

Populus nigra folio maximo, gemmis balsamum odoratissimum fundentibus. Catesb. Car.
Populus balsamifera. L. *diœc. 8-dria*.

Fleur. } Caractères du précédent.
Fruit. }

Feuilles. Très-grandes, ovales, en forme de cœur oblong, crénelées, nues à leur base; les pétioles cylindriques.

Racine. Ligneuse, rameuse.

Port. Le même que le précédent ; les feuilles plus grandes, gluantes lorsqu'elles sont nouvelles; les boutons très-gluans, répandant une odeur balsamique qu'on retrouve dans les jeunes tiges et dans le bois; le bois est résineux.

Lieu. L'Amérique septentrionale ; il réussit dans nos climats en le mettant à l'abri des gelées, dans une terre humide, à une exposition chaude.

On ne se sert en médecine que de sa résine.

CLASSE XX.

Des arbres et arbrisseaux à fleur monopétale, nommés *arbres monopétales*.

SECTION PREMIERE.

Des arbres et arbrisseaux à fleur monopétale, dont le pistile devient un fruit mou, rempli de semences dures.

LE NERPRUN ou NOIRPRUN.

Rhamnus catharticus. C. B. P.
Idem. L. *5-dria*, *1-gynia*.

Fleur. MONOPÉTALE; corolle qui tient lieu de calice, infundibuliforme, imperforée, rude au toucher, colorée en dedans; le limbe ouvert, divisé en quatre folioles dans cette espèce qui porte les fleurs mâles séparées des femelles, sur des pieds différens.

Fruit. Baye obronde, nue, divisée entièrement en plusieurs parties, contenant plusieurs semences obrondes, convexes d'un côté, aplaties de l'autre.

Feuilles. Pétiolées, simples, entières, arrondies, dentelées à leurs bords, d'un verd brillant.

Racine. Ligneuse.

Port. Arbrisseau dont l'écorce est lisse, le bois jaunâtre; les branches garnies d'épines pointues; les fleurs axillaires, souvent rassemblées; feuilles alternes quelquefois opposées.

Lieu. Les départemens méridionaux, dans les haies et le long des rivières.

LA LAURÉOLE MALE ou GAROU.

Thymelæa laurifolio, semper virens, seu Laureola *mas.* I. R. H.
Daphne laureola. L. 8-*dria*, 1-*gynia.*

Fleur. Monopétale; point de calice; la corolle presqu'infundibuliforme; le tube cylindrique, imperforé; le limbe découpé en quatre parties ovales, aiguës, planes, ouvertes.

Fruit. Baie obronde, uniloculaire, renfermant une seule semence ovale, charnue.

Feuilles. Sessiles, lancéolées, épaisses, grasses, glabres, luisantes.

Racine. Ligneuse, fibreuse.

Port. Arbrisseau qui s'élève au plus à la hauteur de deux pieds; les fleurs en grappes axillaires, latérales; les feuilles éparses, rassemblées au sommet, toujours vertes.

Lieu. Les montagnes, à l'ombre, dans les forêts du ci-devant Lyonnois, du Bugey, etc.

LE LAURIER.

Laurus vulgaris. C. B. P.
Laurus nobilis. L. 9-*dria*, 1-*gynia.*

Fleur. Monopétale; corolle découpée en quatre ou cinq segmens ovales, aigus, concaves, droits, sans calice; un nectar composé de trois tubercules colorés, aigus, qui entourent le germe et se terminent par deux espèces de poils; les trois filamens intérieurs portent des glandes.

Fruit. A noyau, ovale, pointu, à une seule loge, entouré de la corolle, contenant un noyau ovale, aigu.

Feuilles. Fermes, dures, pétiolées, simples, très-entières, lancéolées, veinées, d'un verd luisant.

Racine.

Racine. Ligneuse, épaisse, inégale.

Port. Arbre de moyenne grandeur ; tiges droites ; écorce mince, verdâtre ; bois fort et pliant ; fleurs axillaires, pédunculées ; les pédoncules solitaires, portant plusieurs fleurs ; feuilles alternes, toujours vertes.

Lieu. Les forêts d'Espagne, d'Italie ; cultivé dans les jardins.

LA BUSSEROLE ou RAISIN D'OURS.

Uva ursi. I. R. H.
Arbutus uva ursi. L. 10-*dria*, 1-*gynia*.

Fleur. Monopétale, imitant un grelot, ovale, aplatie en dessous ; la corolle petite, d'un rouge tendre.

Fruit. Baie d'un beau rouge, à cinq semences.

Feuilles. Pétiolées, petites, simples, charnues, dures, très-entières, ovales, nerveuses, un peu élargies vers leur sommet.

Racine. Ligneuse.

Port. Petit arbuste presque rampant ; les tiges courbées vers la terre, assez nombreuses ; les fleurs à leur sommet, disposées en grappes ; feuilles opposées, quelquefois alternes.

Lieu. Les Alpes, les montagnes de Genève, dans les bois montagneux.

On emploie cette plante de nos jours avec avantage, contre le calcul ; elle est très-recommandée par les médecins du nord.

SECTION II.

Des arbres et arbrisseaux à fleur monopétale, dont le pistile devient une baie remplie de semences osseuses.

LE STORAX.

Styrax folio mali cotonei. C. B. P.
Styrax officinale. L. 10-*dria*, 1-*gynia*.

Fleur. Monopétale, infundibuliforme ; le tube court, cylindrique, de la longueur du calice ; le limbe grand, ouvert, à cinq découpures lancéolées, obtuses ; le calice d'une seule pièce cylindrique, droit, court, découpé en cinq ; douze étamines au moins.

Fruit. Charnu, obrond, uniloculaire, renfermant deux noyaux, obronds, pointus, convexes d'un côté, planes de l'autre.

Feuilles. Pétiolées, simples, ovales, sans dentelures, d'un verd luisant en dessus, couvertes d'un duvet blanc en dessous, ressemblant à celles du coignassier.

Racine. Ridée, cannelée, presque articulée, ronde ; l'écorce noirâtre.

Port. Grand arbre odorant, résineux, ressemblant au coignassier, par son tronc, son écorce, ses feuilles, qui cependant sont plus petites ; les fleurs blanches, pédunculées ; les pédoncules naissent à l'insertion des feuilles, et portent ordinairement deux fleurs ; feuilles alternes.

Lieu. La Syrie, la Judée, l'Italie.

On n'emploie en médecine que son baume, qui est une gomme-résine.

L'OLIVIER FRANC.

Olea sativa. C. B. P.
Olea Europoea. L. *2-dria*, 1-*gynia*.

Fleur. Monopétale ; le tube cylindrique, de la longueur du calice ; le limbe plane, divisé en quatre découpures presque ovales ; le calice d'une seule pièce, petit, tubulé, divisé en quatre ; deux étamines.

Fruit. Charnu, uniloculaire, glabre, presque ovale, renfermant un noyau très-dur, ovale, oblong, ridé, dans lequel on trouve une amande.

Feuilles. Simples, entières, lancéolées, sans dentelures, épaisses, dures, d'un verd pâle en dessus, blanchâtres en dessous.

Racine. Ligneuse, rameuse.

Port. Arbre dont la tige est droite ; l'écorce lisse ; le bois dur, sur-tout à la racine ; les fleurs paroissent au milieu de l'été, axillaires, solitaires, ou disposées en grappes ; les fruits ne mûrissent qu'en hiver ; feuilles opposées, toujours vertes ; on distingue près de vingt sortes d'oliviers, qui ne diffèrent les uns des autres que par la grandeur des feuilles, la couleur, la forme ou la grosseur des fruits.

Lieu. Les départemens méridionaux de la France, l'Espagne, l'Italie.

SECTION III.

Des arbres et des arbrisseaux à fleur monopétale, dont le pistile devient un fruit membraneux.

L'ORME.

Ulmus campestris et Theophrasti. C. B. P.
Ulmus campestris. L. *5-dria, 2-gynia.*

Fleur. Monopétale ; le calice tient lieu de corolle ; il est campanulé, divisé par ses bords en cinq parties droites, intérieurement colorées, vertes en dehors ; cinq étamines.

Fruit. Membraneux, large, ovale, sec, comprimé, échancré à son sommet, renflé dans son centre, où se trouve renfermée une semence en forme de poire, un peu comprimée.

Feuilles. Pétiolées, simples, entières, ordinairement rudes à leur surface, et par les bords dentées à double rang, en manière de scie ; les dentelures inégales vers la base.

Racine. Ligneuse.

Port. Grand arbre. dont le tronc est droit, l'écorce rude, brune et rougeâtre en dehors, blanche en dedans ; les jeunes tiges souvent chargées de grosses vessies, produites par des pucerons qui les habitent ; les fleurs pédunculées, disposées en tête, au sommet des tiges ; feuilles opposées ; les feuilles varient en grandes, petites, rudes, lisses, panachées ; ce qui constitue autant de variétés qu'on se procure par la culture.

Lieu. Cultivé dans toute l'Europe.

SECTION IV.

Des arbres et des arbrisseaux à fleur monopétale, dont le pistile produit un fruit à plusieurs loges.

L'AGNUS CASTUS.

Vitex foliis angustioribus, cannabis modo dispositis. C. B. P.
Vitex agnus castus. L. *didyn. angiosp.*

Fleur. Monopétale, imitant les personnées; le tube cylindrique; le limbe plane, divisé en deux lèvres, la supérieure partagée en trois parties, celle du milieu étant la plus large; la lèvre inférieure divisée en trois portions, celle du milieu étant la plus large et la plus longue.

Fruit. Baie ronde, à quatre loges, renfermant des semences solitaires et ovales.

Feuilles. Pétiolées, digitées, composées de trois ou de cinq folioles attachées à un pétiole commun, alongées, étroites, pointues, très-entières, quelquefois dentées en manière de scie à leur extrémité.

Racine. Ligneuse, rameuse.

Port. Arbrisseau d'une moyenne grandeur, dont les rameaux sont foibles, plians, blanchâtres, lisses, répandant une odeur peu agréable; les fleurs au haut des tiges, disposées en longs épis, verticillées, bleues ou blanches; feuilles opposées.

Lieu. Les lieux marécageux des départemens méridionaux de France.

SECTION V.

Des arbres et des arbrisseaux à fleur monopétale, dont le pistile devient une silique.

LE LAURIER ROSE.

Nerion floribus rubescentibus. C. B. P.
Nerium oleander. L. *5-dria, 1-gyn.*

Fleur. Monopétale, grande, infundibuliforme; le tube cylindrique, plus court que le limbe qui est grand, divisé en cinq découpures, larges, obtuses; un nectar à l'ouverture du tube, formant une couronne frangée, le calice très-petit, divisé en cinq parties aigues.

Fruit. Espèce de silique composée de deux follicules cylindriques, longues, s'ouvrant du sommet à la base, et renfermant des semences oblongues, nombreuses, couronnées d'une aigrette, et rangées les unes sur les autres en manière de tuile.

Feuilles. Pétiolées, entières, étroites, linéaires, lancéolées, pointues, marquées en dessous d'une côte saillante, et sur les deux surfaces des nervures qui les font paroître striées.

Racine. Ligneuse, jaunâtre.

Port. Petit arbre qui jette plusieurs tiges; on a soin de n'en laisser qu'une qui se ramifie à son sommet; l'écorce unie, blanchâtre; le bois jaunâtre, dur; les fleurs rouges ou blanches, rassemblées au sommet en forme de grappes; les feuilles varient, ou toutes opposées, ou ternées, ou les inférieures ternées et les supérieures opposées.

Lieu. Originaire des Indes; cultivé dans les jardins.

SECTION VI.

Des arbres et des arbrisseaux à fleur monopétale, dont le calice devient une baie.

LE SUREAU.

Sambucus fructu in umbella, nigro. C. B. P.
Sambucus nigra. L. *5-dria, 3-gynia.*

Fleur. Monopétale, en rosette, concave, divisée en cinq parties recourbées en dedans; le calice très-petit, monophille, à quatre dentelures; cinq étamines.

Fruit. Baie sphérique, uniloculaires, renfermant trois semences convexes d'un côté, anguleuses de l'autre.

Feuilles. Ailées, terminées par une impaire; les folioles sessiles, ovales, alongées, pointues, dentées par les bords.

Racine. Ligneuse, longue, blanchâtre.

Port. Petit arbre, dont les jeunes tiges sont souples, pliantes, remplies d'une moelle blanche, l'écorce extérieure des troncs épaisse, rude, gercée, l'intérieure fine et verte; les fleurs au sommet des tiges, disposées en manière d'ombelle, portées sur de longs péduncules; les baies rougeâtres avant la maturité, deviennent noires en mûrissant, feuilles opposées; les feuilles découpées comme celles du persil, ne constituent qu'une variété de la même espèce.

Lieu. Les haies, les terrains gras et humides.

Il y en a une autre espèce dont on se sert en médecine, c'est *l'Yeble*, ou *petit Sureau.* Il a, à peu de chose près, les mêmes caractères que le précédent, excepté que les feuilles sont plus longues, plus aigues et plus dentelées. La racine n'est point ligneuse, mais charnue, blanche, éparse.

Le Gui, *Viscum*, forme la dernière section de cette classe. Son caractère essentiel est d'offrir les fleurs mâles séparées des femelles, sur des pieds différens ; le calice ou la corolle, dans les mâles, à quatre segmens, quatre étamines ; à anthères sans filamens, adhérentes aux semences du calice ; le calice ou corolle, dans la femelle, est supérieur, à trois segmens ; le pistile sans style ; la baie à une semence, en cœur.

On ne se sert en médecine que du gui de chêne, *Viscum Album*.

CLASSE XXI.

Des arbres et des arbrisseaux à fleur rosacée, ou arbres *rosacés*.

SECTION PREMIERE.

Des arbres et arbrisseaux à fleur rosacée, dont le pistile devient un fruit unicapsulaire.

LE SUMAC.

Rhus folio ulmi. C. B. P.
Rhus coriaria. L. *5-dria*, *3-gyn*.

Fleur. Rosacée; les pétales très-petits, deux fois plus grands que le calice; cinq étamines, trois pistiles.

Fruit. Baie ovale, uniloculaire, velue, renfermant un noyau globuleux.

Feuilles. Ailées, composées de plusieurs folioles rangées le long d'un pétiole commun, opposées, sessiles, longues, pointues, dentées en manière de scie, terminées par une impaire, velues à leur surface inférieure, n'ayant point de rapports avec les feuilles d'orme, auxquelles les auteurs les ont comparées.

Racine. Ligneuse, rameuse.

Port. Arbrisseau qui jette beaucoup de drageons; les jeunes tiges couvertes d'un duvet roussâtre, le bois tendre; les fleurs rassemblées au haut des tiges, en grappes serrées en manière d'épis; les baies recouvertes d'un duvet rouge ; feuilles alternes.

Lieu. Les contrées méridionales de l'Europe.

LE TILLEUL.

Tilia fœmina folio majore. C. B. P.
Tilia Europœa. L. *polyand*. 1-*gyn*.

Fleur. Rosacée ; cinq pétales oblongs, obtus, crénelés à leur sommet ; le calice concave, coloré, presque de la grandeur de la corolle, et divisé en cinq parties creusées en cuiller ; un grand nombre d'étamines.

Fruit. Capsule dure, coriacée, obronde, à cinq loges, à cinq battans qui s'ouvrent par leur base, renfermant ordinairement une seule semence obronde : les autres avortent.

Feuilles. Pétiolées, simples, entières ; d'un ovale cordiforme, terminées en pointe ; dentées en manière de scie, d'un beau verd.

Racine. Rameuse, ligneuse.

Port. Arbre dont la tige est haute, droite, la tête belle ; l'écorce des troncs gercée, celle des tiges d'un gris verdâtre ; les fleurs portées sur de longs péduncules axillaires, rameux à leur extrémité, adhérant par le bas au centre d'une stipule, espèce de feuille colorée, longue, étroite, arrondie par le bout ; les fleurs répandent, dans le mois de juin, une odeur agréable ; feuilles alternes ; la grande feuille, la petite feuille, la feuille panachée, ne forment que des variétés.

Lieu. Spontanée dans les bois, en Bugey, dans le ci-devant Languedoc, etc.

SECTION II.

Des arbres et des arbrisseaux à fleur rosacée, dont le pistile devient une baie ou un fruit composé de plusieurs baies.

LE LIERRE.

Hedera arborea. C. B. P.
Hedera helix. L. 5-*dria*, 1-*gyn.*

Fleurs. Rassemblées en manière d'ombelle dont l'enveloppe est dentelée ; fleurs rosacées, composées de cinq pétales épais, oblongs, ouverts, courbés à leur sommet ; le périanthe ou calice propre, très-petit, à cinq dentelures, posé sur le germe ; cinq étamines à filamens courts ; un style court.

Fruit. Baie ronde, uniloculaire, renfermant cinq grosses semences arrondies d'un côté, anguleuses de l'autre.

Feuilles. Persistantes, pétiolées, fermes, luisantes, ovales et lobées ; celle de l'extrémité des branches quelquefois absolument ovales, les inférieures presque triangulaires.

Racine. Ligneuse, horizontale.

Port. Grand arbrisseau dont le bois est tendre et poreux ; les tiges sarmenteuses, grimpantes, s'attachent aux arbres et aux vieilles murailles par des vrilles rameuses, qui s'y implantent comme des racines ; les fleurs vertes rassemblées à l'extrémité des tiges, et disposées en espèce de grappes rondes ; les feuilles alternes, quelquefois panachées, ce qui ne forme que des variétés.

Lieu. Toute l'Europe.

LA VIGNE.

Vitis vinifera. C. B. P.
Idem. L. 5-*dria*, 1-*gynia*.

Fleur. Rosacée, composée de cinq petits pétales verts, qui ont peu de consistance, et qui se rapprochent par leur sommet, d'un petit calice à cinq dents et de cinq étamines.

Fruit. Grosse baie ronde, quelquefois ovale, uniloculaire, succulente, nommée *grain de raisin*; contenant environs cinq semences dures, en forme de larmes, qu'on appelle *pepins*; il en avorte toujours deux ou trois.

Feuilles. Pétiolées, grandes, palmées ou découpées en cinq lobes sinués.

Racine. Ligneuse, peu profonde.

Port. Arbrisseau sarmenteux; l'écorce du tronc brune, gercée; celle des sarmens lisse; le bois canelle; les tiges garnies de vrilles qui s'entortillent, en forme de tire-bourre, autour des corps qu'elles rencontrent; les fleurs opposées aux feuilles, disposées en grappes; les feuilles alternes.

Lieu. Cultivé dans tous les pays tempérés.

L'ÉPINE-VINETTE.

Berberis dumetorum. C. B. P.
Berberis vulgaris. L. 6-*dria*, 1-*gyn*.

Fleur. Rosacée, composée de six pétales obronds, concaves, ouverts; d'un calice à six feuillets, presque aussi long que les pétales, et de six étamines, d'un pistile sans style.

Fruit. Baie oblongue, obtuse, cylindrique, marquée à son sommet d'un point noir, uniloculaire, contenant deux semences, espèces de petits pépins oblongs et durs.

Feuilles. Pétiolées, simples, entières, arrondies,

ciliées ou finement crénelées, épineuses à leur circonférence, luisantes, assez fermes.

Racine. Ligneuse, jaunâtre, rampante.

Port. Cet arbrisseau s'élève à cinq ou six pieds et jette plusieurs tiges droites, pliantes, garnies au bas de chaque rameau d'une épine, souvent de trois; le bois jaunâtre; les fleurs jaunes, axillaires et disposées en grappes pendantes; les fruits d'un beau rouge dans leur maturité; les feuilles alternes.

Lieu. Les terrains secs et sablonneux.

LA RONCE.

Rubus vulgaris, sive Rubus fructu nigro. C. B. P.
Rubus fructicosus. L. *icosand. polygyn.*

Fleur. Rosacée, composée de cinq pétales obronds, ouverts, insérés au calice, ainsi que les étamines qui sont en grand nombre; le calice monophille, divisé en cinq folioles lancéolées, ouvertes, de la longueur à-peu-près des pétales.

Fruit. Ressemblant à celui du mûrier, composé de petites baies rassemblées en tête arrondie, sur un réceptacle conique, renfermant chacune une semence oblongue.

Feuilles. Pétiolées, digitées, découpées en trois ou cinq folioles dentelées à leurs bords; leurs pétioles hérissés d'aiguillons crochus.

Racine. Ligneuse, serpentante.

Port. Arbrisseau dont les tiges sont foibles, pliantes, se ramant dans les haies, rampantes à terre, y prenant facilement racine; les branches, les pédoncules, les pétioles couverts d'aiguillons crochus; les fleurs disposées en grappes, à l'extrémité des tiges; les fruits rouges avant la maturité, noirs quand ils sont mûrs; feuilles alternes.

Lieu. Les haies, les buissons, les champs.

LE FRAMBOISIER,

ou Ronce du Mont-Ida.

Rubus Idæus spinosus. I. R. H.
Rubus Idæus. L. *icosand. polygyn.*

Fleur. } Caractères du précédent.
Fruit. }

Feuilles. Pétiolées, ailées, découpées en trois ou cinq folioles, d'un beau verd, cotonneuses et blanchâtres en dessous; leurs côtes souvent sans épines; les pétioles canaliculés en forme de gouttière.

Racine. Ligneuse, rampante.

Port. Arbrisseau dont les tiges ne sont pas rampantes comme celles du précédent, mais foibles, pliantes, blanchâtres, moins chargées d'aiguillons, les aiguillons plus ouverts; les fleurs disposées en tête arrondie; les fruits rouges, velus; les feuilles alternes.

Lieu. Les bois, dans les Alpes, dans les montagnes du Bugey, du ci-devant Dauphiné; cultivé dans les jardins.

SECTION III.

Des arbres et des arbrisseaux à fleur rosacée, dont le pistile devient un fruit multicapsulaire.

L'ÉRABLE BLANC, ou SYCOMORE.

Acer montanum candidum. C. B. P.
Acer pseudo-platanus. L. *polyg. monœc.*

Fleurs. Rosacées, hermaphrodites ou mâles, sur le même pied; les hermaphrodites composées de cinq pétales ovales; d'un calice divisé en cinq parties aigues, presqu'aussi longues que les pétales;

de huit étamines et d'un pistile dont le germe est placé dans un réceptacle convexe; les fleurs mâles semblables aux hermaphrodites, mais privées de style et de germe.

Fruit. Deux capsules réunies à leur base, obrondes, aplaties, terminées chacune par une aîle grande et membraneuse; chaque capsule renferme une semence ovale.

Feuilles. Très-grandes, pétiolées, simples, découpées en cinq lobes aigus, dentées en manière de scie, les dentelures inégales.

Racine. Ligneuse, rameuse.

Port. Grand arbre et fort beau, dont le tronc s'élève très-haut, droit, ne poussant ses branches qu'à la tête; l'écorce unie, grise; le bois blanc, peu dur; les fleurs d'un verd jaunâtre, disposées au sommet des tiges, en grappes lâches et souvent pendantes; les feuilles opposées, panachées dans quelques variétés.

Lieu. A l'ombre dans les hautes forêts, dans la Suisse, dans le Bugey, etc.

On n'employe en médecine que le suc que l'on retire sous la forme d'une liqueur limpide, en faisant des incisions à l'écorce; on le fait évaporer; le résidu prend le nom de *sucre d'érable.*

SECTION IV.

Des arbres et des arbrisseaux à fleur rosacée, dont le pistile devient un fruit composé de silicules ramassées en forme de tête.

LE TAMARISC D'ALLEMAGNE.

Tamariscus Germanica. Lob. Icon.
Tamarix Germanica. L. 5-*dria*, 3-*gynia.*

Fleur. Rosacée; cinq pétales ovales, concaves,

obtus, ouverts ; le calice très-petit, divisé en cinq parties obtuses, droites ; dix étamines dans cette espèce ; trois styles plumeux.

Fruit. Capsule oblongue, aiguë, à trois côtés, plus longue que le calice, uniloculaire, trivalve, contenant plusieurs petites semences aigrettées.

Feuilles. Espèces d'écailles qui recouvrent les jeunes tiges ; ces écailles sont linéaires, d'un verd de mer, entières, épaisses, tuilées.

Racine. Rameuse, ligneuse.

Port. Grand arbrisseau de dix pieds, dont le tronc est dur, les jeunes tiges vertes et pliantes ; l'écorce du tronc blanchâtre, unie ; le bois blanc ; les fleurs à l'extrémité et le long des tiges, disposées en grappes ; les feuilles tuilées, alternes, toujours vertes ; petites stipules en forme d'alêne, placées à la base des ramifications.

Lieu. Les terrains humides de l'Allemagne.

On cultive aussi dans les départemens méridionaux de la France, sur-tout aux environs de Narbonne, un autre espèce de tamarisc, dont les caractères sont à peu de choses près les mêmes.

SECTION V.

Des arbres et des arbrisseaux à fleur rosacée, dont le pistile est une gousse.

LE SÉNÉ.

Senna Italica sive foliis obtusis. C. B. P. *
Cassia senna. L. 10-*dria*, 1-*gynia*.

Fleur. Cinq pétales obronds, concaves ; les inférieurs plus grands, plus ouverts ; le calice divisé en cinq parties lâches, concaves, colorées, qui tombent ; dix étamines.

Fruit. Légume oblong, recourbé et renflé dans cette

cette espèce, contenant plusieurs semences obrondes, attachées aux bords supérieurs de la gousse.

Feuilles. Conjuguées, ayant de chaque côté trois ou quatre folioles obrondes, égales, obtuses.

Racine. Rameuse.

Port. Quoique cette plante soit annuelle, elle a le port d'un arbuste, et ses tiges ligneuses passent ordinairement l'hiver ; les fleurs axillaires, disposées en grappes ; les feuilles alternes.

Lieu. L'Egypte, l'Arabie.

LA CASSE.

Cassia fistula Alexandrina. C. B. P.
Cassia fistula. L. 10-*dria*, 1-*gynia*.

Fleur. Caractères du précédent.

Fruit. Légume très-long, dur, cylindrique, marqué d'une rainure longitudinale, divisé intérieurement par des cloisons, renfermant une pulpe noire ; les semences jaunâtres, cordiformes, aplaties, dures.

Feuilles. Conjuguées, à cinq folioles pointues, ovales, lisses, les extérieures plus petites.

Racine. Ligneuse.

Port. Arbre ressemblant au noyer, l'écorce dure, noirâtre ; les fleurs axillaires, pédunculées ; feuilles alternes.

Lieu. L'Egypte, les Indes, transporté de l'Afrique en Amérique.

LE TAMARIN.

Siliqua Arabica, quœ tamarindus. C. B. P.
Tamarindus Raii. I. R. H.
Tamarindus Indica. L. 3-*dria*, 1-*gynia*.

Fleur. Rosacée ; trois pétales ovales, plissés, égaux, ouverts, insérés aux divisions du calice ;

le calice plus grand que les pétales, plane, divisé en quatre folioles ovales et égales; trois étamines.

Fruit. Légume long, aplati, revêtu de deux écorces séparées par une pulpe, uniloculaire, renfermant trois semences anguleuses et aplaties.

Feuilles. Aîlées, au nombre de dix ou de douze, sur un pétiole commun, sans impaire.

Racine. Branchue, fibreuse, chevelue, ligneuse.

Port. Le tronc a quelquefois dix pieds de circonférence; l'écorce est brune et gercée; les fleurs axillaires, disposées en grappes; les feuilles alternes.

Lieu. L'Egypte, l'Arabie, les Indes, le Sénégal.

SECTION VI.

Des arbres et des arbrisseaux à fleur rosacée, dont le pistile devient un fruit charnu, rempli de semences calleuses.

L'ORANGER.

Malus aurantia major. C. B. P.
Citrus aurantium. L. *polyadelph. icosand.*

Fleur. Cinq pétales oblongs, planes, ouverts; le calice d'une seule pièce, à cinq dentelures, très-petit; une vingtaine d'étamines réunies par leurs filets en plusieurs corps.

Fruit. Baie dont l'écorce est charnue, et la pulpe composée de vésicules; la baie arrondie, divisée en neuf loges qui renferment chacune deux semences ovales, plates, calleuses.

Feuilles. Simples, presque entières, épaisses, luisantes, arrondies au sommet; le pétiole garni de folioles qui le font paroître aîlé, en forme de cœur.

Racine. Ligneuse, rameuse.

Port. Arbre dont le tronc est droit, l'écorce

brune, rude; celle des jeunes branches verdâtre; les fleurs pédunculées, rassemblées au sommet des branches; les feuilles alternes.

Lieu. Originaire des Indes, naturalisé en Espagne, en Italie, dans les ci-devant Provence, et Languedoc.

LE CITRONNIER.

Citreum vulgare. I. R. H.
Citrus medica. L. *polyadelph. icosand.*

Fleur. } Caractères du précédent; le fruit ovale,
Fruit. } terminé en pointes obtuses.

Feuilles. Comme les précédentes, pointues; les pétioles nus et simples.

Racine. De même.

Port. Du précédent; les jets plus forts, croissent avec plus de promptitude.

Lieu. La Médie, la Syrie, la Perse; naturalisé dans les ci-devant provinces de Languedoc, de Provence, etc.

SECTION VII.

Des arbres et des arbrisseaux à fleur rosacée, dont le pistile devient un fruit à noyau.

LE PÊCHER.

Persica molli carne, vulgaris, viridis et alba. C. B. P.
Amygdalus persica. L. *icosand.*, 1-*gynia.*

Fleur. Rosacée; cinq pétales oblongs, ovales, obtus, concaves, insérés au calice, ainsi qu'une trentaine d'étamines; le calice monophille, tubulé, découpé en cinq parties obtuses, ouvertes; il tombe après que le fruit est noué.

Fruit. A noyau, obrond, velu, marqué d'un sillon longitudinal, arrondi et charnu dans cette espèce, nommé *pêche*, contenant un noyau ligneux, creusé, sillonné, rustique à sa surface, et renfermant une amande à deux lobes.

Feuilles. Simples, entières, longues, terminées en pointe, dentées à leurs bords en dentelures très-aiguës, portées sur de courts pétioles, souvent plissées vers l'arête du milieu.

Racine. Rameuse, ligneuse.

Port. Il varie suivant la culture; sa tige est naturellement droite; l'écorce blanchâtre; le bois dur, les fleurs sessiles, distribuées le long des jeunes tiges; les feuilles alternes.

Lieu. La Perse, naturalisé en Europe.

L'AMANDIER.

Amygdalus sativa. C. B. P.
Amygdalus communis. L. *icosand.* 1-*gynia.*

Fleur.} Caractères du pêcher; le fruit, nommé
Fruit.} *amande*, coriacé, sec, renfermant un noyau ovale, légèrement sillonné, et dans lequel on trouve une amande ovale.

Feuilles. Moins grandes que celles du pêcher, blanchâtres, longues, pétiolées, étroites, terminées en pointes, dentelées à leurs bords, les dentelures inférieures, glanduleuses, simples, entières.

Racine. Rameuse, ligneuse.

Port. Arbre dont la tige est droite, la tête peu touffue; l'écorce des troncs gercée; celle des tiges lisse, cendrée; le bois très-dur, souvent coloré; les fleurs pédunculées, axillaires ou disposées le long des tiges; feuilles alternes.

Lieu. Indigène dans la Mauritanie; cultivé en Europe. Il y a encore l'amandier amer qui n'est qu'une variété de la même espèce.

LE JUJUBIER.

Ziziphus. Dod. Pempt.
Rhamnus. ziziphus. L. *5-dria*, *1-gyn.*

Fleur. } Caractères du Nerprun; les fleurs her-
Fruit. } maphrodites; la corolle divisée en cinq; deux styles; baie ovale, contenant un noyau biloculaire.

Feuilles. Pétiolées, ovales, oblongues, simples, à trois nervures, dentées en manière de scie, luisantes, unies, d'un verd clair.

Racine. Ligneuse, rameuse.

Port. Grand arbrisseau, l'écorce rude, gercée; la tige tortueuse; les jeunes branches pliantes, garnies à leur insertion de deux aiguillons durs, piquans, presque égaux; les fleurs axillaires, attachées à de courts pétioles; les fruits d'un beau rouge dans leur maturité; les feuilles alternes, distribuées le long d'une jeune branche.

Lieu. Les ci-devant Provence et Languedoc; il ne mûrit ses fruits que dans les départemens méridionaux de France.

SECTION VIII.

Des arbres et des arbrisseaux à fleur rosacée, dont le calice devient un fruit à pépin.

LE COIGNASSIER.

Cydonia vulgaris. I. R. H.
Pyrus cydonia. L. *icosand.* *5-gyn.*

Fleur. Rosacée; cinq pétales obronds, insérées dans un calice d'une seule pièce concave.

Fruit. A pépins, obrond, marqué de quelques

sillons, couvert d'un duvet fin, blanchâtre, nommé *coing*. Il est divisé intérieurement par des membranes cartilagineuses, qui contiennent des pepins oblongs.

Feuilles. Pétiolées, simples, très-entières, couvertes d'un duvet très-fin, blanchâtres en dessous.

Racine. Ligneuse, rameuse, tortueuse.

Port. Arbre dont le tronc est souvent tortueux, noueux, l'écorce peu épaisse, cendrée en dehors, rougeâtre en dedans; le bois jaunâtre, assez dur; les fleurs au sommet des tiges, et solitaires; les feuilles alternes, étroites dans une variété; les coings ronds forment une autre variété, l'arbre qui les porte se nomme *Coignier*.

Lieu. Les bords du Danube, cultivé dans toute l'Europe, propre à faire des haies hautes et fortes.

LE GRENADIER A FRUIT.

Punica fructu dulci. I. R. H.
Punica granatum. L. *icosand*. 1-*gynia*.

Fleur. Rosacée; cinq pétales obronds, droits, ouverts, insérés dans un calice monophille, campanullé, épais, aigus, coloré, divisé en cinq découpures; un grand nombre d'étamines insérées au calice.

Fruit. Espèce de pomme presque ronde, nommée *Grenade*, formée d'un calice renflé et couronné à son sommet par les échancrures de ce même calice; recouverte à l'extérieur d'une enveloppe dure; intérieurement divisée en neuf loges dont les cloisons membraneuses partent du réceptacle, et renferment des semences entourées d'une pulpe succulente, ordinairement rougeâtre.

Feuilles. Pétiolées, simples, entières, oblongues, quelquefois sinuées; jamais dentelées, toujours lisses et luisantes.

Racine. Jaune, ligneuse, rameuse.

Port. Grand arbrisseau qu'on peut élever en espalier ou en arbre; l'écorce rougeâtre, le bois dur et brun; les tiges épineuses; les fleurs sessiles, ordinairement solitaires, d'un beau rouge; les feuilles opposées, quelquefois rassemblées, éparses.

Lieu. Les haies, dans les ci-devant Provence et Languedoc; cultivé dans nos jardins, où il mûrit rarement ses fruits.

LE GRENADIER A FLEUR DOUBLE,

ou Balaustier.

Punica flore pleno majore. I. R. H.
Punica granatum. L. *icosand.* 1-*gynia.*

Fleur. } *Fruit.* } Variété du précédent, dont il ne diffère que par le nombre multiplié des pétales, qui forment des fleurs doubles et font avorter le germe.

Feuilles. } *Racine.* } *Port.* } Comme dans le précédent; les tiges plus droites, moins armées de piquans.

Lieu. Les jardins; dans les pays froids il réussit mieux dans des caisses qu'en pleine terre.

LE ROSIER DE PROVINS.

Rosa rubra simplex. C. B. P.
Rosa centifolia. L. *icosand. polygyn.*

Fleur. Rosacée; cinq pétales échancrés en cœur, adhérens au calice, ainsi qu'un grand nombre d'étamines; le calice monophille, campanulé, globuleux à sa base, découpé par le haut en cinq folioles lancéolées, aiguës, aussi longues que les pétales; le calice glabre dans cette espèce, et ses découpures presque allées; plusieurs pistiles.

Fruit. La baie du calice devient un fruit charnu, coloré, mou, resserré par le haut, couronné par les découpures desséchées, uniloculaire, renfermant plusieurs semences obrondes, hérissées de poils durs.

Feuilles. Ailées terminées par une impaire; les folioles sessiles, ovales, dentées à leurs bords, veinées en leur surface; les pétioles sans épines.

Racine. Ligneuse, traçante, noirâtre.

Port. Arbrisseau qui s'élève en buisson et pousse beaucoup de rejettons; les tiges rougeâtres moins fortes, moins hautes que dans les autres rosiers, et couvertes d'aiguillons; les fleurs d'un beau rouge, axillaires ou rassemblées à l'extrémité des tiges, portées par des péduncules hérissés; feuilles alternes, avec deux stipules à leur insertion. Le Rosier de Provins à fleur double, est une variété qui ne produit point de fruit.

Lieu. Cultivé dans les jardins.

On compte vingt-une espèces de roses, mais toutes ont à-peu-près les mêmes caractères et les mêmes propriétés.

LE ROSIER SAUVAGE,

ou Cinorrhodon.

Rosa sylvestris vulgaris, flore odorato, incarnato. C. B. P.

Rosa canina. L. *icosand. polygyn.*

Fleur. } *Fruit.* } Caractères du précédent; les fleurs odorantes, couleur de rose; quelquefois blanches; le fruit ovale, nommé *Cinorrhodon*, *Cynorrodon*, ou *Gratte-cul.*

Feuilles. Comme dans le précédent; les olioles aiguës, leurs pétioles garnis d'aiguillons.

Racine. Comme la précédente.

Port. Les péduncules glabres, la tige couverte d'aiguillons droits.

Lieu. Toute l'Europe, dans les haies.

LE GROSEILLER

à grappes et à fruit rouge.

Grossularia multiplici acino, sive non spinosa hortensis, rubra seu ribes officinarum. C. B. P.
Ribes rubrum. L. *5-dria, 1-gyn.*

Fleur. Rosacée ; cinq pétales obtus, droits, insérés aux bords d'un calice d'une seule pièce, renflé, divisé en cinq découpures oblongues, obtuses, concaves, colorées, réfléchies ; cinq étamines ; les fleurs planes dans cette espèce.

Fruit. Baie rouge, globuleuse, ombiliquée, succulente, molle, uniloculaire ; contenant plusieurs semences arrondies, comprimées.

Feuilles. Simples, échancrées, découpées en lobes, comme celles de la vigne, attachées à de longs pétioles.

Racine. Ligneuse.

Port. Arbrisseau dont les tiges sont nombreuses, sans piquans ; l'écorce brune, cendrée ; les fleurs disposées en grappes pendantes, axillaires, plusieurs ensemble ou solitaires ; on trouve des feuilles florales au-dessous des fleurs ; feuilles alternes.

Lieu. Les Alpes, dans le Nord ; cultivé dans les jardins.

On distingue encore plusieurs sortes de groseillers, tels que le groseillier épineux, ou groseiller blanc, le groseiller à fruit noir ou cassis. Ils ont à-peu-près les mêmes caractères.

SECTION IX.

Des arbres et des arbrisseaux à fleur rosacée, dont le calice devient un fruit à noyau.

LE NEFFLIER ou MESLIER.

Mespilus Germanica, folio laurino non serrato. C. B. P.
Mespilus Germanica. L. *icosand. 5-gyn.*

Fleur. Rosacée ; cinq pétales obronds, concaves, insérés dans un calice monophile, concave, ouvert, à cinq segmens aigus dans cette espèce ; vingt étamines insérées au calice, et cinq pistiles.

Fruit. Baie globuleuse, ombiliquée, couronnée par les dentelures du calice, renfermant cinq petits noyaux durs et de forme irrégulière.

Feuilles. Pétiolées, grandes, lancéolées, entières, cotonneuses et blanches en dessous.

Racine. Ligneuse, rameuse.

Port. Arbre dont le tronc est rarement droit ; les tiges sans épines, très-pliantes, le bois doux ; l'écorce dure, raboteuse ; les fleurs axillaires, au sommet des tiges, et portées sur de courts péduncules ; les feuilles alternes.

Lieu. Les haies, les bois.

CLASSE XXII.

Des arbres et des arbrisseeux à fleur *papilionacée.*

SECTION PREMIÈRE.

Des arbres et des arbrisseaux à fleur papilionacée, qui ont les feuilles seules et alternes, ou verticillées autour des branches.

LE GENÊT D'ESPAGNE.

Genista juncea. J. B.
Spartium junceum. L. *diadelph.* 10-*dria.*

Fleur. Papilionacée, à cinq pétales; l'étendard grand, ovale, cordiforme, entièrement recourbé; les aîles oblongues, beaucoup plus courtes que l'étendard, adhérentes aux filets; la carêne composée de deux pétales, alongée, plus longue que les aîles le calice monophille, tubulé, coloré, un peu recourbé en arrière.

Fruit. Légume cylindrique, long, uniloculaire, à deux valvules; les semences nombreuses, globuleuses, réniformes. Le légume très-velu dans cette espèce.

Feuilles. Peu nombreuses, sessiles, lancéolées; arrondies à leur sommet.

Racine. Rameuse, ligneuse.

Port. Arbrisseau dont les tiges sont droites, les rameaux souvent opposés, toujours cylindriques, imitant les tiges du jonc; le bois filamenteux, jaunâtre; les fleurs jaunes, très-grandes, disposées à l'extrémité et le long des tiges ; feuilles alternes.

Lieu. L'Espagne, le ci-devant Languedoc.

SECTION II.

Des arbres et des arbrisseaux à fleur papilionacée, qui ont leurs feuilles ternées, c'est-à-dire, disposées trois à trois sur chaque pétiole.

Dans cette section on comprend les suivans:

Anagyris fœtida, le Bois puant.

Cytisus Alpinus, l'Aubours, Cytise, *ou* Ebenier des Alpes.

Cytiso-genista, le Genêt commun, *ou* Genêt à balet.

Ces trois espèces n'étant pas employées en médecine, les botanistes qui voudront avoir leur démonstration, peuvent consulter l'ouvrage intitulé: *Démonstrations de Botanique*, par le citoyen Gilibert, de Commune-Affranchie.

SECTION III.

Des arbres et des arbrisseaux à fleur papilionacée, dont les feuilles sont la plupart aîlées ou conjuguées.

LE FAUX-ACACIA,

ou Acacia des Jardiniers.

Pseudo-Acacia vulgaris. I. R. H.
Robinia pseudo-acacia. L. *diadeph*. 10-*dria*.

Fleur. Papilionacée ; l'étendard arrondi, grand, obtus ; les aîles ovales, oblongues, avec un appendice très-court, obtus ; la carêne sous-orbiculaire, aplatie, obtuse, de la longueur des ailes; le calice d'une seule pièce, petit, campanulé, à quatre dentelures; dix étamines, dont neuf réunies par leurs filets.

Fruit. Légume grand, aplati, long, relevé de plusieurs bosses; semences réniformes.

Feuilles. Ailées avec une impaire; les folioles égales, très-entières, opposées.

Racine. Rameuse, ligneuse.

Port. Grand arbre dont la tige est droite, armée d'aiguillons souvent doubles; l'écorce roussâtre; les fleurs blanches, pédunculées et disposées en grappes pendantes; les feuilles alternes.

Lieu. La Virginie; naturalisé en France.

FIN DU TROISIÈME VOLUME.

TABLE FRANÇOISE
DE LA DÉMONSTRATION
DE BOTANIQUE.

A.

B.

FIN DE LA TABLE FRANÇOISE.

TABLE LATINE

DE LA DÉMONSTRATION

DE BOTANIQUE.

A.

FIN DE LA TABLE LATINE.

TABLE

Des Matières contenues dans ce Volume.

DIVISION DES CLASSES ET GENRES.

ORDRE DES CLASSES.

Fin de la Table des Matières.

ERRATA.

Page 3,	ligne 23,	présente, *lisez* présenta.
5	18,	puple, *lisez* pulpe.
8	2,	douze, *lisez* de onze.
18	11,	régulières, *lisez* irrégulières.
20	9,	*après* fleurs, *lisez* monopétales.
29	8,	stile, *lisez* filet.
55	18,	onze, *lisez* deux.
62	22,	donoecie, *lisez* monoecie.
77	11,	n'avoit, *lisez* n'avoient.
ibid.	16,	à ce fluide, *effacez* à.
80	12,	trente-quatre, *lisez* trois ou quatre.
82	8,	coriasses, *lisez* coriaces.
96	3,	*cyparissius*, lisez *cyparissias*.
ibid.	18,	*Euphrobia*, lisez *Euphorbia*.
110	6,	vaines, *lisez* veines.
112	12,	chaire, *lisez* chair.
ibid.	5,	*d'en-bas* fougeuse, *lisez* fongeuse.
164	21,	occu, *lisez* occupent.
177	3,	*pseudodictamus*, lisez *pseudodictamnus*.
190	3 et 4,	*Dictamus*, lisez *Dictamnus*.
199	3, 4 et 5 d'en-bas,	*Thlapsi*, lisez *Thlaspi*.
200	20,	*retradyn*, lisez *tetradyn*.
ibid.	3,	d'en-bas, *Thlapsi*, lisez *Thlaspi*.
207	8,	*delta*, lisez *dicta*.

www.ingramcontent.com/pod-product-compliance
Lightning Source LLC
Chambersburg PA
CBHW060524220326
41599CB00022B/3417